（懂点中医，护卫家人健康）

从基础理论到实践操作，跟着视频由浅入深、轻松掌握

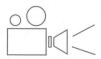

跟着视频学
针灸技法

视频讲解　白话解读　简单易懂　一看就会

陈大为／主编

U0393151

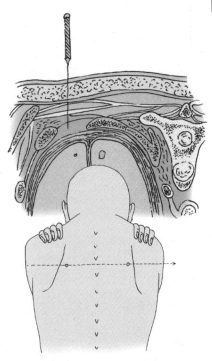

天津出版传媒集团

天津科学技术出版社

图书在版编目（CIP）数据

跟着视频学针灸技法 / 陈大为主编. -- 天津 : 天津科学技术出版社, 2024. 4

ISBN 978-7-5742-0864-3

Ⅰ. ①跟… Ⅱ. ①陈… Ⅲ. ①针灸疗法 Ⅳ. ①R245

中国国家版本馆CIP数据核字（2023）第032551号

跟着视频学针灸技法
GENZHE SHIPIN XUE ZHENJIU JIFA

策划编辑：杨　譞
责任编辑：孟祥刚
责任印制：兰　毅
出　　版：天津出版传媒集团 / 天津科学技术出版社
地　　址：天津市西康路 35 号
邮　　编：300051
电　　话：（022）23332490
网　　址：www.tjkjcbs.com.cn
发　　行：新华书店经销
印　　刷：唐山富达印务有限公司

开本 787 × 1092　1/16　印张 20　字数 190 000
2024 年 4月第 1 版第 1 次印刷
定价：128.00 元

探寻中医之魂

经络理论是中医最基础的理论，无论是中医的外治疗法，如针灸、推拿，还是在伤寒杂病论的六经辨证中，经络理论都起着重要的指导作用。人体经络是人体气血运行的通路，内属于脏腑，外布于全身，将各部组织、器官联结成为一个有机的整体。正确认识和理解人体经络图，是经络养生、经络保健、经络疗法的先决条件。

针灸（针法和灸法）是中国传统医学的重要组成部分，它通过经络、腧穴的作用，应用一定的手法来治疗疾病。在临床上按中医的诊疗方法诊断出病因，找出疾病的关键，辨别疾病的性质，确定病变所属经脉，辨明它属于表里、寒热、虚实中的哪一类型，做出诊断，然后进行相应的配穴处方，进行治疗。其治疗原则如下。

疏通经络

经络不通，气血运行受阻，针灸科选择相应的腧穴和针刺手法及三棱针点刺出血等使经络通畅，气血运行正常。疏通经络的作用就是使淤阻的经络通畅而发挥其正常的生理作用，是针灸最基本和最直接的治疗作用。

调和阴阳

疾病发生的机理是复杂的，但从总体上可归纳为阴阳失衡。针灸调和阴阳的作用就是使机体从阴阳失衡的状态向平衡状态转化，是针灸治疗最终要达到的目的。

扶正祛邪

针灸扶正祛邪的作用就是扶助机体正气及祛除病邪。疾病的发生发展及转归的过程，实质上就是正邪相争的过程。针灸治病，就是在于能发挥其扶正祛邪的作用。

《跟着视频学针灸技法》从毫针针法的最基础知识入手，由浅入深地论述了针刺治疗的基本原理、基础手法及实际操作手法，同时介绍了其他针具的治疗手法（如浅针、挑刺、梅花针、刺络等多种针术的使用工具、操作方法）。另外，还介绍了古代毫针常用的补泻手法及操作方法。

　　灸治法这一部分，对损伤性灸法、无损伤灸法以及各种灸治方法做了详尽论述。最后，结合实际操作手法对多种常见病症采用的针法及灸法逐一做了详解。

　　本书图文并茂，以全图解方式对针灸法做了详尽解析，能够将每一位读者轻松带进实用的中国针灸学神圣的领域。

总论：针灸与经络

针灸与经络的联系

篇一 针刺治疗手法

第一章 毫针手法基本要求

第二章 毫针针刺法基本原理

第三章 毫针针刺基础手法

第四章 古代毫针补泻手法

篇二　灸治法

第一章　皮肤

第二章　灸法

篇三 针灸法病例讲解

实用病症操作手法

总　论

针灸与经络

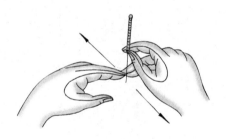

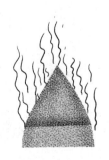

针灸与经络的联系

针灸治病是通过刺灸腧穴，以疏通经气、恢复调节人体脏腑气血的功能，从而达到治病的目的。针灸选穴，一般是在明确辨证的基础上，除选用局部腧穴外，通常以循经取穴为主，即某一经络或脏腑有病，便选用该经或该脏腑的所属经络或相应经脉的远部腧穴来治疗。

第 ① 节

针灸与经络

经络是人体气血运行的通路，它像网络一样分布全身，将人体各个部分串联起来，人体就是依赖经络来运行气血的。针灸治病是通过刺灸腧穴，以疏通经气，恢复调节人体脏腑气血的功能，从而达到治病的目的。

经络是经脉和络脉的总称。经，路径之义，经脉贯通上下，沟通内外，是经络系统中的主干；络，网络之义，络脉是经脉别出的分支，较经脉细小，纵横交错，遍布全身。《灵枢·脉度》载："经脉为里，支而横者为络，络之别者为孙。"

经络内属于脏腑，外络属于肢节，沟通于脏腑与体表之间，将人体脏腑组织器官联系成一个有机的整体；并借以行气血，营阴阳，使人体各部的功能活动得以保持协调和相对的平衡。针灸临床治疗时的辨证归经，循经取穴，针刺补泻等，无不以经络理论为依据。所以《灵枢·经别》载："夫十二经脉者，人之所以生，病之所以成，人之所以治，病之所以起，学之所始，工之所止也。"说明经络对生理、病理、诊断、治疗等方面的重要意义，而为历代医家所重视。

针灸治病是通过刺灸腧穴，以疏通经气，恢复调节人体脏腑气血的功能，从而达到治病的目的。针灸选穴，一般是在明确辨证的基础上，除选用局部腧穴外，通常以循经取穴为主，即某一经络或脏腑有病，便选用该经或该脏腑的所属经络或相应经脉的远部腧穴来治疗。《四总穴歌》载"肚腹三里留，腰背委中求，头项寻列缺，面口合谷收"就是循经取穴的充分说明，临床应用也非常广泛。例如，头痛，因前头痛与阳明经有关，可循经远取上肢的合谷穴，下肢的内庭穴治疗等。又如胃痛循经远取足三里、梁丘；胁痛循经远取阳陵泉、太冲等。此外，根据皮部与经络脏腑的密切联系，临床上用皮肤针叩刺皮肤，皮内针埋藏皮内来治疗脏腑经脉的病症；除此，还可通过刺络出血的方法来治疗一些常见病，如目赤肿痛刺太阳出血，咽喉肿痛刺少商出血，急性腰扭伤刺委中出血等等；经筋的病候，多表现为拘挛、强直和抽搐等症，治疗多以局部取穴，所谓"以痛为输"。这些都是经络学说在针灸治疗方面的体现。

十二经脉流注

流注，是人身气血流动不息，向各处灌注的意思。经络是人体气血运行的通道，而十二经脉则为气血运行的主要通道。气血在十二经脉内流动不息，循环灌注，分布于全身内外上下，构成了十二经脉的气血流注，又名十二经脉的流注。

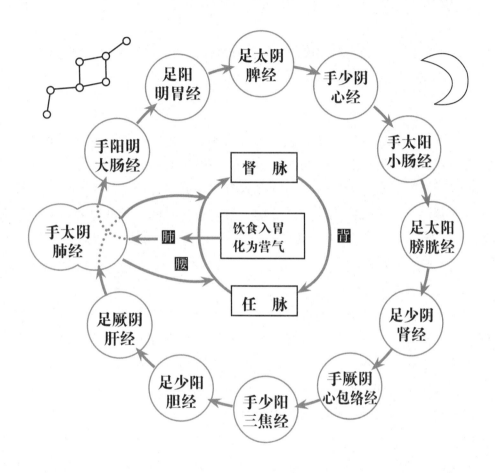

经络不仅在人体生理功能上有重要作用，而且是临床上说明病理变化，指导辨证归经和针灸治疗的重要理论依据，故《灵枢·经脉》说："经脉者，所以决死生，处百病，调虚实，不可不通。"

经络具有运行气血，濡养周身，抗御外邪，保卫机体的作用。人体的各个脏腑组织器官均需要气血的温养濡润，才能够发挥其正常作用。气血是人体生命活动的物质基础，必须依赖经络的传注，才能输布周身，以温养濡润全身各脏腑组织器官，维持机体的正常功能，如营气平和协调地运行于五脏，散布于六腑，这就为五脏藏精，六腑传化的功能活动提供了物质条件。

中医视频课

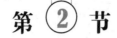

第 ② 节

十二正经

脉之走向，有纵有横。纵行经脉是指纵行于人体的经脉，它包括十二正经与奇经八脉。

十二正经包括手太阴肺经、手厥阴心包经、手少阴心经；手阳明大肠经、手少阳三焦经、手太阳小肠经；足太阴脾经、足厥阴肝经、足少阴肾经；足阳明胃经、足少阳胆经、足太阳膀胱经。加之督脉、任脉为十四经。十四经脉其脉气起于手太阴肺经，终于足厥阴肝经，任脉、督脉参与其间，周而复始，如环无端。其走行方向：手之三阴，从脏走手；手之三阳，从手走头。足之三阳，从头走足；足之三阴，从足走腹。

手太阴肺经循行线路

手太阴肺经，起始于中脘部，向下联络大肠，回绕沿着胃下口到胃上口，上贯膈膜，连属肺脏，再从气管、喉咙横走腋下，沿上臂内侧下行，走在手少阴经和手厥阴经的前面，直下至肘内，然后顺着前臂内侧，经掌后高骨下缘，入寸口动脉处，行至鱼际部，沿手鱼际部，出拇指尖端；它的另一条支脉，从手腕后直走食指内侧尖端，与手阳明大肠经相接。

手厥阴心包经循行线路

心主胞络的经脉名手厥阴心包经，起于胸中，出属心包络，下膈膜，依次联络胸腹的上、中、下三部；它的支脉，从胸出胁，从腋缝下三寸处上行至腋窝，向下再循上臂内侧手太阴经和手少阴经中间入对中，向下沿着前臂两筋之间入掌中，经中指直达尖端；又一支脉，从掌内沿无名指直达尖端，与手少阴经相接。

手少阴心经循行线路

手少阴心经，起于心中，再从心的络脉而出，向下过膈膜，联络小肠；它的支脉，从心的脉络向上上挟咽喉，而后与眼球内连于脑的脉络相联系；直行的脉，又从心与其他脏腑相联系的脉络上行至肺向下，横出腋下，沿上臂内侧的后缘，行手太阴经和手厥阴经的后面，下行至肘内，沿臂内侧后缘达掌后小指侧高

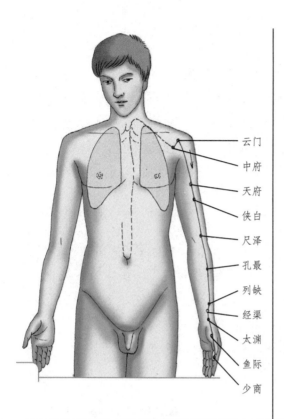

云门
中府
天府
侠白
尺泽
孔最
列缺
经渠
太渊
鱼际
少商

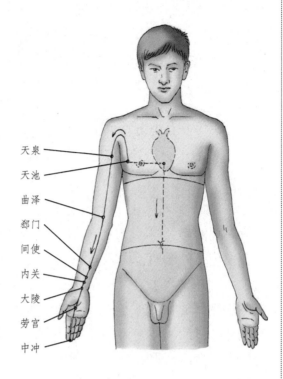

天泉
天池
曲泽
郄门
间使
内关
大陵
劳宫
中冲

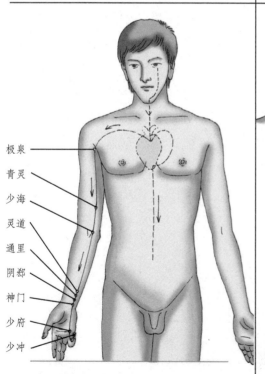

极泉
青灵
少海
灵道
通里
阴郄
神门
少府
少冲

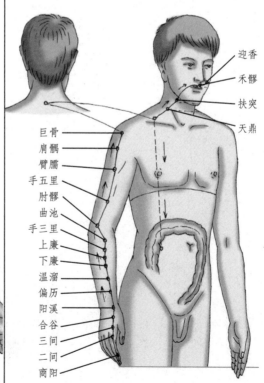

迎香
禾髎
扶突
天鼎

巨骨
肩髃
臂臑
手五里
肘髎
曲池
手三里
上廉
下廉
温溜
偏历
阳溪
合谷
三间
二间
商阳

骨端，入手掌内后缘，沿小指内侧至尖端，与手太阳经相接。

手阳明大肠经循行线路

手阳明大肠经，起始于食指指尖端部，沿食指的上缘，通过拇指、食指歧骨间的合谷穴，上入腕上两筋凹陷处，沿前臂上方至肘外侧，再沿上臂外侧前缘，上肩，出肩峰前缘，上出于大椎穴上，再向前入缺盆穴，联络肺，下膈，连属大肠；它的支脉从缺盆穴上走颈部，通过颊部，入下齿龈，回转绕至上唇，左右两脉交会于人中穴，左脉向右，右脉向左，上行扶于鼻孔两侧，与足阳明胃经相连。

手少阳三焦经循行线路

三焦的经脉叫手少阳经，起于无名指端，上行出小指与无名指中间，沿手腕背面出前臂外侧两骨中间，上行过肘，沿上臂外侧至肩部，交出足少阴经后面，入缺盆，布于膻中穴，与心包联络，下膈膜，依次连属于上、中、下三焦；它的支脉从胸部的膻中穴上行，出缺盆，至项绕耳后，出耳上，绕颊部至眼眶下；又一支脉从耳后入耳中，出耳前，经足少阳经上关穴前面，与前一条支脉交会于颊部，上行至眼外角，与足少阳经相接。

手太阳小肠经循行线路

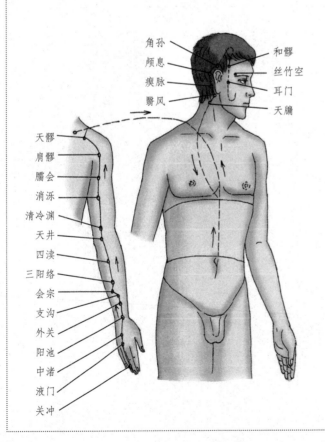

手太阳小肠经，起于小指外侧的尖端，沿手外侧上至腕，过腕后小指侧高骨，直向上沿前臂骨的下缘，出肘后内侧两筋中间，再向上沿上臂外侧后缘，出肩后骨缝，绕行肩胛，相交于两肩之上，入缺盆穴，联络心，沿咽、食道下穿膈膜至胃，再向下连属于小肠；它的支脉，从缺盆沿颈上颊，至眼外角，转入耳内；又一支脉，从颊部别出走入眼眶下而达鼻部，再至眼内角，斜行络于颧骨部，与足太阳经相接。

跟着视频学针灸技法

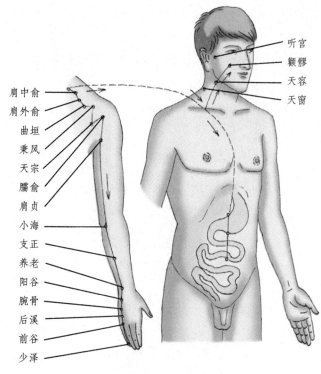

听宫
颧髎
天容
天窗

肩中俞
肩外俞
曲垣
秉风
天宗
臑俞
肩贞
小海
支正
养老
阳谷
腕骨
后溪
前谷
少泽

足太阴脾经循行线路

足太阴脾经，起于足大趾尖端，沿大趾内侧赤白肉分界处，经过趾本节后的圆骨，上行至足内踝的前方，再上行入小腿肚内，沿胫骨后方，交出足厥阴之前，再向上行，经过膝、大腿内侧的前缘，入腹内，属脾络胃，再上穿过横膈膜，挟行咽喉，连舌根，分散于舌下；它的一条支脉，从胃腑分出，上膈膜，注于心中，与手少阴经相接。

足厥阴肝经循行线路

肝的经脉名足厥阴肝经，起于足大趾爪甲后丛毛处的边缘，沿着足背上行至内踝前一寸，至踝上八寸，交出于足太阴经的后面，向上走至内缘，沿大腿内侧入阴毛中，左右交叉，环绕生殖器，向上达小腹，挟行于胃的两旁，连属肝脏，络于与本经相表里

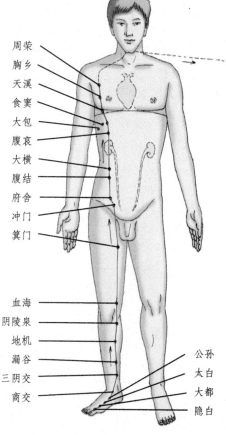

周荣
胸乡
天溪
食窦
大包
腹哀
大横
腹结
府舍
冲门
箕门

血海
阴陵泉
地机
漏谷
三阴交
商交

公孙
太白
大都
隐白

的胆腑，向上穿过膈膜，散布胁肋，再沿喉咙后面，绕到面部至上颚骨的上窍穴，连目系，出额部，与督脉相会合于头顶的百会穴；它的支脉，从目系下走颊内，环绕唇内；又一支脉，从肝别出穿过膈膜，注于肺中与手太阴经相接。

足少阴肾经循行线路

足少阴肾经，起于足小指下，斜走足心，出内踝前大骨的然谷穴下，沿内踝骨的后面转入足跟，由此上行经小腿肚内侧，出窝内侧，再沿大腿内侧后缘，贯穿脊柱，连属肾脏，联络与本脏相表里的膀胱；直行的经脉，从肾脏上行至肝脏，通过膈膜入肺，沿着喉咙而挟于舌根；它的支脉，从肺出联络出足小指与第

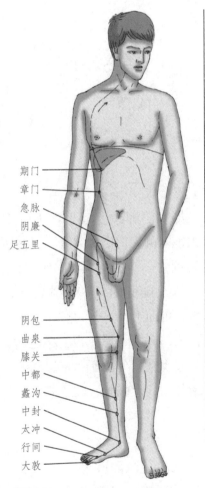
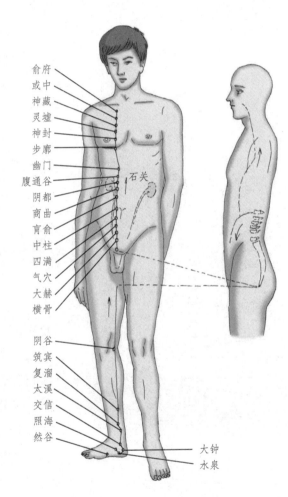

四指尖端；又一支脉，由足背走向足大指，沿足大指与次指的骨缝，至大指尖端又返回穿入爪甲后的毫毛处，与足厥阴经相接。

足阳明胃经循行线路

足阳明胃经，起于鼻旁，由此上行，左右相交于鼻梁凹陷处，缠束侧旁的足太阳经脉，至目下睛明穴，由此下行，沿鼻外侧，入上齿龈穴，复出环绕口唇，

相交于任脉的承浆穴，退转沿腮下后方出大迎穴，沿耳下颊车上行至耳前，过足少阳经的上关穴，沿发际至额颅部；它的一条支脉，从大迎穴前下走人迎穴，沿喉咙入缺盆穴，下膈膜，连属胃腑，联络与本经相表里的脾脏；其直行的经脉，从缺盘下走乳内侧，再向下挟脐，入毛际两旁的气冲穴；另一支脉，从胃下口走腹内，下至气冲部与前直行的经脉会合，再由此下行，经大腿前方至髀关穴，直抵伏兔穴，下入膝盖中，沿胫骨前外侧至足背，入中指内侧；又一条支脉，从膝下三寸处分出，下行到足中指的外侧；又一条支脉，从足背斜出足厥阴的外侧，走入足大指，直出大指尖端，与足太阴脾经相连。

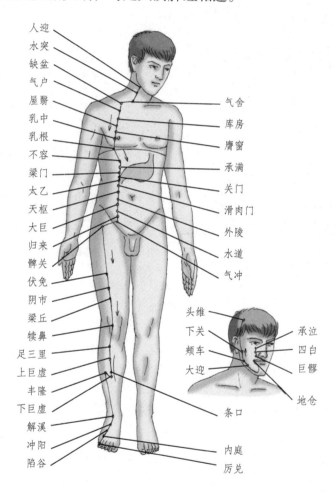

人迎
水突
缺盆
气户
屋翳
乳中
乳根
不容
梁门
太乙
天枢
大巨
归来
髀关
伏兔
阴市
梁丘
犊鼻
足三里
上巨虚
丰隆
下巨虚
解溪
冲阳
陷谷

气舍
库房
膺窗
承满
关门
滑肉门
外陵
水道
气冲

头维
下关
颊车
大迎

承泣
四白
巨髎
地仓

条口

内庭
厉兑

足少阳胆经循行线路

胆的经脉叫足少阳胆经，起于眼外角，上行至额角，折向下转至耳后，沿颈从手少阳经前面至肩上，又交叉到手少阳经的后面，入缺盆穴；它的支脉，从耳后入耳内，复出走耳前至眼外角后方；又一支脉，从眼角外，下走大迎穴，会合手少阳经，至眼眶下方，再下走颊车至颈，与本经前入缺盆之脉相合，然后下行

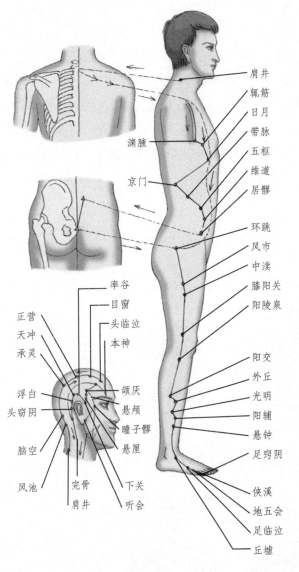

至胸中，通过膈膜，与本经互为表里的肝脏相联络，连属于胆腑，再沿肋内下行，经气街，绕阴毛处，横入环跳穴；直行的脉，从缺盆穴下行至腋部，沿胸部过季胁，与前一支脉会合于环跳穴，由此沿着大腿的外侧下行出膝外缘，向下入外辅骨之前，再直行下至外踝上方三寸处的骨凹陷处，出外踝前，沿足背出足小指与第四指尖端；又一支脉，由足背走向足大指，沿足大指与次指的骨缝，至大指尖端，又返回穿入爪甲后的毫毛处，与足厥阴经相接。

足太阳膀胱经循行线路

足太阳膀胱经，起于眼内角，上行额部，交会于头顶；它的支脉，从头顶到耳朵上角；直行的脉则从头顶入内络脑，复出下行颈部，沿着肩胛骨内侧挟行于脊柱两旁，到达腰部，沿着脊旁肌肉深层行走，联络与本经相表里的肾脏，连属膀胱；又一支脉，从腰部下行，通过臀部，直入窝中；还有一支脉，从左右肩胛骨内分而下行，贯穿肩胛，挟行于脊内，过髀枢穴，沿着大腿外后侧向下行，与前一支脉会合于窝中，由此再向下，经过小腿肚，外出踝骨的后方，沿足背外侧缘至小趾外侧端，与足少阴经相接。

十二经脉气衰竭时所出现的症状

手太阴肺经的脉气衰竭，皮毛便会憔悴枯槁。手太阴肺经以运行精气来温润皮毛。因此肺虚而不能运行精气以发挥营养作用，皮毛就憔悴枯槁，是由于皮肤关节失去了津液的滋养；皮肤关节失去了津液的滋养，于是爪甲枯槁，毫毛折断

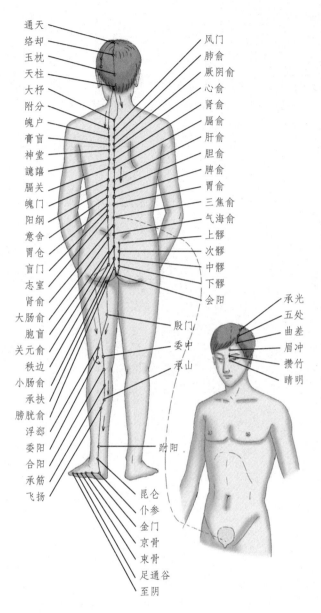

脱落；毫毛折断脱落，是肺的精气先衰竭的表象。手少阴心经脉气绝，则脉道不通。手少阴经是心脏的经脉；心与血脉相配合。若脉道不通，血流就不通；血流不通，面色毫无光泽。面色黯黑无光泽，是血脉先枯竭的征象。足太阴脾经脉气绝，经脉就不能输送水谷精微营养肌肉。唇舌，是肌肉之本。经脉不能输布营养，就会使肌肉松软；肌肉松软则舌体萎缩，人中部肿满；人中部肿满，口唇就外翻；唇外翻是肌肉先衰萎的征象。足少阴肾经脉气绝，就会使骨枯槁。肾应于冬其脉伏行在深部而濡养骨髓。若骨髓得不到肾气濡养，肌肉就不能附付于骨；骨肉不能亲和而分离，肌肉就软弱萎缩；肌肉软缩，就显得齿长而多垢，头发也失去光泽；头发没有光泽，是骨气先衰败的征象。

足厥阴肝经脉气竭绝，筋的功能就衰败。足厥阴属肝脏的经脉；肝脉外合于筋；经筋会聚在阴器，而脉联络于舌根。如果肝脉不能营运精微以养筋，则筋就拘急；筋急牵引阴囊和舌根，所以出现嘴唇发青、舌体卷屈、阴囊上缩，是筋先败竭的征象。

骨度分寸法

此法是将人体的各个部分分别规定其折量长度，作为量取穴位的标准。不论男女、老少、胖瘦、高矮，均以其为测量标准。

骨度分寸法（前面观）

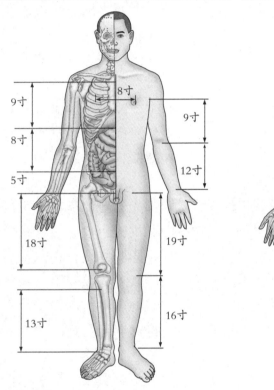

骨度分寸法（后面观）

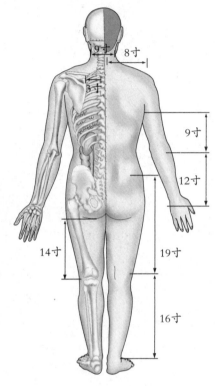

解剖标志

解剖标志取穴法既简便，又准确。如以两眉的正中取印堂穴；两手虎口交叉，食指到处达，两筋骨中取列缺穴，以脊骨为准；第一胸椎上取大椎穴；第二胸椎上取陶道穴等。

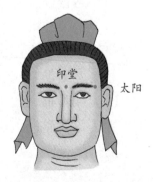

印堂

太阳

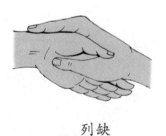

列缺

篇 一

针刺治疗手法

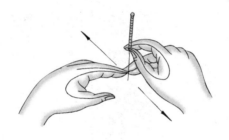

第一章

毫针手法基本要求

毫针刺法是以针感层次为目标，以调理阴阳之气为目的。此法根据阴阳的盛或衰，在深层组织或浅层组织进行直进直退的动作作用以激发和调整针感，达到治疗目的。深部针感层为阴，浅部针感层为阳，在治疗中运用深浅不同的针感达到『补阴泻阳』的作用。因为人体存在着不同层次的神经感受器，各层次的针感区也不同，且每种感受器向神经中枢所传导的方式和作用也不同。

因此，在操作针刺中先刺激第一针感层或第二针感层，以及第一针感层的针感大于第二针感层，或者第二针感层的针感大于第一针感层，都是相当有意义的。

第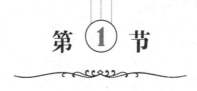节

九针之毫针

毫针是用金属制作而成的，以不锈钢为制针材料者最常用。此针具有较高的强度和韧性，针体挺直滑利，能耐热和防锈，不易被化学物品腐蚀，故目前被临床上广泛采用。

毫针的结构

毫针的结构可分为5个部分，即针尖、针身、针根、针柄、针尾。

针尖是针身的尖端锋锐部分，亦称针芒；针身是针尖与针柄之间的主体部分，也称为针体；针身与针柄连接的部分称为针根；针体与针根之后执针着力的部分称为针柄；柄的末梢部分称为针尾。针柄与针尾多用铜丝或银丝缠绕，呈螺旋状或圆筒状。

针柄的形状有圈柄、花柄、平柄、管柄等多种。针柄的作用主要是便于着力，有利于进针操作。其中花柄又称盘龙针，较粗大，常用于火针，有利于散热，使用时不烫手。

毫针的规格

毫针的规格主要以针身的直径和长度来区分。一般临床以粗细28~30号（0.32~0.38mm）和长短为1~3寸（25~75mm）的毫针最为常用。短针多用于耳针及浅刺中，长针多用于肌肉丰厚部穴位的深刺和某些穴位作横向透刺。

毫针的粗细规格及应用

最细毫针直径为0.2mm及0.23mm，其针的长度在60mm以下，由于针体太细，不易掌握针感，超过60mm很难操作，且留针时不易保留针感。适用于小儿，多用于眼部穴位及耳道刺激及皱纹的治疗。

细毫针直径为0.26mm及0.28mm，进针时针体较软，寻找针感和保留针感都不及中等粗度的毫针方便，刺针时痛感较轻，适用于惧针者。

中等粗毫针直径为0.30mm及0.34mm，此规格的针使用率较高，适合各种操作手法及各种疾病的治疗。

粗毫针直径为0.38mm、0.42mm及0.45mm，其针体较粗，操作方便，易激发

跟着视频学针灸技法

毫针的结构

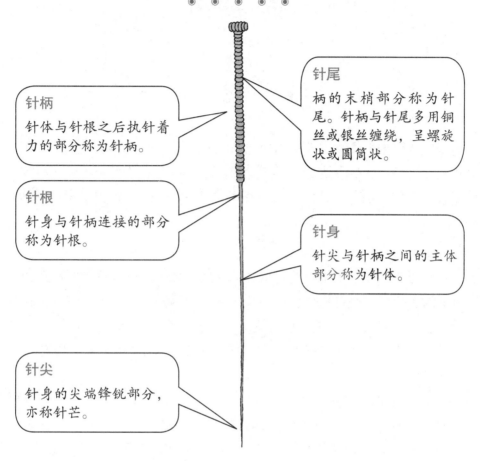

针柄
针体与针根之后执针着力的部分称为针柄。

针尾
柄的末梢部分称为针尾。针柄与针尾多用铜丝或银丝缠绕，呈螺旋状或圆筒状。

针根
针身与针柄连接的部分称为针根。

针身
针尖与针柄之间的主体部分称为针体。

针尖
针身的尖端锋锐部分，亦称针芒。

针感或保留针感。多用于麻痹和疼痛证。

毫针的检查

毫针是治病的工具，在使用前要对毫针进行检查，以免影响进针和治疗效果。针尖要端正不偏，圆而不钝，无毛钩，光洁度高，尖中带圆，形如"松针"，使进针阻力小而不易钝涩；针身要光滑挺直，圆正均匀，坚韧而富有弹性；针身要牢固，无剥蚀、伤痕。

针柄的金属丝要缠绕均匀，牢固，不松脱，不断丝，针柄的长短、粗细要适中，便于持针。

毫针的保存和收藏

将针具妥善地保存好，可以防止针尖受损、针身弯曲或生锈、污染等。藏针的器具有针盒、针管和藏针夹等。若用针盒或藏针夹，可多垫几层消毒纱布，将消毒后的针具，根据毫针的长短，分别置于或插在消毒纱布上，再用消毒纱布覆盖，以免污染，然后将针盒、针夹盖好备用。

毫针之手法练习

毫针是针刺技术的主要操作方法，须通过一定的操作手法（刺针、进针、捻针、出针）才能达到一定的治疗效果。医者手法的熟练及准确程度直接决定疗效的高低。要想掌握好毫针操作技术，一定得从基本功抓起。

指力练习

指力练习在此并不是指单纯手指力的强度，而是强调针灸者要注意力集中才能练出来的真功夫。毫针针体软而细长，如要熟练地将针刺入人体，操作各种各样的手法，指力练习相当重要。否则，在刺针过程中容易出现弯针、折针、滞针，从而给患者带来肉体和精神上的痛苦。所以，指力练习是毫针操作的基础。

准确度练习

人体中的每个穴位深处都有刺针的目标，如果掌握不好准确度，则要刺中既定的穴位是很难的。尤其是较深的穴位，如环跳穴，有经验的针灸者可百刺百中，同时能掌握3种不同针感的传导方向。如准确度不高，左探右寻，上提下插，会对患者造成不必要的痛苦。

指感练习

指感是针灸技术中最难练的一项，也是毫针技术操作的关键所在，针灸技术的好坏，取决于针术者的指感。在练习过程中，针术人员必须思想高度集中，聚精会神，在针尖上长"眼睛"，古人称之为"练神"。

练习工具：木板一块，棉垫10块，毛边纸一叠。

练习体位：练针体位分坐位及站位。坐位练习针时，将木板放在大腿上，也可以把木板放在桌子上。练习时要悬臂，腕部和肘部都不可有依托。

小角度捻针慢进退针练习

右拇指和中指前端捏住针柄，食指的指端压在针尾上，拇指和中指进行捻转，食指管压力。左手食指和中指分开约2厘米，压在棉垫上，右手将针垂直地放在左手食指与中指之间，食指稍加压力，拇指、中指捻转，边捻边进针，直至针根，食指放松压力，移到针尾旁边，以助中指捻转退针。退针后再连续进针。

毫针之手法练习

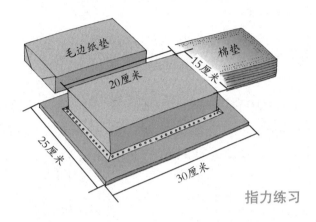

指力练习

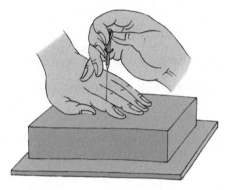

小角度捻针慢进练习

右手拇指和中指前端捏住针柄，食指端压在针尾，拇指和中指进行捻转，食指管压力。

右手食指和中指分开约2厘米，压住棉垫，左手食指与中指捏住针柄呈垂直状，食指稍加压力，拇指、中指捻转，边捻边进针，直至针根。

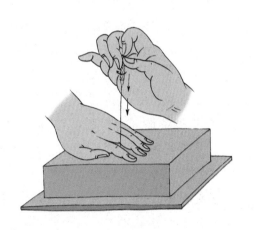

小角度捻针退针练习

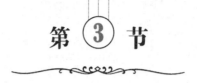

掌握毫针手法的基本条件

具备毫针针刺技术的基本条件如下：其一，持针者需具备一定的中医理论基础；其二，针者指感要极其敏锐；其三，求知欲强，综合掌握针刺的治疗技术；其四，针者在进针时精神必须高度集中。

毫针是针刺技术的主要操作方法，此针与其他针不同，并不是刺入穴位就可以治疗疾病，而是要通过特定的手法操作才能达到理想的治疗效果。医者手法的熟练和准确程度直接决定疗效的好坏，然而手法的娴熟和准确又决定于针灸工作者的综合素质，如求知欲、医学知识、精神类型、指端的敏感程度等。因此要掌握毫针的针刺技术，须具备以下四点。

中医理论基础

中医的辨证论治是针术治疗的指导理论，经络学是针术的理论基础，三者联系紧密。针术属中医治疗学范畴，针术的理论属于中医学范畴，因此，学习针灸技术必须具备一定的中医理论基础和解剖学知识。如果缺乏中医基础知识，在应用中会有一定的难度，在治疗中往往会出现偏差，该泻的反而用补法，在不需要刺激神经干的情况下却刺激神经干，诸如此类，都是常发生的事。如果中医基础知识扎实，则穴位的选择准确率高，对手法应用的接受力也很强；如果同时具备解剖知识，则在手法操作上，理解力很强，掌握也很快。

指感要敏锐

学习毫针操作，手指要极其敏感，只有这样通过练习才可以感知针下的细微变化，才能有效地掌握针感，应用各种操作手法来治疗疾病。有很多针灸工作者，对众多手法的操作无所适从，使得扎针易学，手法却很难得。如何使指端的敏感度达到针尖上"长眼睛"呢？通常情况下只能通过精心练习，直至针尖所到之处如亲临其中，此为掌握精确的毫针补泻手法。

求知欲高

学习毫针技术，必须刻苦练习，才能逐步达到"针尖长眼"的程度。俗话说"熟能生巧""功到自然"，这也是学习毫针治疗必须具备的精神。此外，医者在临床中还要详细了解患者的年龄、性别、职业、病情、情绪等细微变化，从而全面掌握针刺治疗技术。

精神高度集中

医者在持针进针时精神必须高度集中。《灵枢·本神》载："凡刺之法，先必本于神。"《灵枢·终始》载："专意一神，精气不分，毋闻人声，以收其精，必一其神，令志在针。"从中可以看出要想有良好的疗效就需在守持神气方面下足功夫，做到经气已至，慎守勿失，深浅在志，远近若一。如果医者疏忽大意，就会导致精神不支、专意不理、外内相失、故时疑殆的严重后果。

体位练习法

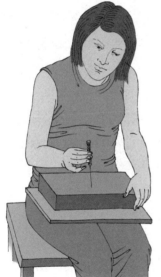

思想高度集中，
聚精会神

坐位练习法
练习时要悬臂，腕部和肘部都不可有依托

木板端放在大腿上

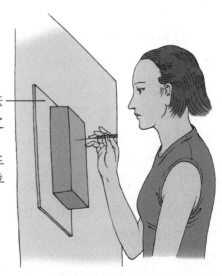

站位练习法——
在达到规定的标准后，将木板挂在墙上做站位练习

第 ④ 节

中医视频课

针刺前的准备工作

为了保证毫针操作技术能够顺利进行，医者在针刺前要做好一切准备工作。如果有一项没有准备到位，就可能会影响到针刺的效果，从而给患者带来精神或身体上的痛苦。

治疗环境

《灵枢·终始》载："专意一意，精气不分，毋闻人声，以守其精。"以上强调医者在刺针时，要精神集中，专心致志，且环境要安静。如果在吵闹的环境中施行针刺，患者很难静下心来，医者同样也很难做到安以静心，专意一神。这样，会给治疗带来很大的影响。

稳定患者的情绪

患者初次接受针刺治疗，都会存在一定的恐惧感。为了保证针术操作顺利进行，必先消除患者的恐惧心理。针刺前，向患者讲明针刺治疗的全部过程及相关事宜，并向患者说明针刺时会产生的各种感觉。对初诊者，尽量选择不易发生疼痛的穴位，穴位要少且采用无痛进针法，缓慢操作，避免出现强烈的针感，同时嘱咐患者集中精神，以便更好地进行手法操作。

正确体位

医者在安置患者体位时，一定要使患者全身肌肉完全放松，尤其是所取穴位之处的肌肉不能产生紧张感。体位不正确则很难摸到准确的穴位，而有些穴位只有在特定的体位下才能显现出来。如膏肓穴，患者须双手抱肩时才可摸到，膝眼穴须屈膝90°才能显现。在强调穴位体位的同时，还应考虑到患者的舒适感，当患者体位不舒适时，很容易发生改变，从而影响针感的保留时间。

找准穴位

大多数穴位都处于凹陷处，手指按压时穴位处比非穴位处敏感度要强。测量法是定位的基础，在此基础上再用手指边按压边摸索，根据患者的反应和手感来确定穴位。这样摸准穴位后再进针很容易产生针感，掌握针感也相对容易得多，如果穴位找不准，会给进针造成很大的困难。

重视消毒

针刺消毒法：医者于针灸前先用洗手刷和药皂将手洗净，针具用沸水煮过或以酒精（75％浓度）浸泡消毒，在针刺的部位用酒精棉球擦过，针刺出血时以消毒的棉球按压等。酒精棉球擦拭消毒是一种简便且有较好减菌效果的方法。针刺消毒，应包括针具、针刺穴位和医者手指的消毒。

针具消毒

针具用后即应消毒，暂时不用的针具也应定期高压消毒。夏天3天，冬天1周，没有经高压消毒的针绝对不能用。

高压消毒：一般应采用高压消毒。具体方法：将毫针、体穴或耳穴用的埋针针具等保存在特制的金属消毒盒里，然后放在高压蒸气锅内，于15磅气压，120℃高温下，保持15分钟以上。每根消毒过的针，使用一次即须再次消毒。

煮沸消毒：在条件不具备的情况下，可将针具置于净水锅内，煮沸后再煮15分钟以上。一般可在此水中加入碳酸氢钠，浓度为2％，可使沸点提高至120℃，同时能减低沸水对针具的腐蚀作用。玻璃罐具也可用此法消毒。

酒精消毒：在应急的情况下，采用酒精（75％浓度）浸泡30分钟。另外，对一些不宜用高压或煮沸法消毒的针具，如皮肤针，也可用酒精浸泡消毒。

手指消毒

术者应每天修剪指甲，术前用肥皂认真清洗，用酒精棉球擦拭消毒。应先用左手持镊夹住酒精棉球，自指尖向下擦拭至根部，换一棉球再依次用此法消毒其余部分。待酒精蒸发干后，右手持酒精棉球消毒左侧手指。再用干净镊子挟针柄取针，并用无菌棉球裹住针身，押手（左手）食指或中指稍重压于穴位旁，2寸以下的针用推刺法，即右手大拇指、食指持针柄，中指端压在押手指的对侧，并以指腹抵住棉球裹针身之下段，右手拇、食二指用力向下将针刺入适当深度。2寸以上的针用剁刺法，即左手拇、食二指压在穴位两侧并稍绷紧，右手持裹棉球的针下端，露出针锋2～3分，对准穴位刺入适当深度，再按要求行针，出针。

穴位消毒

皮肤消毒应用止血钳挟持酒精棉球，禁止用手握一个棉球从上擦到下，如此消毒不但无法达到目的，还会造成细菌的传播。每一穴位，用一个酒精棉球消毒，棉球不可太干或太湿，亦不可撕开再用，更不要一个棉球消毒数个穴位。消毒时，注意将棉球由内向外绕圈擦拭。消毒后，应等到酒精蒸发后施针。取针后，可用高温消毒过的干棉球按压针孔。在关节、眼眶、耳郭、有毛发之处，以及用于穴位注射的穴位，更应严格消毒。可先用2％的碘酒涂擦穴位区局部皮肤，再用75％的酒精脱碘，即用酒精棉球由内向外擦去碘酒。

第二章

毫针针刺法基本原理

《难经·七十二难》中记载：「调气之法，必在阴阳。」《素问·阴阳应象大论》中记载：「故善用针者，从阴引阳，从阳引阴。」古籍记载说明，针刺治疗方法是通过调气起作用；针刺的操作，是以达到气的调和为目的。

调气即在毫针的刺激下，调整人体不正常的气，使人体恢复正常的功能，与「进气」「出气」的理论完全不同。这一理论已成为毫针治病的基本原理。

中医视频课

第①节

毫针治病的理论基础

在阴阳失调的情况下，对疾病的治疗，必定是扶弱制盛。扶弱即增加体内能量的物质，让气旺盛起来，称为补；制盛即减少体内能量的物质，使气减弱，称为泻；扶弱制盛是治疗的基本原则。

补气与泻气

气的学说是中医最基本的理论核心，气是一切物质的来源和变化的过程，同时又是物质变化的产物，能量的代表。

正常人体的气分为阳气和阴气。阳气较为活跃，是机体内能量的一种转移形式。阴气较为静止，能促进液体分泌功能的气。人体中阴阳两气是互相配合，适用于人体生命的一切需要。阳气化成人体精气以养神，柔和之气以养筋脉。阴气是藏精于体内不断地扶持阳气的。如果阴气不胜阳气，就会使血脉流动急速；如果阳气不胜阴气，就会使五脏之气不调和，导致九窍不通。所以要懂得阴阳平衡，调和血气，坚固骨髓。在阴阳失调的情况下，对疾病的治疗，必定是扶弱制盛。扶弱即增加体内能量的物质，让气旺盛起来，称为补；制盛即增加其减少能量的物质，使气减弱，称为泻；这是治疗的基本原则。

药物治疗也分补泻两类。补泻的药物都含有补泻的化学成分，如体内阴阳二气出现不正常的变化时，这些药物往往能调整阴阳二气的均衡，起到补和泻气的效果，使其正常运转，这就是针灸治疗采用补气与泻气的基本原则。

毫针补泻

《灵枢·九针十二原》载："必持内之，放而出之（将气放出来）……按而引针，是谓内温，血不得散，气不得出也（气不能放出）……外门已闭（将针孔紧闭），中气乃实（气出不来则充实其内）。"《素问·调经论》载："泻实者，气盛乃内针，针与气俱内，以开其门，如利其户，针与气俱出……摇大其道，如利其路（将针孔摇大，便于气的通行，气容易从深部经针孔出于体外），是谓大泻。"以上诸多论述表明将气放出即为泻，不放气出来即为补。所以说，毫针治疗疾病是中医治病的一部分，可用于治疗阴阳二气一盛一弱或两者俱弱的

药物补泻原理

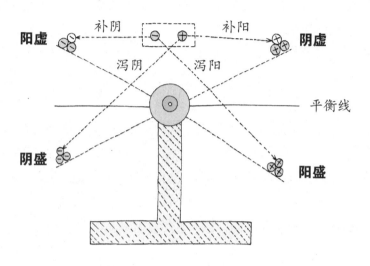

阳虚　补阴　　补阳　阴虚
　　泻阴　　泻阳
平衡线
阴盛　　　　　　阳盛

毫针补泻

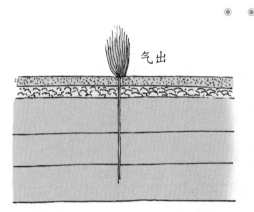

气出

出气为泻

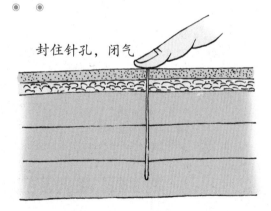

封住针孔, 闭气

闭气为补

疾病。

毫针调气理论

《难经·七十二难》中记载："调气之法，必在阴阳。"《素问·阴阳应象大论》中记载："故善用针者，从阴引阳，从阳引阴。"古籍记载说明，针刺治疗方法是通过调气起作用；针刺的操作，是以达到气的调和为目的。

调气即在毫针的刺激下，调整人体不正常的气，使人体恢复正常的功能，与"进气""出气"的理论完全不同。这一理论已成为毫针治病的指导性理论。

调气的基本原则

毫针调气的作用在于：以调理虚、实、盛、弱为目的，扶助虚弱者，减弱制盛者，令其不弱不盛，不虚不实。此论述在《内经》中也有所体现。

《内经》载："阴盛而阳虚者，先补其阳，后泻其阴而和之。阴虚而阳盛者，先补其阴，后泻其阳而和之。""凡刺之道，气调而止，补阴泻阳，音气益彰，耳目聪明。""刺虚者须其实，刺实者须其虚。"

调理阴阳

● ● ● ●

调阴　　　　　调阳

泻阴　补阴　　补阳　泻阳

盛
平
虚

盛
平
虚

人体阴阳的基础

调理阴或阳的不平衡的原则

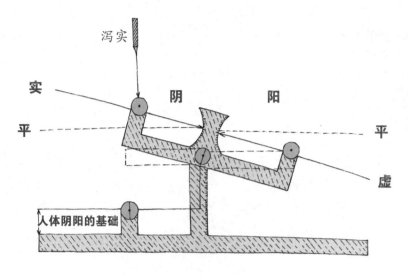

调理阴或阳的不平衡的原则

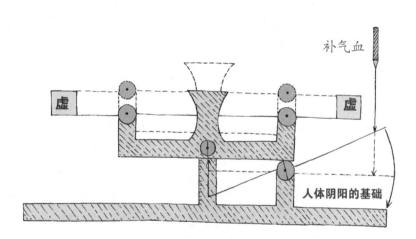

毫针调理阴阳两虚的原则

中医视频课

第 ② 节

得气针感与手感

得气是针刺后产生的一种特有指征，不仅执针者指下可有所体会，同时患者局部穴位也会有所体现。得气与否，对治疗效果起着至关重要的作用。《标幽赋》载："气之至也，如鱼吞钩饵之浮沉。气未至也，如闲处幽堂之深邃。气速至而速效，气迟至而不治。"

气至后首先要分辨出所得之气是什么气。因此，通过分析针感要做到针下辨气。《灵枢·终始》载："凡刺之属，三刺至谷气……故一刺则阳邪出，再刺则阴邪出，三刺则谷气至。谷气至而止。所谓谷气之至者，已补而实，已泻而虚，故以知谷气至也。邪气独去者，阴与阳未能调，而病知愈也。故曰：补则实，泻则虚，痛虽不随针，病必衰去矣。"谷气之来，沉涩徐和微紧，穴位周围微有红晕。邪气之来，重止紧疾，穴位周围皮起皱纹。所有补泻手法，应在得谷气的基础上操作，如此才能取得良好的临床效果。

针感

医者从针刺的全过程所发生的感觉，称为针感。不管出现哪种针刺感觉都有一定的治疗意义，但疗效却有很大的区别。疗效高低取决于针刺感觉所在的部位，从而针感又可出现"有效针感""高效针感"及"无效针感"。

由于刺激部位与组织结构、个体感觉差异及对感觉的形容不同，所产生的针感也不一样，这些针感不仅产生于针刺的局部，还会传导至其他部位。沿经络分布线为传导方向，但不同于神经分布线路那样，须在刺到神经干时，才会沿着神经分布传导。有时也会出现既不沿神经分布也不沿经络分布传导。经络传导可用压力阻断，而神经传导却很难阻断。

针感种类

医者利用手法来提高得气和气至病所，就需要具有控制针感的能力。医者采用的手法不同，患者局部所产生的感觉也会不一样，如酸、麻、胀、重、凉、热、痒、痛、蚁走感、水波感、触电感。一般情况下，患者首先出现胀，再出现酸，而后出现热。或者先出现痒，再出现麻，而后出现凉。由此可从针下得出虚

跟着视频学针灸技法

实，从而采取一定的手法来控制针向。

酸感：酸感可沿经络传导。一般多发生于深部筋膜及骨膜层局部，有时会向远端扩散。以四肢穴位常见，腰部次之，颈、背、面部更次之，胸腹部少见，末端及敏感穴位则未见。

麻感：患者不论出现麻、胀麻，还是酸麻，都易沿经传导，是经络感觉传导中出现最多的感觉。多产生于四肢、背部，多数在针刺肌腱韧带及肌肉之间出现。通常也会在肌膜或近于骨膜时出现。产生麻感的同时还伴有酸麻或胀麻。

胀感：常见针感，易沿经传导。多产生于肌肉，非肌肉区的穴位则很少有胀感出现。出现胀感的同时还会伴有肌肉的收缩。筋膜层常发生胀麻感，上腹部穴位第一层针感易出现胀痛感。

痛感：刀割痛、烧灼样痛、钝痛感、刺痛感。

针感与对应的疗效

针治不同的疾病会产生不同的针感，其疗效也不同。如针治神经麻痹症，其最佳疗效的针感为触电感；疼痛病症以产生酸胀感最好；虚寒病以产生热感最佳，实热证以产生冷感最佳；治疗由休克及脑部疾患导致的昏迷，以刺痛感最为显著。针治不同的疾病时产生的针感与医者的操作手法有很大的关系。

针感的扩散规律

正常的针感扩散为：在人体内向周围扩散和呈纵向性扩散。如果针刺的深度没有超过穴位所属经络的分布范围，其扩散大多在本经分布区内，一般很少超出经络的分布区。头颅部穴位的扩散性是多样化的。肩颈部扩散一般多向背部、胸部、上肢和头部扩散；背部穴位一般向下扩散，如果有意地刺激肋间神经干，则很少以神经的分布横向扩散；上腹部一般多向周围扩散，下腹部一般多向下扩散；四肢穴位一般多沿经呈向心或离心方向扩散。

针感扩散的特性

1.针感沿经扩散时一般可用压力进行阻断，当压力解除后仍可恢复其扩散的能力。

2.沿经扩散大多不易通过关节。

3.扩散可以沿经诱发和激发，在没有沿经扩散的情况下，也可采取适当的方法使其沿经扩散，也可使其通过关节处。

4.扩散时多沿所属经络分布扩散，而不是沿神经分布扩散。

5.针感扩散的特殊现象：在多种因素的影响下，可导致针感改变特性，如受精神因素、物理因素或病理因素的影响，使针感既没有经络分布规律又不符合神经分布的传导途径。

针 感

◉　　◉

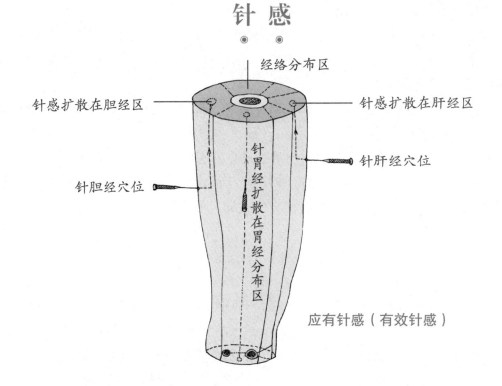

经络分布区

针感扩散在胆经区　　　　　　　　　　　针感扩散在肝经区

针胆经穴位　　　　　针肝经穴位

针胃经扩散在胃经分布区

应有针感（有效针感）

应有针感（有效针感）

应有针感也称有效针感，也就是所刺穴位应该产生的针感。人体中所分布的各个穴位所处的深浅位置不同，其针感扩散的范围也不同。这种针感在针刺穴位所属的经络分布范围及病区内扩散。

高效针感

针刺穴位后会产生多种应有针感，其中对治疗某种疾病有着特殊疗效的针感为高效针感。举例说明：

治疗坐骨神经痛：针刺：环跳穴；针感扩散方向：沿环跳穴扩散至足部。

治疗胃病：针刺足三里穴；针感扩散方向：沿足三里扩散至胃部。

无效针感

无效针感就是指所刺经穴不应产生的针感。这种针感并不在所刺穴位所属的经络分布范围内扩散，没起到一定的治疗效果；再者就是在同一穴位中会产生多种针感，这几种针感扩散后，只有其中一种针感对某种病症起到一定的效果，其他针感都属于无效针感。举例说明：如针刺内关穴，因针刺深度超过内关穴所属经络分布范围，所产生的针感在外关穴所属经络分布区扩散。当然有些疾病并没有无效针感与有效针感的严格区别，如偏瘫症、脊髓灰质炎后遗症、脑炎后遗症等。

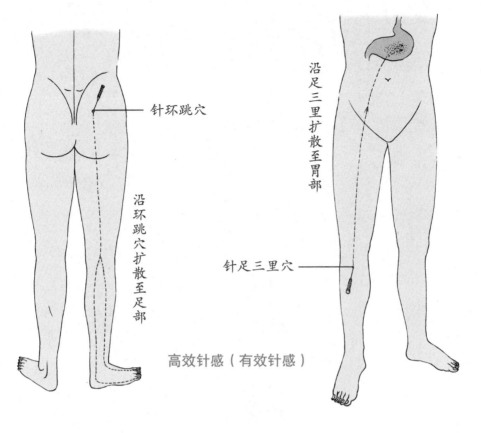

针环跳穴

沿环跳穴扩散至足部

高效针感（有效针感）

沿足三里扩散至胃部

针足三里穴

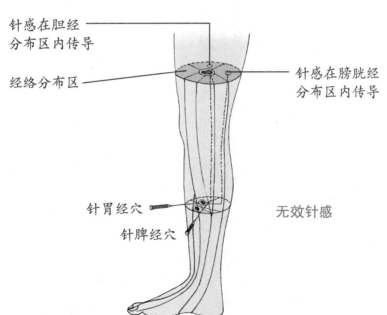

针感在胆经分布区内传导

经络分布区

针感在膀胱经分布区内传导

针胃经穴

针脾经穴

无效针感

治疗坐骨神经痛：针刺环跳穴；针感扩散方向：沿环跳穴扩散至会阴穴。
治疗中耳炎：针刺曲池穴；针感扩散方向：在手厥阴心包经分布区内扩散。

第三章

毫针针刺基础手法

为了解决毫针刺入皮肤产生的剧烈疼痛，从古至今，从事针灸的工作者一直在不停地探索。目前，有几种操作方法已经达到通过皮肤基本无痛的水准。

如，压迫皮肤减痛法，提捏减痛法，快速刺针减痛法。

第 ① 节

中医视频课

减痛及无痛刺针法

　　为了解决毫针刺入皮肤产生的剧烈疼痛，从古至今，从事针灸的工作者一直在不停地探索。到目前，有几种操作方法已经达到通过皮肤基本无痛的水准。

压迫皮肤减痛法

　　切法：古时，人们用拇指或食指指端使劲掐按皮肤，在穴位皮肤部位掐出一个"十"字印痕。针可以从十字中部刺入，压迫皮肤中的神经痛觉感受组织，使其敏感程度有所降低，从而减轻患者的疼痛，除此，还可以作为穴位刺针的标记。现在，医者多在穴位皮肤上用镊子的尖端或针柄按压5秒钟，将皮肤压出凹陷，然后针尖对准凹陷的中心部位刺针，来减轻患者刺针时的痛感。

　　爪切法：即医者以左手拇指指端掐在患者穴位皮肤上，使针尖沿着指端进针，以便减轻刺针所带来的疼痛，古时称之为爪切进针法。

压迫皮肤减痛法

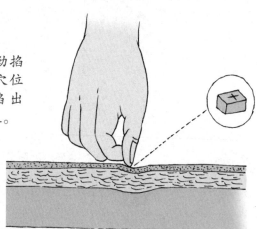

用拇指端使劲掐按皮肤，在穴位皮肤部位掐出"十"字印痕。

切法

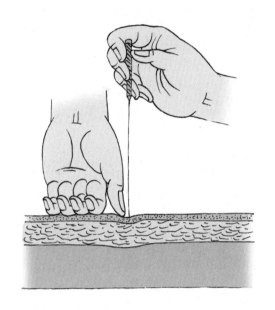

以拇指指端掐在穴位皮肤上，使针尖沿着指端进针。

爪切法

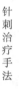

提捏减痛法

提捏减痛法特别适合于皮肤较松的部位。其优点为进针时较容易。医者用左手拇指和食指将患者穴位皮肤紧紧捏起，右手将针迅速刺入皮下，从而达到减轻患者疼痛的目的。

提捏减痛法

● ● ● ● ●

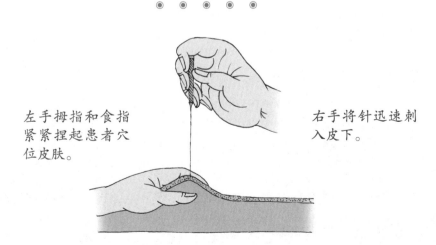

左手拇指和食指紧紧捏起患者穴位皮肤。

右手将针迅速刺入皮下。

快速刺针减痛法

从古至今，不少医者通过提高刺针速度来减轻进针时所产生的疼痛感。此手法利用的是神经痛觉传导的特点：对皮肤所产生的刺激越快，其痛感越弱，反之，刺激越慢，痛感越强。快速直刺法分短针直刺法和长针直刺法。

短针直刺法：要求手法熟练，针体垂直刺入皮肤。具体操作方法：医者以左手食指和中指，或拇指与中指将患者穴位皮肤撑紧，右手执针，针尖对准穴位，迅速将针刺入皮下。

长针直刺法：将针尖的后部用消毒棉球包住，露出0.5厘米长的针尖，医者拇指和食指将棉球紧紧捏住，使针尖对准穴位，迅速撞击将针刺入皮下。

快速刺针减痛法

● ● ● ● ● ● ●

拇指与中指撑紧患者穴位皮肤。

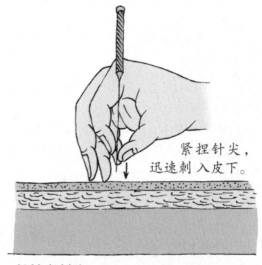

紧捏针尖，迅速刺入皮下。

短针直刺法　　　　　　　　　　　　长针直刺法

打管速刺法

手指打管法分单指平打法、手指弹拨法两种，手指弹拨法比单指平打法的力度大，速度快，疼痛感稍轻。

单指平打法：医者以食指和中指指腹迅速地打向针尾，将露在管外的针柄打进管内。

双指弹拨法：医者将食指压在中指背面，将手指伸直，使两指相对用力，使食指从中指背上滑脱，靠食指的弹拨力打在针尾上，将针刺入皮下。

打管速刺法

• • • • •

以食指和中指指腹迅速地打向针尾，将露在管外的针柄打进管内。

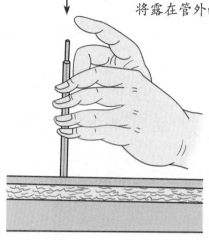

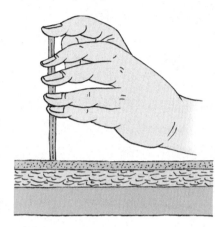

单指平打法

打管

医者将食指压在中指背面，将手指伸直，使两指相对用力，使食指从中指背上滑脱，靠食指的弹拨力打在针尾上，将针刺入皮下。

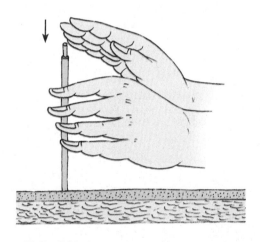

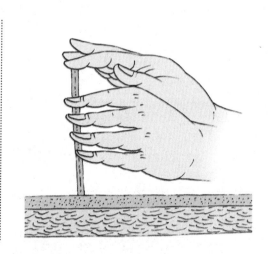

双指弹拨法

中医视频课

第 ② 节

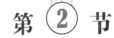

进针手法

将针刺入人体达到欲刺穴位的过程称为进针。进针的方法有快慢之分，经验丰富的针灸医生在临床中根据患者的不同情况所采用的进针方法也不同。

捻转慢进针手法

从开始进针直至针刺的深度，一直采用缓慢的捻转进针。其针具为短柄毫针，针柄最好选用佛手形或灯笼形短柄针，也可使用长针，但长针容易改变捻转动作。具体操作手法：针刺前用镊子先在穴位皮肤上按压约5秒钟，使穴位部出现一个凹陷点，医者以中指和食指分别压在凹陷点的两边，将穴位部皮肤向两侧撑紧，便于进针；以右手拇指和中指指腹轻轻捏住针柄，食指压在针尾上，将针尖对准凹陷处，将针体的进针方向调整好，食指对针尾产生压力，拇指及中指负责捻转，压力平衡，捻转角度为90°至180°，捻转速度为5～10次/秒，捻转角度

捻转慢进针手法

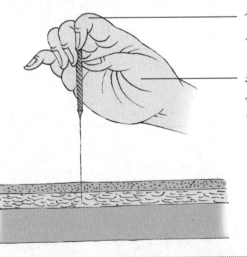

食指压在针尾上，
产生压力。

拇指和中指指腹轻捏
针柄，进行捻转，注
意保持压力平衡。

也要均匀。

　　当针体通过皮肤层：压力轻缓，捻转速度要快，通过时间在20～60秒。如果患者出现疼痛，可减轻压力，压力的大小以手感有明显阻力为宜，此外还要适当减小捻转角度。也可通过观察针尖在皮肤上的凹陷深浅，来决定捻转角度。如足三里、合谷穴，凹陷角度以30°为宜，超过45°后很容易产生疼痛，若低于20°，进针速度又太慢。皮肤的阻力较强，具有弹性，在进针中当手感阻力开始变弱，其针尖即将通过皮肤层或已通过皮肤层后，放开针柄，短柄佛手针（5厘米长）可以自立，而在皮肤较薄的部位可斜立，如股内侧穴位。

　　当针体通过脂肪层：针体到达脂肪层时，手感阻力最小，没有针感，此时可加快进针速度。

　　针感层：当手感觉稍有阻力时，即放慢进针速度，捻转角度为45°，速度每秒钟不超过5次，轻缓地接近针感层，手感阻力越大，针感就越明显。按压时较有弹性，用寻找针感的方法来寻找有效针感，然后根据行针需要来达到治疗目的。在治疗中如果不需要出现这层针感，可缓慢通过第一针感层，到达肌肉层时，手感阻力变弱，同脂肪层相比其阻力要强；在肌肉层有时会产生针尖补气拖拉的感觉，多数患者会感觉肌肉明显收缩，这种手感如鱼吞饵，同时伴有针感。当针体通过肌肉深部筋膜时随即又会出现针感。如果须用此层针感治疗，可运用不同的操作方法行针，如果此针感并不是治疗的最佳针感，则需要缓慢深刺直至下一个针感层。

进针捻转角度

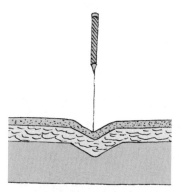 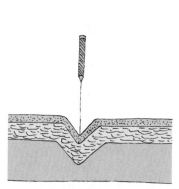 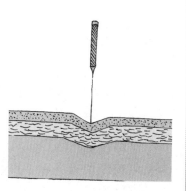

　　如足三里、合谷两穴，凹陷角度以30°为宜，超过45°后很容易产生疼痛，若低于20°，进针速度又太慢。

在达到最佳的针感层时，可根据患者病情采取补泻的操作手法。如果进针到穴位所规定的深度还没出现所要求的针感时，应停止进针，采用寻找针感的方法来探求需要的最佳针感，再进行相适用于的治疗手法。

捻转快进针手法

捻转快进针手法的优点是：进针速度快，易掌握，使用方便。缺点是：会突然发生针感，容易产生撞击性疼痛，给患者造成不必要的痛感和恐惧。由于手指的捏力强，针柄接触手指皮肤面积较大，其指腹的感觉比指端要迟钝，因此手感不够敏锐，也不能及时地调整针感。

佛手式长柄针捻转快速进针方法：左手拇指或食指指端用力陷在穴位上，右手拇指、食指及中指将针柄捏住，沿着指端下压捻转进针，速度约为每秒4次，捻转角度为90°～180°。由于皮肤上压力较强，通常以针体不弯曲为宜，边捻针边推针体，直至到达穴位深度。

四指捻转快速进针法：此手法多用于长针快速进针（6.7厘米以上的长针），其优点为简单易学，进针速度快，疼痛感较轻。缺点与三指捻转快速进针法相同，此外不方便消毒，尤其是扶针体的手指不能够严格彻底地消毒。操作方法：以拇指、食指、中指捏住针柄，无名指扶住针体；或者以食指、拇指捏住针柄，中指和无名指扶住针体，其作用是在用力进针时防止针体弯曲。此方法捻转速度较慢，捻转角度为45°～90°，捻转速度为2次/秒。为了减轻刺针所带来的疼痛，建议多采用爪切法，就是以左手拇指指端用力掐在穴位皮肤上，针尖沿着指端刺入。

摇刺进针手法

摇刺进针手法在目前应用较少，有时也可配合爪切法应用。此方法在通过皮肤时要缓慢进针，等穿过皮肤后再加快进针速度。其操作方法为：医者以右手拇指、食指和中指将针柄捏住，将针尖放在针柄压痕上，将针加压到针体稍弯曲时，以四指摇动针体，以便针体进入穴位。

直刺进针手法

直刺进针手法，一般都要配合左手爪切法，令患者咳嗽时进针。其优点为省时，刺激超强，对麻痹症及严重的疼痛症有显著的疗效。缺点在于寻找有效针感时不及捻转进针理想，所以在治疗慢性内脏疾病时不宜采用此手法。此手法针具多采用粗针快速进针（直径在0.48毫米以上）。其操作方法为：以右手拇指、食指和中指将针柄紧紧捏住，或者用拇指、食指将针柄捏住，中指、无名指将针体扶住，使用的压力强而均匀，缓慢捻针，将针迅速刺入并推向前进，直达要求的最佳针感层。在进针过程中只捻转1～2次。

捻转快进针手法

捻转速度约每秒4次，捻转角度为
90°～180°。

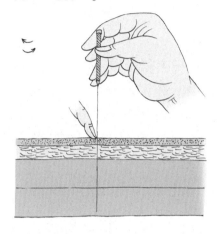

佛手式长柄针捻转快速进针方法

捻转角度为45°～90°，捻转速度约2次/秒。

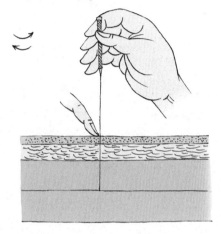

四指捻转快速进针法

摇刺进针手法

在进针过程中只捻转1～2次。

第 3 节

出针手法

张景岳说："所谓出针者，病势既退，针气必松。未退者，针气固涩，推之不动，转之不移，此为邪气吸拔其针，真气未至。不可出而出之，其病即复。必须再施补泻，以等其气至，候微松方可出针豆许，摇而少停。补者，候吸徐出针而急按其穴。泻者，候呼疾出针而不闭其穴。故曰：下针贵迟，太急伤血。出针贵缓，太急伤气。"

针刺完毕，应根据患者病情的轻重而保持一定时间的针感，即可出针。出针前注意事项：其一，在针感完全消失后方可起针；其二，出针时手法轻巧，以免再次出现针感，一旦出现第二次针感，可延长皮下留针时间，待针感消失后再出针；其三，留针时不能解除针感，出针后针感还没消失，称为遗感。

慢速出针法

留针时待针感完全消失后，针体与组织没出现粘连时，将针一次缓慢地提出体外。

快速出针法

此手法应在针道较滑润时使用，如果针体与组织发生粘连或出针时发生疼痛，都不宜采用此手法。操作方法为：右手拇指、食指和中指或者以拇指、食指将针柄捏住，将针迅速一次性退出体外。

捻转出针法

待针感完全消失后，若皮肤组织与针体发生粘连，出针时很容易将皮肤带起，会产生轻微疼痛感。此时应该在出针时轻微地将针体捻转及进退，使针体与粘连组织脱离开后将针提至皮肤层，等针感完全消失后方可出针。

按压出针法

若皮肤组织与针体发生粘连或者皮肤松弛，出针时易将皮肤带起产生疼痛感，此时以左手拇指和食指按压住针体皮肤两侧，右手将针轻轻提出体外，也可稍稍捻转针体而后出针。出针后针孔大多伴有微痛感，用消毒干棉球轻轻按揉针孔部位，痛感会很快消失。

跟着视频学针灸技法

慢速、快速出针法

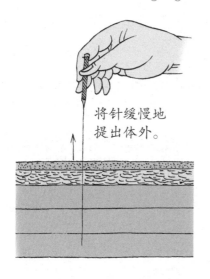

将针缓慢地提出体外。

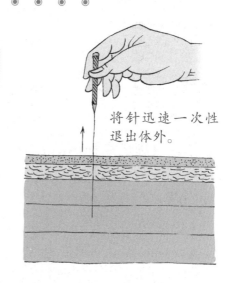

将针迅速一次性退出体外。

捻转、按压出针法

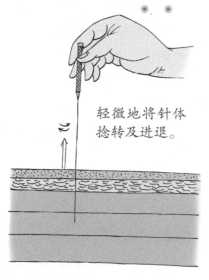

轻微地将针体捻转及进退。

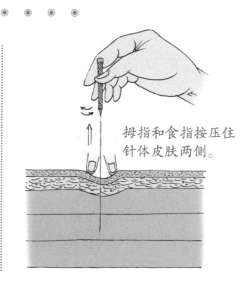

拇指和食指按压住针体皮肤两侧。

处理后遗感的方法

造成后遗感的因素：医生的手法粗糙，针刺时刺激过于强烈，使用不合格针具，导致刺伤有关感觉组织，如在骨膜上点刺时手法过重，或刺伤神经髓鞘、肌肉或肌腱等。轻者会感觉不适，重者可导致运动障碍。

具体处理方法：作局部按摩。在离心端穴位或者是同经络较近的穴位再针刺一次，但针感不宜过强。以拇指或食指指端按压第二、三掌骨之间的指掌关节处，压力大小以产生疼痛感为度。灸同经的指端穴位。在针感局部采用大面积温灸法。

第 **4** 节

产生及探寻针感的手法

毫针治病必须依靠补泻的方法，而补泻手法的应用是建立在"得气"的基础上，毫针治病的关键在于"得气"。针下"得气"是从古至今都强调的首要问题。

《针灸大成》载："用针之法……以得气为度，如此而终不至者，不治也。"《灵枢·九针十二原》载："刺之要，或气至而有效，效之信，若风之吹云，明乎若见苍天。"《标幽赋》载："气速而速效，气迟至而不治。"以上观点足以说明"针下得气"的重要性。

那么如何使"针下得气"呢？《针灸大成》载："若气不至者，用手于所属部分经络之路上下左右循之，使气血往来，上下均匀，针下自然气至。"《金针赋》载："气不至者，以手循摄，以爪切掐，以针动摇，进捻，搓弹，直待气至。"《素问·离合真邪论》载："静以久留，以气至为故，如待所贵，不知日暮。"因此以毫针治病，必须"得气才有效"，"得气"可通过一定的操作手法来产生。

留针候气法

留针候气法是指将针刺入穴位应有的深度，在不易产生较明显针感的情况下，使用寻找针感的方法，将针置穴内等候针感的出现。

《素问·离合真邪论》载："静以久留，以气至为故，如待所贵，不知日暮。"就此观点，留针候气应根据患者的病情适宜地留针。以下情况需留针候气：①体位正确，摸穴准确，其针体深度适中；②患者身体虚弱、针感迟钝。③只有轻微针感。留针候气时，每隔30分钟可轻轻捻转或缓慢提插一次针，也可试用各种增强针感的手法，使针感达到所要求的深度。针对完全麻痹的患者在穴位及体位不正确的状态下，不可能等候到应有的针感。

临床多用于对针感耐受性较差的慢性、虚弱性患者。此外，病情属虚或寒需行补法时，按"寒则留之"也用本法。

寻找应有针感的操作方法

⊙ ⊙ ⊙ ⊙ ⊙ ⊙ ⊙ ⊙ ⊙ ⊙ ⊙ ⊙ ⊙

Ⓐ 未到针感组织。针尖所达之处并不是针感组织。

步骤一：当进针达到穴位要求的深度时，如果本穴应有的针感还没出现时，则表明针感组织不在针下。

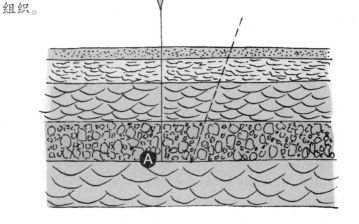

步骤二：慢慢地以小幅度进退试探针尖刺到何种组织，将针退出2/3后改变进针的方向，慢慢地捻转进针。

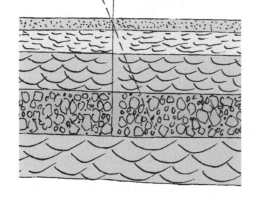

步骤三：当针尖将要接近针感组织时，边进针边探寻。在捻转进针中稍加振动，或停止进针，轻微向四周捣动。

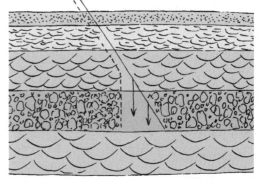

引气催气法

引气催气法有三种：①在针刺前选准穴位，以指甲在穴位皮肤处掐出一个"十"字印迹，再从穴位的上下沿着经络分布线进行循、捏拿、敲击、按揉、切掐等手法，约1分钟，而后进针达穴位应有深度，如果穴位选对的话，通常很容易产生应有的针感。②如果进针达到应有的深度时，针下只有轻微的针感或并没寻找到应有的针感时，在穴位附近进行按摩，或在穴位的上下沿经络分布线进行循、捏拿、敲击、按揉、切掐等手法，然后再采取补泻手法进行操作。③右手将针柄捏住后加强刺激，左手在穴位周围进行充分按摩，等针感产生后再进行补泻手法。

慢捻转进退寻找针感的手法

操作方法：执针者以拇指和中指将针柄轻轻捏住，如果针柄捏得过紧会降低手指的敏感程度，然后食指压在针尾上进行捻转进退寻找，操作手法要稳（捻转力度均匀，进、退针速度一致）、准（进针方位准确无误）、轻（寻找针感的所有动作要轻）、慢（进针寻找针感时要慢，尤其在接近针感组织时更需要慢）、巧（寻找针感时动作要灵敏，要善于捕捉针感）。

应有针感的操作手法

在进针达到穴位应有的深度，却没有出现本穴应有的针感，表明针感组织不在针尖所抵达部位。这时应以小幅度进退慢慢地试探针尖刺到哪层组织，根据亲身体验重新估计针感所抵达的位置，将针体退至2/3后再改变进针的方向，慢慢地捻转进针，当针尖即将抵达针感组织时，要一边进针一边探寻。其探寻方法为：在捻转进针中略微振动，或停止进针，轻轻地向四周捣动，发觉手感后则应将针尖固定在此点上，再慢慢地捻转行针，便于增强针感。如果仍然找不到针感，可采用密集探寻法，将针退至皮下，针偏向经络循行经一侧呈15°进针，每次隔5°进一次针，逐渐探寻至经络循行经的另一侧的15°，并在此范围内进行探寻。如果此范围内并没有找到针感，则表明针感离所取穴位距离较远，此时应将针再退至皮下，并检查患者体位是否正确、医者是否选对取穴部位，然后再按照上述方法来寻找针感。

高效针感，是指针刺穴位所产生的多种针感中的其中某一针感对其病症有最佳的疗效。要想寻找到病症的高效针感，必须了解穴位的多种针感及其有效范围。

寻找高效针感的具体操作方法：当刺到应有针感时，此针感未必就是高效针感，应根据不同穴位和所要求的针感进行探寻。以下面几种病症为例：

胸闷症：针刺膻中穴时，当进针达到骨膜时即能出现针感，此针感多半是刺痛，对病症的疗效较低；如果将针尖四周探寻，则针感会扩散到胸，此时针感为一种较强的针感，即可将疗效提高几倍。

乳腺炎、乳腺增生：针尖须向患部斜刺，然后上下寻找传向乳房区的针感，此针感的疗效比局部针感的疗效高数倍。

寻找应有针感的操作方法

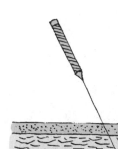

步骤四：如发现手感，应将针尖固定在此点上，再慢慢地捻转进针，使针感加大。如果还未探寻到针感，可用密集探寻法。

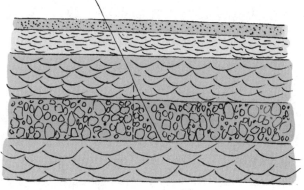

步骤五：将针退出2/3，或退至皮下，针偏向经络循行线的一侧呈15°进针，每隔5°进针1次，逐渐移至经络循行线的另一侧15°，在此范围内进行搜索。

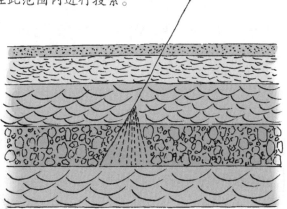

调整针感的辅助手法

行针的辅助手法，是行针基本手法的补充，是为了促使针后得气和加强针刺感应的操作手法。《灵枢·刺节真邪》载："凡刺之道，气调而止。"其意是指医者在寻找到针感后，将针感调整到最佳状态，以便达到最好的疗效。

调整针感时，首先要考虑治疗疾病所需要的最佳针感以及所要求的相关程度，然后再根据已有的针感选择适当的调整手法。在调整针感的各种方法中，《针经指南》中所记载的手指补泻中的"搓、盘、摇、捻、进、退"；及《针灸大成》中十二手法所讲到的"进、退、搓、摇、拔"等，都是用来调气的手法，是古时人们应用补泻手法的组成部分，更是针灸者必须了解和掌握的要点。

飞法

《神应经》载："用右手大指、食指持针，却用食指连搓三下（原注：谓之"飞"），仍轻提往左转，略退针半分许，谓之三飞一退。"其含义与《针经指南》所载的搓法同。"飞"又可解释作"进"。《针灸问对》载："飞者进也。"故近世对一退三飞、一飞三退，通常理解为一退三进、一进三退。其操作方法：用拇指与食指、中指相对捏持针柄，一捻一放，捻时食指、中指内屈，使针顺转（左转），放时食指、中指外伸，搓动针柄，使针逆转（右转），当手指放开后，其针体颤动如飞鸟展翅，故名。除此还有一种飞法，其操作方法是将中指、无名指及小指伸展，如翼上下扇动。

搓针柄法

搓针柄法的主要作用在于将针周围的组织缠绕在针体上，利用组织牵动压迫针感组织激发针感。此手法主要针对感觉不灵敏和不易找到针感敏感组织的患者。其操作方法为：选用佛手式长柄针，以拇指、食指和中指将针柄捏住，如搓捻线一样朝一个方向搓动，直至搓到出现紧感时，针感增强，至针柄搓不动时，则表明针感达到最强状态。针感强度也取决于搓的角度。如果需要保留一定的针感强度，则可将针搓到适当程度后，持针不动，达到目的时留针，起针前先将针

飞法

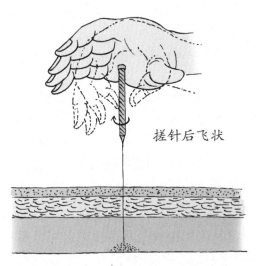

搓针后飞状

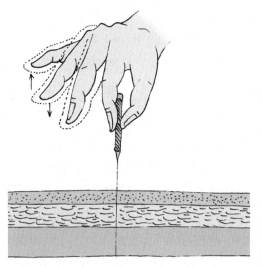

飞法一：每次搓针停顿时将拇指食指等张开，从手指捏住针柄直至五指张开，犹如鸟展翅飞翔的样子。

飞法二：将中指、无名指及小指伸展，如翼上下扇动。

搓针柄法

拇指、食指及中指捏住佛手式长柄针，如搓线般地向一个方向搓。

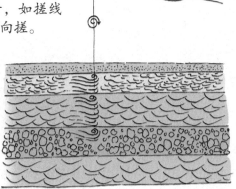

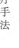

柄呈反方向搓回原位，针感便逐渐消失。

压法

压法主要适用于针尖刺至敏感的针感组织，进插针感较强烈，患者难以忍受，捻转时对针感的强度很难掌握，手放开针柄后，针感很容易消失的患者。其操作方法：以食指轻轻地接近针尾，缓慢地施加压力，使针尖压迫针感组织，达到需要的针感时停止加压；也可在按压一定的时间后慢慢减压，手指离开针尾，并观察留针时的针感强弱。如果能保持所要求的针感，达到既定的时间，再将针轻提几毫米，待针感缓慢消失后即可出针。

震动法

震动法是在针尖刺到针感组织，针感较强，采用压法达不到应有的针感，而采用提插法、捻转法又会导致针感过强的情况下，为了保持特定的针感和强度所采用的一种方法。当针体穿过第二针感层时，第三层针感往往偏弱，使用提插法、捻转法仅会使第一、第二层针感增强，此时使用这一手法可使第三层针感增强，从而达到最佳的疗效。操作方法：以拇指和中指捏住针柄，食指压在针尾上，上下震动，速度以每秒15次左右为宜，最高不能超过20次，震动幅度为1～2毫米。此法比敲击法的速度快好几倍。

压法、震动法

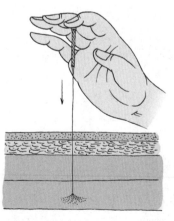

以食指轻轻地接近针尾，缓慢地施加压力，使针尖压迫针感组织，达到需要的针感时停止加压。

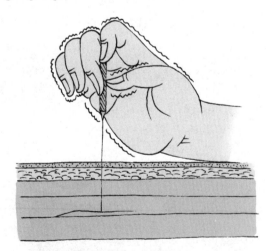

以拇指和中指将针柄捏住，食指压在针尾上，上下震动，速度以每秒15次左右为宜，最高不能超过20次，震动幅度为1～2毫米。

捣动法

捣动法适用于筋膜、骨膜针感层，是在采用提插法不能保持针感的衡定性，采用震动法达不到所要求针感的情况下所采用的手法。此手法与大幅度的震动法类似，但又具有小幅度的提插动作，其针刺往往是针尖向下刺激而且重。操作方法：拇指、食指和中指将针柄捏住（注意不宜过紧），手指轻巧灵活，不进不退地在原有针感层上进行捣动。捣动法比震动法速度慢，但幅度大，提针与插针的幅度不超过5毫米，在捣动过程中会出现小角度的方向偏离，向左右两边捣动，便于探寻不同强度的针感。针感的强弱取决于捣动的重力。捣动时要幅度一致，用力均衡，针尖不超过针感层。

提插法

提插法又称"进退法""提按法"。此手法是在针尖已通过较薄的针感层，或者针体从针感组织的边缘通过，针感不明显，手感轻松，针体无粘连，为了增强刺激所采用的一种手法。其作用在于针体经过针道摩擦或牵动针道附近组织时激发针感。当提插停止后，针感往往会削弱，根据患者病情刺激量的需要，可进行持续性或间歇性提插。

捣动法、提插法

● ● ● ● ● ●

捣动时向左右两边进行小角度的偏离，便于探寻不同强度的针感。

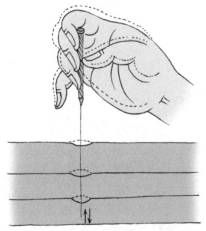

拇指、食指和中指捏住针柄（注意不宜过紧），手指轻巧灵活，不进不退地在原有针感层上进行捣动。

针感强度由提插的幅度、频率和速度来进行控制。

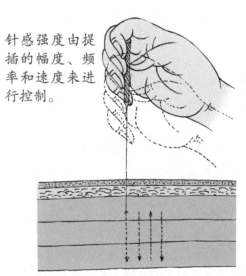

以右手拇指、食指及中指将针柄捏住，直提直插，提插幅度约1厘米，粗针强烈刺激达约2厘米。

操作方法：以右手拇指、食指及中指将针柄捏住，直提直插，提插幅度约1厘米，粗针强烈刺激约达2厘米。针感的强度可由提插的幅度、频率和速度来控制。

顿式提插法

多为激发多层针感所使用的一种手法。顿式提插法应用于较深的穴位，其动作快，靠带动针道附近较大范围的组织来激发针道周围的所有针感。针对感觉迟钝或难以增强针感的患者，或在用其他方法达不到所需的针感时采用此手法。

顿式提插法最好使用直径为0.38毫米的毫针。操作方法：右手拇指、食指和中指将针柄捏紧，从穴位的应用深度猛地向上提，一次约上提1厘米，经瞬间停顿，再连续上提，直至皮下层后再猛插，也作瞬间停顿，直至达穴位的深度。为了使针感的强度处于一定的衡定状态，可反复作提插。多次提插后，由于针道组织受到破坏，渗出液增加，使针体滑润，降低了周围组织的摩擦力，所带动的组织范围缩小，针感往往会有所降低。

顿式提插法、震动提插法

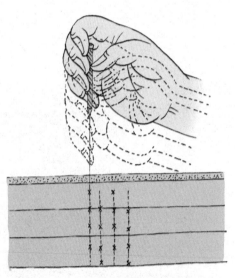

捏紧针柄，从穴位的应用深度猛地向上提，一次约上提1厘米，经瞬间停顿，再连续上提，直至皮下层后再猛插，也作瞬间停顿，直至穴位的深度。

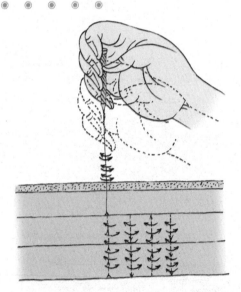

在提插过程中加震动，随震动提插，提插速度较慢。

震动提插法

震动提插法主要用于在探寻针感时有明显的针感，却又达不到治疗标准，采用其他提插法时针感又过于强烈时；或针感层较薄，针尖无法停留，可以采用震动提插法来保持针感，使针感强度增加；或者当针体通过两层以上的针感层时，每层都有较强的针感，停针后针感会很快消失，这种情况下，如果医者想利用多层针感的作用，可以采用震动提插法。

提插法对针道组织的损伤比较大，尤其是顿式提插法，针刺损伤的愈合需要一定的时间。情况严重者会在针刺第二天出现后遗感，如肿胀或运动时有痛胀感等。后遗感一般都有一定的疗效。

刮柄法

刮柄法也叫划柄法。是将针刺入腧穴一定深度后，使拇指或食指的指腹抵住针尾，用拇指、食指或中指爪甲，由下而上频频刮动针柄的方法。此手法是一种频率较高且柔和的刺激法，是一种效果较佳的方法，它产生的针感适合治疗慢性疾病。

刮柄法

⦾ ⦾ ⦾

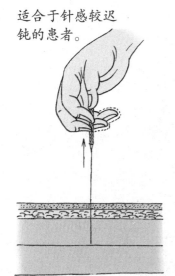

适合于针感较迟钝的患者。

拇指压住针尾，压力取决于所需要的针感强度。以中指自下而上的刮针柄。

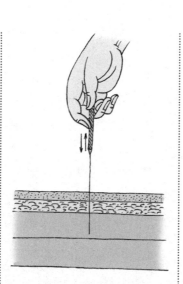

捏住针尾，呈不进不退状，用食指从下往上地刮针柄或者来回刮，以确保针感适中。

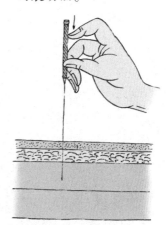

是针对针感较敏锐者所采用的一种最轻微的震动法。

拇指和中指捏住针柄根部，用食指从上往下地刮针柄。

刮柄法分三种。其一为压括法，就是将拇指压在针尾上，压的强度取决于所需要的针感强度。以中指自下而上地刮针柄，适合于针感较迟钝的患者。其二，是用中指和拇指将针柄的尾部捏住，保持不进不退的状态，用食指从下往上地刮针柄或者来回地刮，以确保针感适中。其三，是一种最轻微的震动法，适合于针感较敏锐者。以拇指和中指捏住针柄的根部，用食指从上往下地刮针柄。

弹柄法

毫针刺入一定深度后，以手指轻轻叩弹针柄或针尾，使针身轻微地震动，以加强针感。弹柄法分曲指弹法和直指弹法两种。曲指弹法是指将拇指压在中指顶端，中指弹出后碰击针柄。直指弹法是以中指压住食指，两指相对用力将食指弹出后碰击针柄。这两种手法主要是通过碰击针柄产生震动来激发针感，是针对针感敏锐者要保持一定的针感时所采用的一种微量刺激法。

弹柄法、剔法

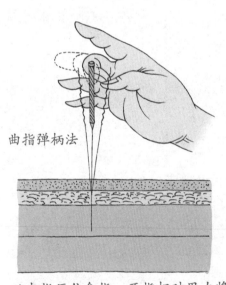

曲指弹柄法

以中指压住食指，两指相对用力将食指弹出后碰击针柄，使针柄产生震动激发针感。

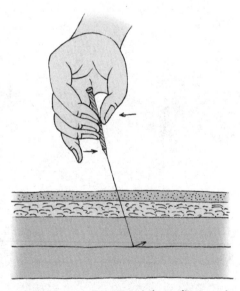

捏紧针柄，将针尖刺在针感层，向经脉循行线路的两侧拨剔，就像将东西从缝中剔出一样。

剔法

剔法就是将针尖刺在针感层，向经脉循行线路的两侧拨剔，就像将东西从缝中剔出一样。其作用是拨动针感组织，也就是肌肉间的条状针感组织，往往在碰击时出现针感，不碰击时针感很快就会消失。

剔法通常使用直径为0.38~0.45毫米的毫针，适用于深度3.3厘米以内的穴位。如果速度快、频率高，所产生的针感就强，反之针感即弱。

摇法

摇法较多应用在针感不易固定的情况下。如渗出的组织液较多，采用搓法、提插法都难以达到治疗效果时；或者探寻数次才遇到针感，但又达不到要求，其针感动则有停止时则无的情况下可以使用。

操作方法：以右手拇指、食指和中指将针柄捏住，在不捻、不进、不退的状态下摇动针柄，摇动时以中指推动针体和针柄的下部，使针尖在组织内旋摇。此外还可用食指压在针尾上作旋转摇动，称单指摇法。

摇法

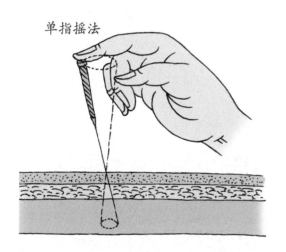

单指摇法

食指压在针尾上作旋转摇动，称单指摇法。

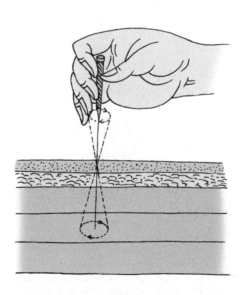

捏住针柄，在不捻、不进、不退的状态下摇针柄，摇动时以中指推动针体和针柄的下部，使针尖在组织内旋摇。

摆法

当针尖刺到针感组织时，针感较明显，此时采用敲击法、震动法、压法、捣法、搓法均不能将针感增强到较理想的状态，采用提插法针感又过强。在这种情况下，可以采用摆法，将针尖稍微提离明显的针感区，再进行左右缓慢的摆动，将较强的针感调得柔和些。如果想加强针感，可以将针尖靠近针感层或刺入针感层，再左右摆动。

操作方法：以右手食指、中指和拇指捏紧针柄，然后左右摆动。

捻转法

捻转法是调整针感的首选方法。因为它不但适合进退针寻找针感，而且可以调整针感的有效程度。其操作方法为：将针刺入腧穴的一定深度后，以右手拇指和中、食二指持住针柄，进行一前一后的来回旋转捻动。

摆法、捻转法

⊙ ⊙　⊙ ⊙ ⊙

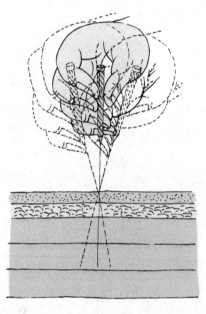

以右手食指、中指和拇指捏紧针柄，然后左右摆动。

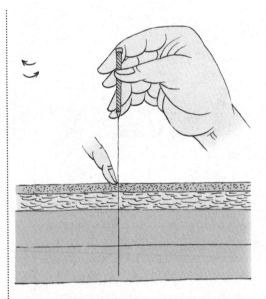

持住针柄，进行一前一后的来回旋转捻动。

中医视频课

针感传导的激发和诱发手法

《针灸大成·经络迎随设为问答》载："又有病道远者，必先使气直到病所。"针感传导的激发和诱发，是采取一定的方法，将局部的有效针感传导到病区，便于提高治疗效果。

行针的辅助手法是对行针基本手法的补充，是为了促使针后得气和加强针刺感应的操作手法。临床常用的行针辅助手法有下列几种。

循法

针刺不得气时，可以用循法催气。其法是指顺着经脉的循行径路，医者用手指在腧穴的上下部轻柔地循按。《针灸大成》指出："凡下针，若气不至，用指于所属部分经络之路，上下左右循之，使气血往来，上下均匀，针下自然气至沉紧。"说明此法能推动气血，激发经气，促使针后易于得气。

操作方法：刺针前，自所取穴位沿经向要求针感传导方向一遍接一遍地抚摩至要求的长度，连续抚摩3～10遍，刺针时易产生针感及沿经传导。刺针时，针感没出现传导，以右手执针，使针感强度增强，以左手食指、中指与无名指在皮

循法

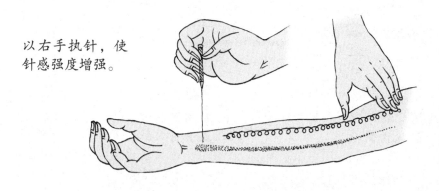

以右手执针，使针感强度增强。

以左手食指、中指与无名指在皮肤上一遍又一遍地自穴位沿经络向病区抚摩，一直到针感产生传导为止。

肤上一遍又一遍地自穴位沿经络向病区抚摩，一直到针感产生传导为止。如果达不到此目的，可考虑选用其他方法。当针感在通过关节部位受到阻碍时，可在关节处多抚摩几遍。

捏法

如右手所持针感较弱，为了增强针感，以左手自穴位处沿经络循行线一遍又一遍反复地向病区所在方位拿捏。拿捏时最好五指一起捏。力度以患者感到轻微疼痛为宜，反复多捏。此手法也适宜在刺针前应用，有利于针感的产生和传导。

敲击法

如右手所持针感较弱，为了增强针感，以左手食指、中指、无名指及小指自穴位处沿着经络循行线一遍接一遍地向病区方向进行敲击，敲击频率每秒钟3~6次，敲击力度以微痛为宜，反复敲击多次。针刺前也可使用此手法，有利于针感的产生和传导。

按压法

如右手所持针感较弱，为了增强针感，以左手四指（除拇指外）自穴位处沿经络循行线向病区方向一遍又一遍地进行按压，压力以手指明显感到肌肉为宜。当手指压下时，可循经络方向按揉一两遍，反复按几次。针刺前也可使用此手法，对针感的产生和传导能起到一定的作用。

捏法

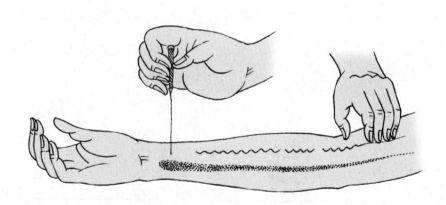

此手法也适宜在刺针前应用，有利于针感的产生和传导。

当针感较弱时，为了增强针感，以左手自穴位处沿经络循行线一遍又一遍反复地向病区所在方位拿捏。拿捏时最好五指一起捏。

敲击法

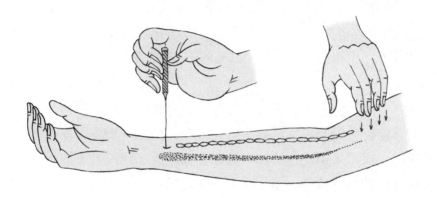

右手执针，针刺前后也可使用此手法，有利于针感的产生和传导。

为了增强针感，以左手食指、中指、无名指及小指自穴位处沿着经络循行线一遍接一遍地向病区方向进行敲击。

按压法

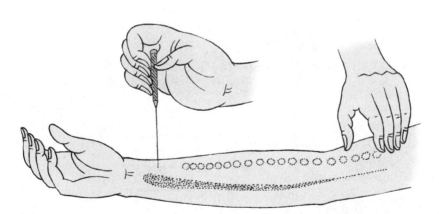

右手所持针感较弱。

以左手四指自穴位处沿经络循行线向病区方向一遍又一遍地进行按压，以便增强针感。

切法

切法有三种方式：其一，以左手拇指指端用力切在皮肤穴位处，右手将针尖沿指甲刺入穴位，其目的是为了减轻进针时的疼痛；其二，如右手所持针感较弱，为了增强针感，以左手中指、食指、无名指和小指指端从穴位处沿经络循行线向病区连续切，力量以微感疼痛为宜；其三，进针前，以拇指或食指在穴位皮肤上使劲切一个"十"字印迹，当作进针的记号，可减少进针时的疼痛。

阻断法

阻断法就是采用一定的手法对针感传导的方向加以阻断。因为每次的激发和诱发并不一定会使针感沿着经络向病区方向传导，如向下激发，却向上传导，当这种情况出现时，就得采用此手法加以阻断。如果无法阻断针感的传导，表明此针感属于神经纤维的感觉传导，因为用手指施加压力很难阻断神经纤维的传导。出现这种情况时，只能重新寻找经络的针感，因为很容易对经络的传导加以阻断，沿经络循行线改变方向也相对容易。

操作方法：如右手所持针感较弱，为了增强针感，以左手拇指或食指压在非病区方向的针旁，压力的强度以阻断针感的传导为度，迫使针感向病区方向传导。此方法配合敲击法或循法，可以提高传导率。

切法

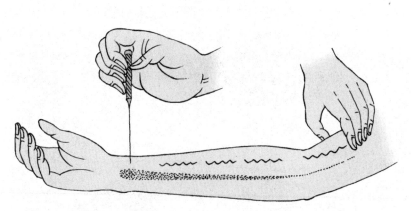

右手所持针感较弱。

以左手中指、食指、无名指和小指指端从穴位处沿经络循行线向病区连续切，力量以微感疼痛为宜。

阻断法

以左手拇指或食指压在非病区方向的针旁，压力的强度以阻断针感的传导为度，迫使针感向病区方向传导。

此方法配合敲击法或循法，可以提高传导率。

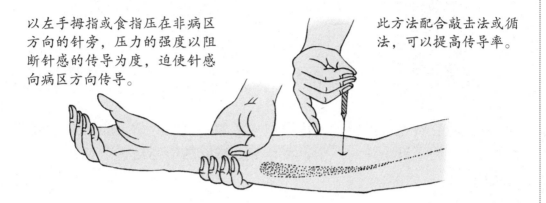

倒针法

针感的传导方向往往与针刺的方向有很大的关系。如果上述方法均不能使针感朝着病区传导的话，可将针退至皮下，将针体呈15°～60°斜向需要针感传导的方向，以便在探寻到所要求的针感后再增强针感的强度。针感一般可按指定的方向传导。在不出现传导的情况下，配合以上各方法，可提高其成功概率。本方法配合切法或捏法，可提高传导率。

倒针法

如果针感没有朝着病区传导的话，可将针退至皮下，将针体呈15°～60°斜向需要针感传导的方向，以便在探寻到所要求的针感后再增强针感的强度。

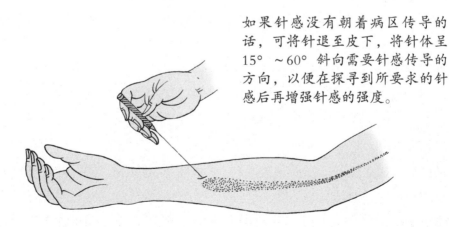

第 **7** 节

中医视频课

留针手法

针刺时，将毫针停留在人体组织中达到一定的疗效，此手法称为留针手法。留针为毫针治疗的一个重要环节。留针的恰当与否，与其疗效有直接的关系。

留针要因人而异，身体健壮者，宜久留，老年及婴儿则留针时间要短。同时还要根据不同的病症、不同的行针时间及针感的敏感程度来确定留针的时间。

留针候气法

留针候气法是指将针刺入穴位应有的深度，在不易产生较明显针感的情况下，使用寻找针感的方法，将针置穴内等候针感的出现。

静留针法

《素问·离合真邪论》载："静以久留，以气至为故，如待所贵，不知日暮。"就此观点，留针候气也是根据患者的病情适宜地留针。存在以下几点需留针候气：①体位正确，摸穴准确，其针体深度适中；②身体虚弱，针感迟钝的患者；③只能寻找到轻微的针感。留针候气时，每隔30分钟可轻轻捻转或缓慢提插一次针，也可试用各种增强针感的手法，使针感达到所要求的深度。针对完全麻痹的患者在穴位及体位不正确的状态下，不可能等候到应有的针感。

临床多用于对针感耐受性较差的慢性、虚弱性患者。此外，病情属虚或寒需行补法时，按"寒则留之"也用本法。

静留针法是指在针尖刺入针感组织，针感相对敏锐，如手指轻微碰击或轻压针尾，可使针感明显增强，离手后针感仍然存在，在不加任何辅助手法的情况下进行留针。留针时针感虽会逐渐减弱，但不易消失，最长可保留5小时以上。

动留针法

《针灸大成》云："病滞则久留针。"即将针刺入腧穴先行针待气至后，留置一定时间，在留针时间反复运针。这种方法称为动留针法，亦称间歇行针法。本法的作用在于增强针刺感应，以补虚泻实为目的，此外，临床用于针后经气不至者，

静留针法

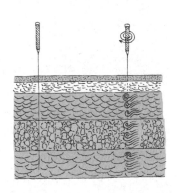

当针尖刺入针感组织，针感相对敏锐，如手指轻微碰击或轻压针尾，可使针感明显增强，离手后针感仍然存在，在不加任何辅助手法的情况下进行留针。

旋针留针法

留针时，将针向一个方向旋，旋时要作左右捻转的实验，将针感旋至针感较强的一侧，达到所要求的强度后，停留几秒，在保持针感不消失的情况下，手轻轻离开针柄。

可边行针边催气，边留针边候气，直待气至。医者对留针必须重视，首先要排除不适于留针的患者，如不能合作的儿童、惧针者、初诊者、体质虚弱者；其次要排除不宜留针的部位，如眼区、喉部、胸部等；再次要排除不适宜留针的病情，如尿频、尿急、咳喘、腹泻等类病症，对需要留针、可以留针者，在留针期间，要时刻注意患者的面色和表情变化，防止晕针等意外发生。

旋针留针法

旋针留针法是在停止手法操作后针感不易保留的情况下采用的留针方法。留针时，将针向一个方向旋，旋时要作左右捻转的实验，将针感旋至针感较强的一侧，达到所要求的强度后，稍作几秒钟停留，在保持针感不消失的情况下，将手轻轻离开针柄。此种方法保留针感的时间较长，但在一定的时间内其针感也会消失。根据病情如果需要延长留针时间，可按原方向继续旋转。留针达到目的后，须将针体旋回原位，才能出针。

间断留针法

当针尖刺到针感组织边缘时，如果针感层不够敏感，虽然可以掌握针感的程度，并且在短时间内仍保留一定的针感，但没法保留到所要求的留针时间，因此必须在针感减弱到一定程度时，使用原操作方法再进行一次，使针感达到原针感的程度。具体操作的次数要根据所要求的时间及针感强弱程度而定。

第四章

古代毫针补泻手法

古代毫针补泻手法分为单式补泻手法和复式补泻手法。单式补泻手法有徐疾补泻法、提插补泻法、开阖补泻法、呼吸补泻法、捻转补泻法及迎随补泻法等。复式补泻手法有九六补泻法、烧山火法、透天凉法、阳中隐阴法、阴中隐阳法、四象法等。

中医视频课

单式补泻手法

古代毫针单式补泻手法：徐疾补泻法、提插补泻法、开阖补泻法、呼吸补泻法、捻转补泻法及迎随补泻法等。

徐疾补泻法

徐疾补泻法是在提插补泻和捻转补泻的基础上，因速度不同所形成的补泻手法。《素问·针解》载："徐而疾则实者，徐出针而疾按之。疾而徐则虚者，疾出针而徐按之。"其意是说，徐缓出针而迅速入针，亦即徐提快插，为泻；迅速出针而徐缓入针，亦即快提徐插，为补。其补泻的主要目的在于调和阴阳寒热。

泻法：将针快速刺入皮肤后，再疾速插入深层得气，随之徐徐地向外退针至皮下；出针时，缓缓出针并且不按其穴或缓按其穴。重在徐出。

补法：将针刺入皮肤后，先在浅层得气，随之将针徐徐地向内推进到一定的深度，疾速退针至皮下；出针时，快速出针并疾按其穴。重在徐入。

技术要点：针刺得气后，以徐进疾退为补法，疾进徐退为泻法。

提插补泻法

提插补泻法又称提按补泻法。其针的运动方向为直上直下，上者为提，下者为插，是在徐疾补泻基础上发展而来的方法之一。

提插法是以针感层次为目标，以调理阴阳之气为目的。此法根据阴阳的盛或衰，在深层组织或浅层组织进行直进直退的动作以激发针感，达到治疗目的。深部针感层为阴，浅部针感层为阳，在治疗中运用深浅不同的针感达到"补"阴泻"阳"的作用。因为人体存在着不同层次的神经感受器，各层次的针感区不同，且每种感受器向神经中枢所传导的方式和作用也不同，因此在操作针刺中先刺激第一针感层或第二针感层，以及第一针感层的针感大于第二针感层的针感，或者第二针感层的针感大于第一针感层的针感，都是相当有意义的。

提插补泻法易掌握、操作方便、疗效显著，是历来补泻方法所研究的中心内容。随着提插操作法的发展变化，由深到浅进展到"天、人、地"三层刺法。提插补泻法是"补泻"方法中最基本的操作方法之一。

徐疾补泻法：泻法（快进慢出为泻法）

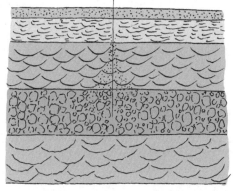

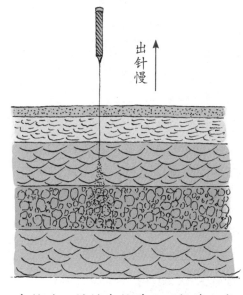

将针快速刺入皮肤后，再疾速插入深层得气，随之徐徐地向外退针至皮下。

出针时，缓缓出针并且不按其穴或缓按其穴。重在徐出。

徐疾补泻法：补法（慢进快出为补法）

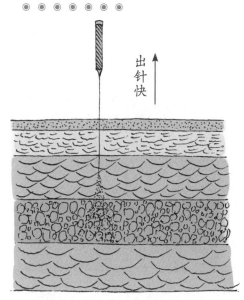

将针刺入皮肤后，先在浅层得气，随之将针徐徐地向内推进到一定的深度。

出针时，快速出针并疾按其穴。重在徐入。

补法：针刺得气后，在针下得气处小幅度上下提插，重插轻提（即慢提急按）。针上提时速度宜慢，用力宜轻；针下插时速度宜快，用力宜重。

泻法：针刺得气后，在针下得气处小幅度上下提插，轻插重提（即急提慢按）。针上提时速度宜快，用力宜重；针下插时速度宜慢，用力宜轻。

特点：针刺得气后，重插轻提为补法，重提轻插为泻法。

开阖补泻法

开阖法是针出之时所采取的补泻手法。《素问·刺志论》载："夫实者，气入也；虚者，气出也。气实者，热也；气虚者，寒也。入实者，右手开针空（孔）也，入虚者，左手闭针空也。"此即出针时是否按闭针空，其徐出针而快按其针空者谓之补，快出针而慢按其孔者谓之泻。

补法：出针后迅速揉按针孔。

泻法：出针时摇大针孔，出针后不按针孔。

特点：以出针后，是否按压针孔为基准的一种补泻方法。

呼吸补泻法

呼吸补泻法是在针刺时嘱患者辅助呼吸施以补泻的方法。遵循古训，将呼气时进、吸气时出针称为补法，吸气时进针、呼气时出针称为泻法。呼吸法的运用，可避免针刺疼痛，加强针刺作用，利用呼吸之气辅以补泻。

补法：令患者鼻吸口呼，在呼气时进针、行针；吸气时出针。

开阖补泻法

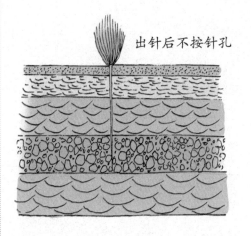

出针后不按针孔

泻法：出针时摇大针孔，出针后不按针孔。

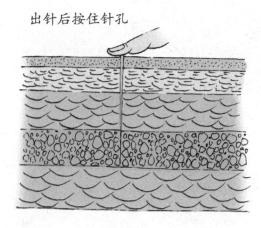

出针后按住针孔

补法：出针后迅速揉按针孔。

呼吸补泻法：补法（呼进吸出为补）

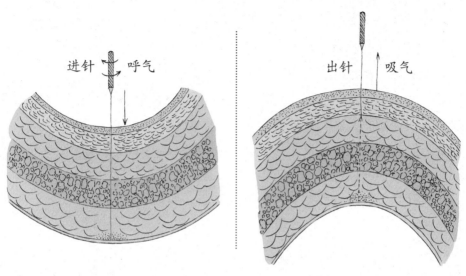

进针　呼气　　　　　　出针　吸气

令患者鼻吸口呼，在呼气时进针、行针；吸气时出针。

呼吸补泻法：泻法（吸进呼出为泻）

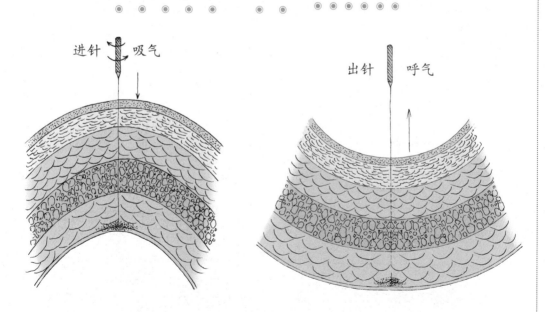

进针　吸气　　　　　　出针　呼气

令患者口吸鼻呼，在吸气时进针、行针；呼气时出针。

泻法：令患者口吸鼻呼，在吸气时进针、行针；呼气时出针。

特点：以进针、行针、出针之时，结合患者的呼吸为基准的一种补泻方法。

捻转补泻法

捻转补泻法是针刺的一种基本手法，其针的运动方向为左右旋转，左者为旋，右者为转。捻转是针具达到一定层次后，由拇指、食指和中指左右来回旋转捻动，使针尖部分在180°～360°活动。

补法：针刺得气后，在针下得气处小幅度捻转，拇指向前左转时用力重，指力沉重向下；拇指向后右转还原时用力轻，反复操作。

泻法：针刺得气后，在针下得气处小幅度捻转，拇指向后右转时用力重，指力浮起向上；拇指向前左转还原时用力轻，反复操作。

要点：针刺得气后，拇指左转用力为补法，拇指右转用力为泻法。

迎随补泻法

《灵枢·九针十二原》载："其来不可逢，其往不可追，……往者为逆，来者为顺，明知逆顺，正行无问，迎而夺之，恶后无虚，追而济之，恶后无实；迎之随之，以意和之，针道毕矣。"《难经·七十二难》载："迎随者，知荣卫之流行，经脉之往来也。随其逆顺而取之，故曰迎随（逆顺）。"

捻转补泻法

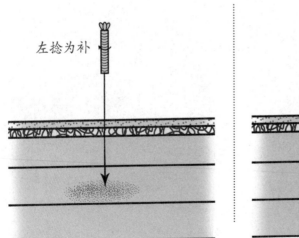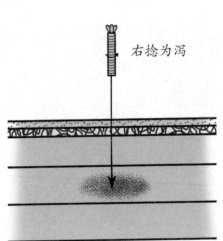

左捻为补　　　　　　　　　右捻为泻

令患者鼻吸口呼，在呼气时进针、行针；吸气时出针。

阴阳补泻法

阴阳补泻法是根据阴阳生理、病理进行调理阴阳功能的一种古老的补泻方法。《灵枢·根结》载："用针之要，在于知调阴与阳，调阴与阳，精气乃充，合神与气，使神内藏。"阴阳补泻法的治疗原则如下。

1.《灵枢·阴阳清浊》篇载："刺阴者，深而留之；刺阳者，浅而疾之。"其意为，凡属阴证应予深刺激，属阳证应予浅刺激。阴病治阴、阳病治阳如图所示。

2.《素问·阴阳应象大论》载："善用针者，从阴引阳，从阳引阴，以右治左，以左治右，以我知彼，以表知里，以观过与不及之理，见微得过，用之不殆。"其意为，如病症为阴盛阳虚，出现先寒后热的症状，或患者喜食热饮，小便清长，腹痛，舌苔润滑，脉无力且有低热，则应采用先补阴后泻阳的方法。

3.《素问·阴阳应象大论》载："审其阴阳，以别柔刚，阳病治阴，阴病治阳，定其血气，各守其乡。"此为一种诊病求源的治疗方法，以辨病源属阴还是属阳，以治病必求其本。在阴阳变化中经常会出现为阴病而阳证，这是由于阴虚不能潜阳而出现阳亢的症状，也有由阳虚而导致阴盛的病症。此时应阳病阴治或阴病阳治。

毫针辨别阴阳病症的治疗法则：有形之病为阳，无形之病为阴。皮、肉、筋、骨（为阳）无病，而五脏（为阴）有病，则表明阴受伤而阳无病，应先治疗五脏疾

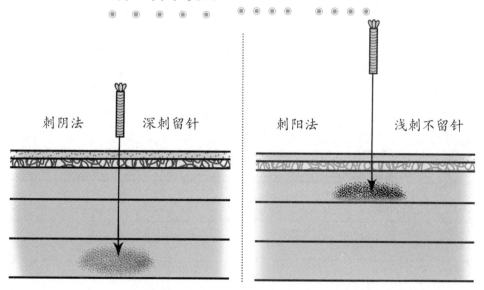

阴阳补泻法（阴病治阴、阳病治阳）

刺阴法　　深刺留针　　　　刺阳法　　浅刺不留针

凡属阴证，应予深刺激，凡属阳证，应予浅刺激。

阴阳补泻法（从阴引阳，从阳引阴）

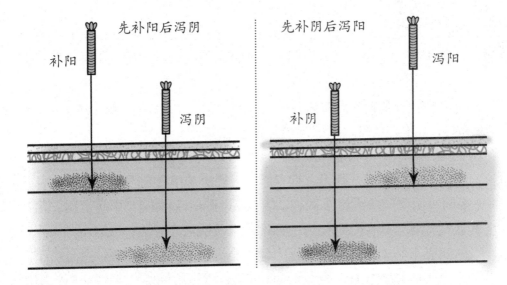

先补阳后泻阴

补阳

泻阴

先补阴后泻阳

泻阳

补阴

"从阴引阳，从阳引阴"是在阴阳一盛一虚的状态下使用的阴阳调和法。

阴阳补泻法（阴病治阳、阳病治阴）

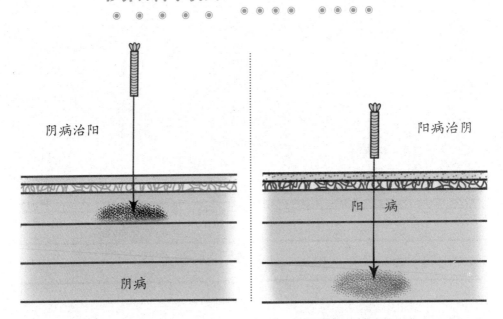

阴病治阳

阳病治阴

阳　病

阴病

如病症为阴盛阳虚，出现先寒后热的症状，或患者喜食热饮，小便清长，腹痛，舌苔润滑，脉无力且有低热，则应采用先补阴后泻阳的方法。

病，不要攻其皮、肉、筋、骨。如果皮、肉、筋、骨有病，而五脏无病者，则表明为阴无病而阳受伤，应先治疗其皮、肉、筋、骨，不要攻其五脏。

三刺补泻法

三刺补泻法为古老的补泻方法之一，是一种将皮内、皮下、分肉间分为浅、中、深三个层次的刺法。后世据此提出天、地、人分层刺法，以及与紧慢提插相结合的刺法，并在此基础上创立了"烧山火""透天凉"等复式补泻手法。《灵枢·官针》载："所谓三刺，则谷气出者，先浅刺绝皮，以出阳邪，再刺则阴邪出者，少益甚绝皮，致肌肉，未入分肉间也，已入分肉之间，则谷气出，故'刺法'曰：始刺浅之，以逐邪气，而来血气，后刺深之，以致阴气之邪，最后刺极深之，以下谷气，此之谓也。"

三刺补泻法主要是采用深浅不同的针刺治疗方法，浅刺为刺到皮下层，可驱除侵入阳分的邪气，再刺入肌肉层的阴分，能放出阴邪，而来血气，深刺入肌肉间，则会出现谷气，谷气已至则表明达到了补泻的目的。

三刺补泻法

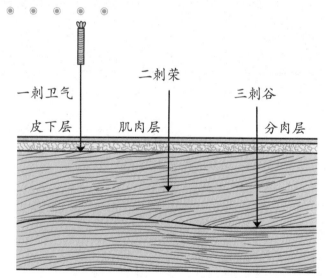

一刺卫气　　　　　二刺荣　　　　　三刺谷

皮下层　　　　肌肉层　　　　　分肉层

浅刺为刺到皮下层，可驱除侵入阳分的邪气，再刺入肌肉层的阴分，能放出阴邪，而来血气，深刺入肌肉间，则会出现谷气，谷气已至则表明达到了补泻的目的。

营卫补泻法

《灵枢·官针》载："脉之所居深不见者，刺之微内针而久留之，以致其空脉气也，脉浅者勿刺，按绝其脉乃刺之，无令精出，独出其邪气耳。"

在《灵枢·本脏》中有关于营气与卫气的相关记载："其清者为营，浊者为卫，营在脉中，卫在脉外，营周不休，五十而复大会，阴阳相贯，如环无端。"《灵枢·营卫生会》载："营气属阴，运行于内，卫气属阳，运行于外，两者又复交会而阴阳相贯。"

营卫补泻法是以出血和不出血为刺针标准，未曾有"得气"的要求。刺营出血属于现代的放血疗法，是治疗热证及血瘀所引起的某些疼痛症的有效方法。刺卫对表证如感受风寒及疾病的预防有良好的作用，与现代的浅针法、梅花针法、埋针法等类似。

营卫补泻法（刺营出血）

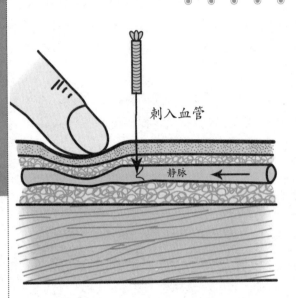

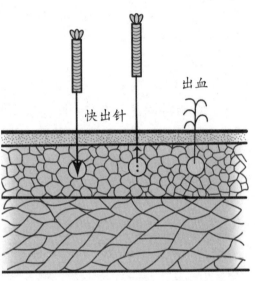

营卫补泻法（刺卫出气）

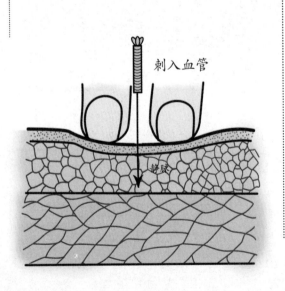

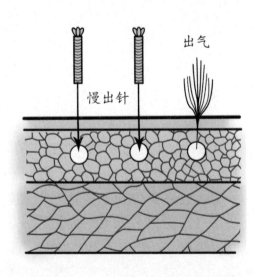

九六补泻法

九六补泻法，是依据《周易》论，以1、3、5、7、9为阳数、奇数，以2、4、6、8、10为阴数、偶数。选其中九、六两数为基础。应用中以挖转、提插的九、六数或九、六的倍数作为补或泻的刺激量，同时还与针刺深浅天、人、地部相结合所构成的补泻法，即为九六补泻法。在九六补泻法中，首先必须掌握九六的阴阳属性和九六初、少老之分。"六"为阴属泻，"九"为阳属补，两数交替使用即形成补泻。九六之数具体又分初九、少九、老九和初六、少六、老六。见表如下。

"九六"补泻法

⦿　⦿　⦿　　⦿　⦿　⦿

	初	少	老
阳数	9	3×7=27 7×7=49	9×9=81
阴数	6	3×6=18 6×6=36	8×8=64

从历史资料来看，较早应用手法操作者当数《金针赋》，书中的"烧山火""透天凉""阳中引阴""阴中引阳""子午捣臼""进气之诀""留气之诀""抽添之诀"都有"六九"的操作方法。如"由九阳，而三进三退，用六阴而三出三入，左捻九而右捻六"等，李梴在此基础上又有所发挥，在《医学入门》中，他记述了成套的"六六三十六数"及"九九八十一数"的操作方法，如："凡言九者，即子阳也；言六者，即午阴也。但九六数有多少不同，补泻提插皆然。言初九数者，即一九也，然亦不止一九便了。但行至一九少停，又行一九，少停又行一九，三次共三九二十七数或四九三十六数。言少阳数者，七七四十九数，亦每次七数略停。老阳数者，九九八十一数，每次二十七次少停，共行三次。言初阴数者，即一六也，然亦不止于一六便了，但行至一六少停，又行一六，少停又行一六，三次共三六十八数。言少阴数者，六六三十六数，每次一十八数少停，共行2次。言老阴数者，八八六十四数，每次八数略停"。或云："子后宜九数补阳，午后宜六数补阴。阴日刺阳经，多用六数补阴；阳日刺阴经，多用九数补阳，此正重也。但见热证即泻，冷证即补，舍天时

以从人之病者，权也，活法也。"九为阳奇，宜用于补；六为阴偶，宜用于泻。本法虽本于数术，而实出自天文。

《灵枢·卫气行》载："岁有十二月，日有十二辰，子午为经，卯酉为纬。"所以子后则阳升，午后则阴降。阳升者则顺热助阳之气，阴降者则顺热助阴之气。而阴日刺阳经，为阴中求阳。阳日刺阴经，为阳中求阴，故阴阳可分而不可离，可同而不可混。

"九六"补泻法

阴日刺阳经，多用六数补阴

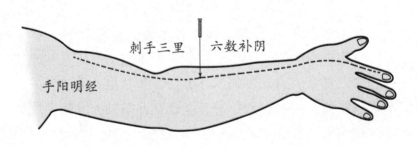

刺手三里　六数补阴

手阳明经

阳日刺阴经，多用九数补阳

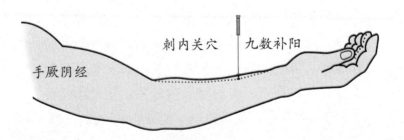

刺内关穴　九数补阳

手厥阴经

第 ② 节

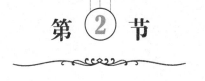

中医视频课

复式补泻手法

复式补泻手法是在单式补泻手法的基础上发展而来的，为了便于控制针感，提高疗效，许多从事针灸医疗的工作者，在长期总结经验的基础上，将几种单式手法组合成复式补泻手法。

早在《内经》中就记载有复式"补泻"的方法："徐疾补泻""开合阖泻""捻转补泻"的合用及切、转、迎、推、留一系列配合动作的操作手法。如"是故工之用针也，知气之所在，而守其门户，明于调气，补泻所在，徐疾之意。所取之处，泻必用方，切而转之，其气乃行，疾而徐出，邪气乃出。伸而迎之，摇大其穴，气出乃疾。补必用圆，外引其皮，令当其门，左引其枢，右推其肤，微旋而徐推之。必端以正，安以静，坚心无解，欲微留，气下而疾出之，推其皮，盖其外门，真气乃存，用针之要，无忘其神。"在此观点中提到"必用其圆"，"圆"在《素问·八正神明论》中的意思是行和移，也就是针时其气必行，因此宜采用小角度捻转慢进针，当针至要求深度后，留针待气行，气下行达到圆的要求后，将皮肤压紧，快速出针。

刺虚则实乃热

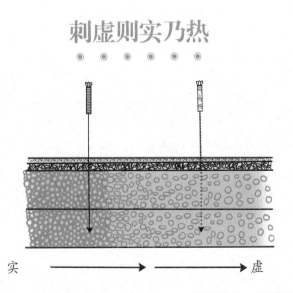

实 ⟶ ⟶ 虚

《灵枢》复式补泻法

泻法

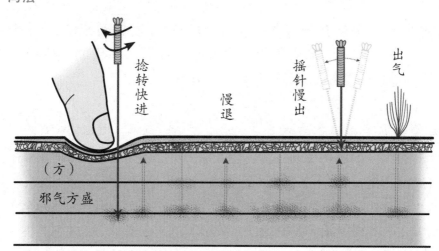

捻转快进　慢退　摇针慢出　出气

（方）

邪气方盛

补法

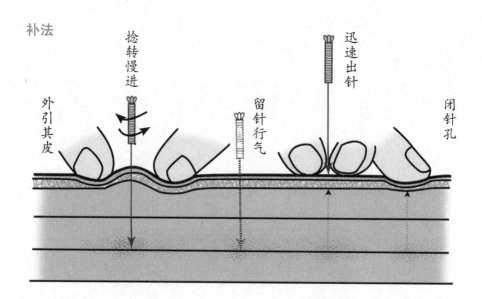

捻转慢进　迅速出针

外引其皮　留针行气　闭针孔

《素问》复式补泻法

泻法

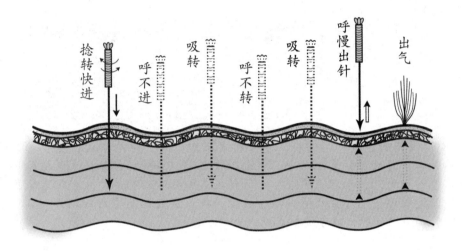

捻转快进　呼不进　吸转　呼不转　吸转　呼慢出针　出气

补法

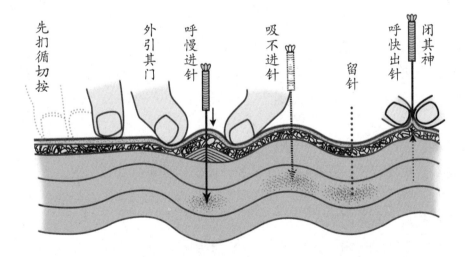

先扪循切按　外引其门　呼慢进针　吸不进针　留针　呼快出针　闭其神

《针灸指南》热补法

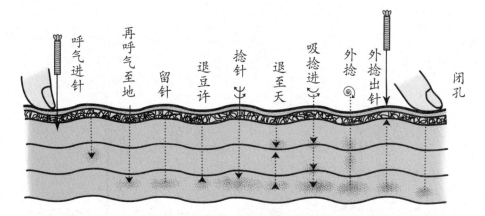

呼气进针　再呼气至地　留针　退豆许　捻针　退至天　吸捻进　外捻　外捻出针　闭孔

《针经指南》载："补冷，先令患者咳嗽一声，得入腠理，复令患者吹气一口，随吹下针至六七分，渐进肝肾之部，停针。徐徐良久复退针一豆许，乃捻针，问患者觉热否？然后针至三四分及心肺部，又令患者吸气内针，捻针使气下行至病所。却外捻针，使气上行，直达所针之穴一二寸，乃吸而外捻，针出以手速按其穴，此为补。"

烧山火法

烧山火法源于《素问·针解论》："刺虚则实之者，针下热也，气实乃热也。"

此法是由提插、徐疾、九六、开阖4种基本手法中的补法在天、地、人三部组合而成。呼气时将针刺入腧穴应刺深度的上1/3（天部），得气后将针重插轻提9次；再将针刺入中1/3（人部），得气后重插轻提9次；然后将针刺入下1/3（地部），得气后重插轻提9次；之后将针提至上1/3（天部），称为1度。如此反复操作3度，针下产生温热感，吸气时即将针体轻快地拔出皮肤，并疾按针孔。

特点：由徐疾法、提插法、呼吸和开阖法四种单式补法组成，为针刺补法的综合应用。操作分浅、中、深三层（又称天、人、地三部），先浅后深，三进一退，重插轻提，行九阳数。

烧山火手法具有温阳散寒的作用，一般多用于元阳不足、沉寒痼冷、腹部冷痛、四肢厥冷、阳痿早泄之证。

《金针赋》烧山火法

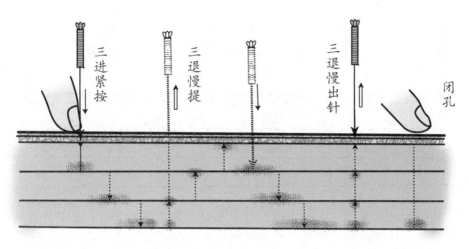

三进紧按　三退慢提　三退慢出针　闭孔

《金针赋》载："一曰烧山火，治顽麻冷痹，先浅后深，用九阳而三进三退，慢提紧按，热至，紧闭，插针，除寒之准。"

《针灸问对》烧山火法

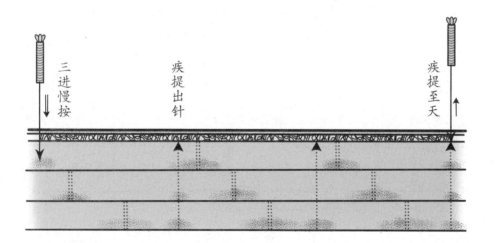

三进慢按　疾提出针　疾提至天

《针灸问对》载："烧山火，针入先浅后深，约入五分，用九阳三进三退慢提紧按，热至紧闭针穴，方可提出针。令天气入，地气出，寒可除矣。"……"一退三飞，飞，进也，如此三次为三退九进，则为九矣。其法：一次疾提至天，三次慢按至地，故曰疾提慢按。"

《医学入门》烧山火法

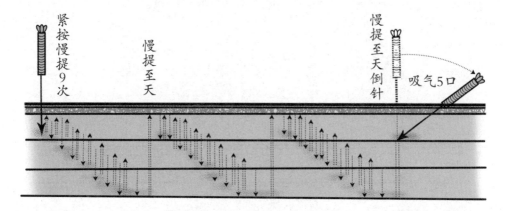

紧按慢提9次　　慢提至天　　慢提至天倒针　　吸气5口

《医学入门》载："一切冷证，先浅入针，而后渐深入针，俱补老阳数，气行针下紧满，其身觉热，带补慢提急按老阳数，或三九二十七数，即用通法，扳倒针头，令患人吸气五口，使气上行，阳回阴退，名曰进气法，又曰烧山火。"

《针灸大成》烧山火法

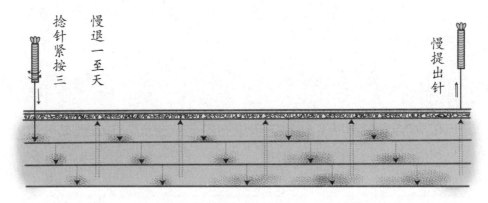

捻针紧按三　慢退一至天　　慢提出针

《针灸大成》载："烧山火，能除寒，三进一退热涌涌，鼻吸气一口，呵五口。烧山火能除寒，一退三飞病自安，始是五分终一寸，三番出入慢提看。凡用针之时，须捻运入五分之中，行九阳之数，其一寸者，即先浅后深也。若得气，便行运针之道。运者，男左女右，渐渐运入一寸之内，三出三入，慢提紧按，若觉针尖沉紧，其插针之时，热气复生，冷气自除，未效，依前再施也。"

透天凉法

透天凉法是与烧山火相对应的一种复式补泻手法，也是由提插、徐疾、九六、开阖4种手法在天、人、地三部组合而成。即先将针插入地部，用紧提慢按法提插6次，接着把针提至人部，用前法提插6次，然后把针提至天部，按上述方法提插6次，再之后把针插至地部，此为一个完整过程，如此反复进行3次，直至患者自觉寒凉为止，当然出针不用闭其针孔。透天凉手法可使人体穴位温度下降。与烧山火相比，其难度更大，奏效也不容易。

要点：由徐疾法、提插法、呼吸和开阖法四种单式泻法组成，为针刺泻法的综合应用。

操作分深、中、浅三层（又称地、人、天三部），先深后浅，一进三退，重提轻插，行六阴数。

透天凉法的目的为清热泻火，多用于火热有余之证，如高热、烦热、郁热症候。

《金针赋》透天凉法

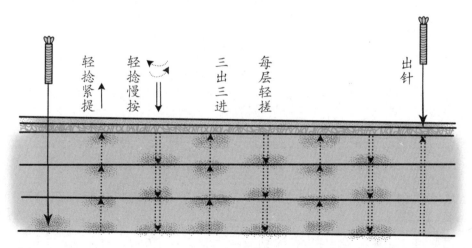

轻捻紧提　轻捻慢按　三出三进　每层轻搓　出针

《金针赋》载："二曰透天凉，治肌热骨蒸，先深后浅，用六阴而三出三入，紧提慢按，寒至徐徐举针，退热之可凭，皆细细搓之，去病准绳。"

《针灸指南》生成息数凉泻法

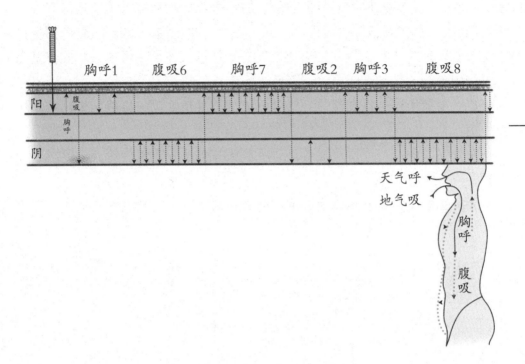

胸呼1　　腹吸6　　　胸呼7　　腹吸2　胸呼3　　腹吸8

阳

腹吸

胸呼

阴

天气呼
地气吸

胸呼

腹吸

《针灸问对》透天凉法一

一进入地　二提至关　疾按　慢提　　胸呼1　　腹吸6　　　胸呼7　　腹吸2　胸呼3　　腹

《针灸问对》载："一飞二退，如此三次，为三进六退，即六阴数也。其法：一次疾插入地，二次慢提至天，故曰疾按慢提，随提，令患人地气入，天气出，谨按脏腑生成息数，病自退矣。"

跟着视频学针灸技法

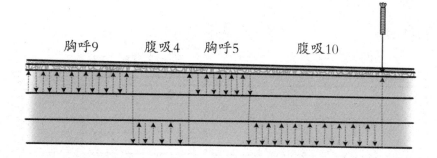

胸呼9　　　腹吸4　胸呼5　　　腹吸10

《针灸指南》载："夫热病者，治之以寒也何如？须其寒者，先刺入阳之分，候得气，推内而阴之分，复令患者地气入而天气出，谨按生成之息数足，其患者自觉清凉矣。当热泻之时，使气至病，更用生成之息数，令患者鼻中出气，口中吸气，按所病脏腑之数，自觉清凉矣。"

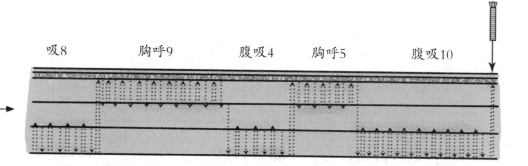

吸8　　　　胸呼9　　　　　腹吸4　　　胸呼5　　　　腹吸10

《针灸问对》透天凉法二

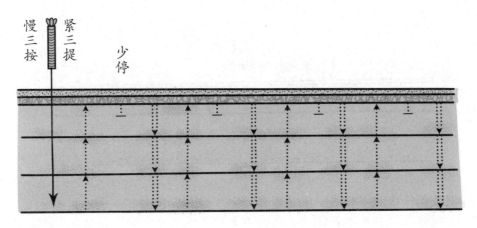

紧三提　慢三按　少停

《针灸问对》载："三进三退，则成六矣，六阴者，补也。"

《针灸问对》透天凉法三

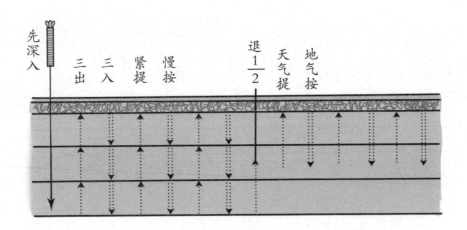

先深入　三出　三入　紧提　慢按　退$\frac{1}{2}$　天气提　地气按

《针灸问对》载："先深而后浅，约入一寸，用六阴三出三入，紧提慢按，寒至，徐徐退出五分，令地气入，天气出，热可退也。"

《针灸大成》透天凉法

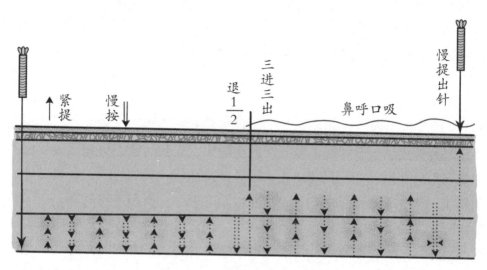

《针灸大成》载："'透天凉'，能除热，三退一进冷冰冰，口吸气一口，鼻出五口。凡用针时，进一寸内行六阴之数，其五分者，即先深后浅，若得气，便退而伸之，退至五分之中，三入三出，紧提慢按，针头觉紧，徐徐举之，则凉气生，热病自除，如不效，依前法再施。"

《医学入门》透天凉法

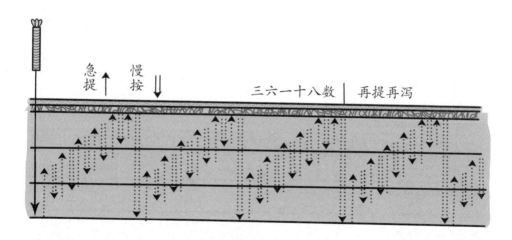

《医学入门》载："治风疾壅盛，卒中喉风，颠狂，疟疾单热，一切热证，先深入针，而渐浅退针，俱泻少阴数，得气觉凉，带泻急提慢按初六数，或三六一十八数，再泻再提，即用通法，徐徐提之，病除乃止，名曰'透天凉'。"

阳中隐阴法

阳中隐阴是一种补泻兼施的复式补泻手法，由烧山火、透天凉等复式手法组合而成。《金针赋》载："阳中隐阴，先寒后热，自浅而深，以九六之法，则先补后泻也。"所谓先寒后热，浅而深，是针入五分之中，行九阳之数，如果感觉热至，便进针一寸之处，行六阴之数。此为阳行阴道之理，故而先补后泻。本法主治先寒后热、虚中夹实之证。

阴中隐阳法

阴中隐阳是与阳中隐阴相对应的一种复式补泻手法，由透天凉、烧山火等复式手法组合而成。《金针赋》载："阴中隐阳，先热后寒，自深而浅，以九六之方，则先泻后补也。补者直须热至，泻者务待寒侵。犹如搓线，慢慢转针，法在浅则用浅，法在深则用深，二者不可兼而紊之也。"所谓先热后寒，自深而浅，是针入一寸之处行六阴之数，如感觉寒至，便进针五分之中，行九阳之数，此为阴行阳道之理，故而先泻后补。本法主治先热后寒，实中夹虚之证。

无论是阳中隐阴，还是阴中隐阳，其特点是在不同的天、人、地层次上施以九六之法，所以要注意针尖所在的位置，深浅适当，不得紊乱。

《金针赋》阳中隐阴法

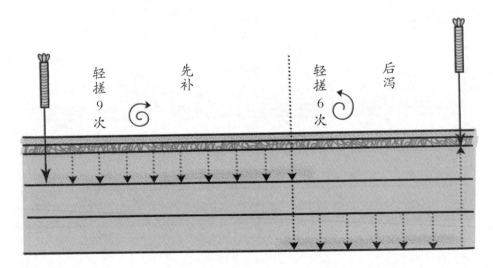

《金针赋》载："阳中隐阴，先寒后热，浅而深，以九六之法，则先补后泻也。……补者须热至，泻者务待寒侵，犹如搓线，慢慢转针，法浅则用浅，法深则用深，二者不可兼而紊之也。"

《医学入门》阳中隐阴法

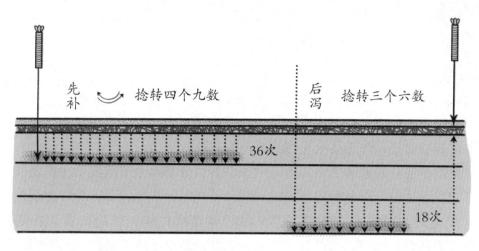

先补 捻转四个九数 后泻 捻转三个六数

36次

18次

《医学入门》载："治疟疾先寒后热，一切上盛下虚等证，先浅入针，行四九三十六数，气行觉热，深入行三六十八数。"

《金针赋》阴中隐阳法

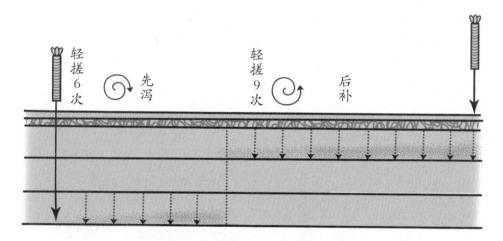

轻搓6次 先泻 轻搓9次 后补

《金针赋》载："阴中隐阳，先热后寒，自深而浅，以九六之方，则先泻后补也。补者直须热至，泻者务待寒侵，犹如搓线，慢慢转针，法在浅则浅，法在深则深，二者不可兼而紊之也。"

四象法

四象法由青龙摆尾、白虎摇头、苍龟探穴、赤凤迎源四组复式补泻手法组成。青龙属东方震位，白虎属西方兑位，苍龟属北方坎位，赤凤属南方离位，是谓四象。四象法是一种飞经走气的复式补泻手法。

青龙摆尾法：四象法之一，由九六法、拨法等基本手法组成。《针灸问对》载："青龙摆尾行气，龙为阳属之故，故行针之时，提至天部，持针摇而按之，如推船舵之缓，每穴左右各摇五息，如青龙摆尾之状，兼用按者，按则行卫也。"《金针赋》载："一曰青龙摆尾，如扶船舵，不进不退，一左一右，慢慢拨动。"此手法关键在拨，按青龙之象，当拨三个九阳之数。本手法以行气为主，兼以补虚，主要用于关节痹痛的壅滞之证。

白虎摇头法：四象法之二，是由呼吸法、提插法、九六法、摇法等基本手法组合而成的复式手法。《金针赋》载："二曰虎摇头，似手摇铃，退方进圆，兼之左右，摇而振之。"大凡行针之时，开其上气，闭其下气，气必上行。开其下气，闭其上气，气必下行。所用之法，用手指按压，欲气上行，则按针空之下；欲气下行，则按针空之上。少待则气自然流动。向前进则左转，向后退则右转。本法应用关键在摇，按白虎之象，当摇四个六阴之数。以行荣为主，兼以泻实，主要用于高热神昏、痉挛抽搐的邪实之证。

《金针赋》青龙摆尾法

"青龙摆尾法"又称"苍龙摆尾法"，源于《金针赋》："青龙摆尾，如扶船舵，不进不退，一左一右，慢慢拨动。"

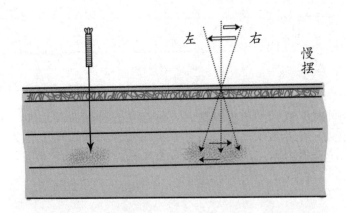

《针灸问对》青龙摆尾法

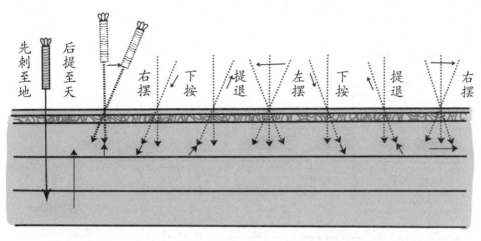

《针灸问对》载："行针之时，提针至天部，持针摇而按之，如推船舵之缓。每穴左右各摇五息，如龙摆尾之状，兼用按者，按则行卫也。"

《金针赋》白虎摇头法

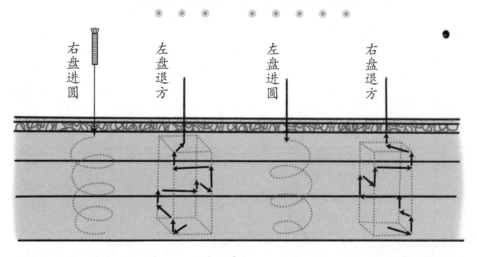

《金针赋》载："白虎摇头，似手摇铃，退方进圆，兼之左右，摇而振之。"

《针灸问对》白虎摇头法一

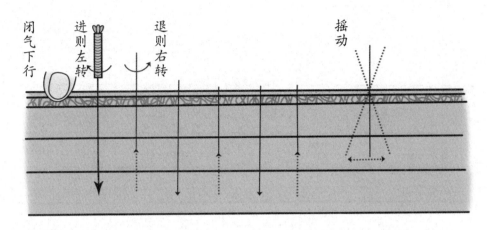

《针灸问对》载："行针之时，开其上气，闭其下气，气必上行……进则左转，退则右转，然后摇动是也。"

《针灸问对》白虎摇头法二

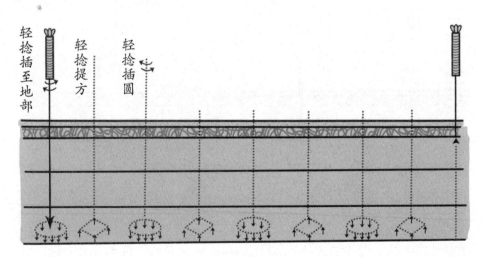

《针灸问对》载："白虎摇头行血……行针之时，插行地部，持针提而动之，如摇铃之状，每穴每施五息，退方进圆，非出入也，即大指进前往后，左右略转，提针而动之，似虎摇头之状，兼行提者，提则行荣也。"

《医学入门》白虎摇头法

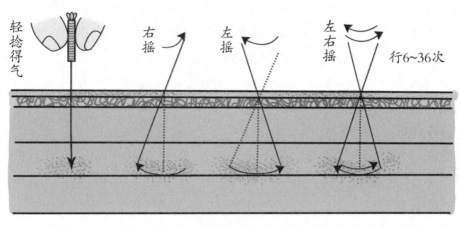

《医学入门》载："以两指扶起针尾，以肉内针头轻转，如下水船中之橹，振摆六数，或三六十八数，如欲气先行，按之在后；欲气后行，按之在前。"

苍龟探穴法：四象法之三，是由提插法、捻转法等基本手法组成的复式补泻手法。《金针赋》载："苍龟探穴，如入土之龟，一退三进，钻剔四方。"大凡用针，用三进一退之法将针插入地部，盘提剔钻，如龟入土之后钻剔之状，缓缓进之，上下左右相探。本法以行经脉为主，主要用于经络闭塞不通之证。

《金针赋》苍龟探穴法

《金针赋》载："如入土之象，一退三进，钻剔四方。"又云："得气之时，将针似龟入土之状缓缓进之，上下左右探之。上下，出内也；左右，捻针也。"

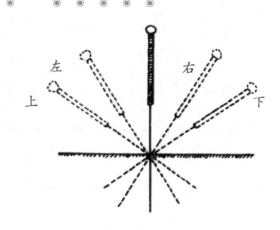

赤凤迎源法：四象法之四，是由提插法、呼吸法、捻转法、疾徐法等基本手法组成的一种复式补泻手法。《金针赋》载："赤凤迎源，展翅之仪。入针至地，提针至天。候针自摇，复进其源。上下左右，四围飞旋。病在上吸而退之，病在下呼而进之。"大凡下针之时，将针入天插地，又重新提至天部，候气入地部，动摇其针，再推至人部，持住针头，左盘按而捣刺，如同凤凰冲风摆翼之状。本法以行经络为主，主要治疗闭塞疼痛之证。

四象之法各有所长，其中龙补虎泻、凤补龟泻，主要针对关节，具有飞经走气之功用，故形成一套复杂的组合手法。

苍龙摆尾歌

苍龙摆尾气交流，气血夺来遍体周。

任君体有千般症，一插须教疾病休。

赤凤摇头歌

下水船中一舵游，犹台赤凤上摇头。

迎随顺逆须明辨，休得劳心苦外求。

《金针赋》赤凤迎源法

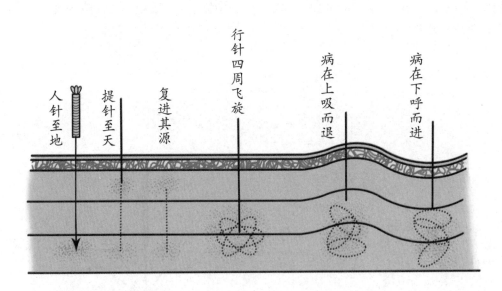

《金针赋》载："赤凤迎源，展翅之仪，入针至地，提针至天，候针自摇，复进其源，上下左右，四围飞旋，病在上吸而退之，病在下呼而进之。"

《针灸问对》赤凤迎源法

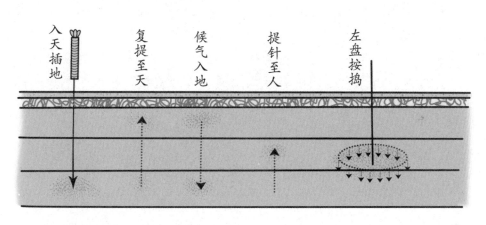

入天插地　复提至天　候气入地　提针至人　左盘按捣

《针灸问对》载："下针之时，入天插地，复提至天，候气入地，针必动摇，又复推至人部，针头左盘按而捣之，如凤冲翼之状。"

《医学入门》赤凤迎源法

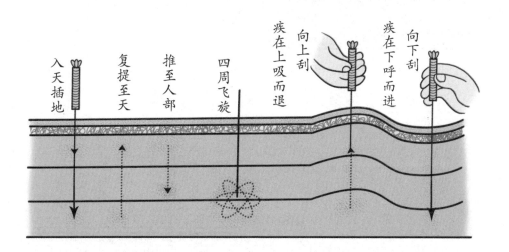

入天插地　复提至天　推至人部　四周飞旋　疾在上吸而退　向上刮　疾在下呼而进　向下刮

《医学入门》载："以两指扶起针，插入地部，复提天部，候针自摇，复进人部，上下左右四周飞旋，如展翅之状。病在上，吸而退之；病在下，呼而进之。又将大指爪从针尾刮至针腰，此刮法也，能移痛，可散积年风，午后又从腰刮至针尾。"又云："病在上刮向上，病在下刮向下，有痉挛者，频刮切。"

龙虎交战法

龙虎交战法是由捻转法、九六法组合而成的一种复式补泻手法。《金针赋》载："亦可龙虎交战；左捻九而右捻六，是亦住痛之针。"所谓龙为青龙，属阳，故用阳九之数。所谓虎为白虎，属阴，故用阴六之数。大凡用针之时，先行左捻为龙，用阳九数，后行右捻为虎，用阴六数。先龙后虎而交战进行。有歌云："青龙左转九阳宫，白虎右旋六阴通。返复玄机随法取，消息阴阳九六中。"本手法具有阳中隐阴，阴中隐阳，进退阴阳之功，可治疗各种痛症。

《金针赋》龙虎交战法

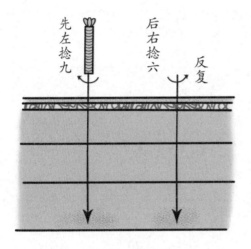

先左捻九　后右捻六　反复

《金针赋》载："龙虎交战，左捻九而右捻六，是亦住痛之针。"

《针灸问对》龙虎交战法一

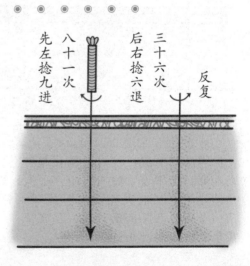

先左捻九进　八十一次　后右捻六退　三十六次　反复

《针灸问对》载："下针之时，先行龙而左转，可施九阳数足；后行虎而右转，又施六阴数足，乃龙尾虎头以补泻，此是阴中引阳，阳中引阴，乃反复其道也。"

《针灸问对》龙虎交战法二

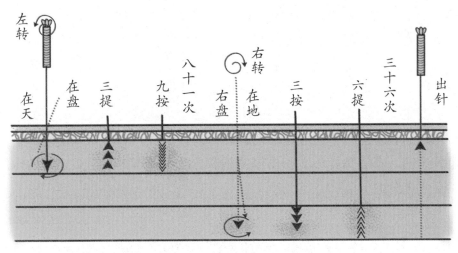

《针灸问对》载："先于天部施青龙摆尾，左盘右转，按而添之，亦宜三提九按，令九阳数足；后于地部行白虎摇头，右盘左转，提而抽之，亦宜三按六提，令六阴数足；首龙尾虎而转之，此乃阴阳升降之理，住痛移痛之法也。"

《针灸大成》龙虎交战法

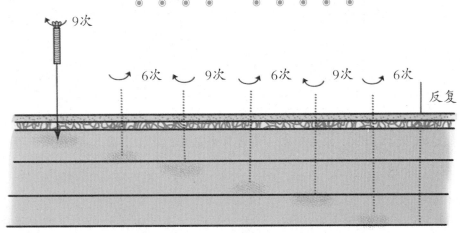

《针灸大成》载："龙虎交战手法，三部俱一补一泻。龙虎交争战，虎龙左右施，阴阳互相隐，九六住痛时。凡用针时，先行左龙则左捻，凡得九数，阳奇零也。却行右虎则右捻，凡得六数，阴偶对也，乃先龙后虎而战之，以得气补之，故阳中隐阴，阴中隐阳，左捻九而右捻六，是亦住痛之针，乃得反复之道，号曰龙虎交战，以得邪尽，方知其所，此乃进退阴阳也。青龙左转九阳宫，白虎右旋六阴通，返复玄机随法取，消息阴阳九六中。"

子午捣臼法

子午捣臼法是由提插法、捻转法、九六法、徐疾法等基本手法组合而成的一种复式补泻手法。《金针赋》载："子午捣臼，水蛊膈气，落穴之后，调气均匀，针行上下，九入六出，左右转之，十遭自平。"大凡下针之后，持针者调气均匀，令患者呼吸平稳，用提插使针上下，九阳之数者入，六阴之数者出，左右捻转。谚语"针转千遭，其病自消"说的就是此手法。

子午捣臼法不论进还是退，都在不停地进行着捻转操作，就如"左右转之不已"。主要是由于组织摩擦产生的阻力使针不可能直捣针感层，必须带有一定的捻转动作，捻转不但便于进针还可使针感保持连续性，如"调气均匀"与捻转是有一定关系的。本法是一种缓和操作的刺激方法，具有导引阴阳之气的作用，主治蛊膈膨胀之肿症。

《金针赋》子午捣臼法

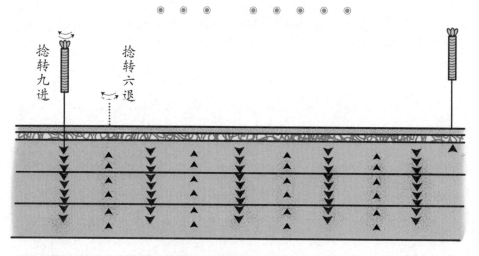

《金针赋》载："子午捣臼，水蛊隔气，落穴之后，调气均匀，针行上下，九入六出，左右转之，千遭自平。"

龙虎升降法

龙虎升降法又叫龙虎升腾法，是由捻转法、提插法、九六法等基本手法组成的一种复式补泻手法。《针灸问对》载："龙虎升腾，先于天部持针左盘按之一回，右盘按之一回。用中指将针腰插之，如拨弩机（弩机是指用机关发射箭的弓，多数是用中指扣动扳机将箭射出）之状，如此九次，像青龙纯阳之体。却推针至地部，右盘提之一回，左盘提之后一回。用中指将针腰插（插并非进的意思，其意为用中指使劲扳动针体，如扣动弩机一样）之，如此六次，像白虎纯阴之体，按之在后，使气在前。按之在前，使气在后。若气血凝滞不行，两手各持其针行之。"有歌云："龙虎升腾捻玄法，气行上下合交迁。"本手法具有飞经走气之功能，主治气血郁滞、关节痹阻之证。

《针灸问对》龙虎升腾法

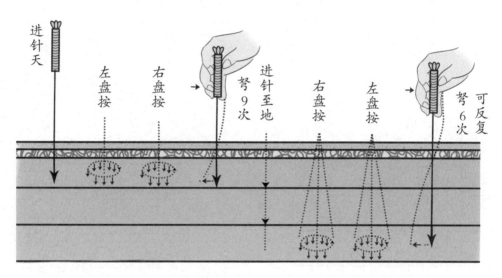

《针灸问对》载："龙虎升腾，先于天部持针，左盘提之一回，右盘提之一回，用中指将针腰插之，如拔弩机之状，如此九次，像青龙纯阳之体。却推针至地部，右盘提之一回，左盘提之后一回，用中指将针腰插之，如此六次，像白虎纯阴之体。"

进气法

进气法又叫运气法，是由提插法、九六法、呼吸法三种基本手法组合而成。《针灸问对》载："进气法，针入天部，行九阳之数，气至，速卧倒针，候其气行，令患者吸气5～7口，其针气上行，此乃进针之法也。"本法能泻，其特点是先直后卧，主治疼痛之证。

进气法、运气法

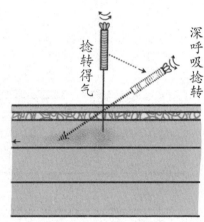

《金针赋》载："进气之诀，腰背肘膝痛，浑身走注痛，刺九分，行九补，卧针五七吸，待气上下。"

《针灸大成》载："运气法，能泻，先直后卧，运气用纯阴，来气便倒针，令人吸五口，疼痛病除根。"凡针之时，先行纯阴之数，若觉针下气满，便倒其针，令患者吸气五口，使针力至病所，此乃运气法，可治疼痛之病。

纳气法

《针灸大成》载："中气法，能除积，先直后卧，泻之。凡用针之时，先行运气之法，或阴或阳，便卧其针，向外至疼痛处，立起其针，不与内气回也。中气须知运气同，一般造化两般功。"《针灸聚英》载："纳气还与进气同，一般造化两般功，手中用气丁宁死，妙理玄玄在手中。"此手法可发挥穴位的浅深两种作用，增加了刺激强度和刺激量，能起到镇痛作用。

留气法

留气法始见于《金针赋》载："留气之诀，痃癖症瘕，刺七分，用纯阳，然后乃直插针，气来深刺，提针再停。"其手法要点为伸九提六。古时专门用留气法来治疗痃癖症瘕。痃、癖、症、瘕是指腹内有肿块的疾病，如卵巢囊肿、子宫

104

纳气法

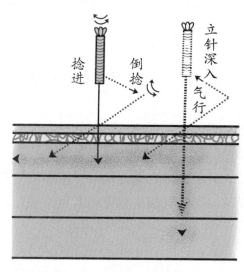

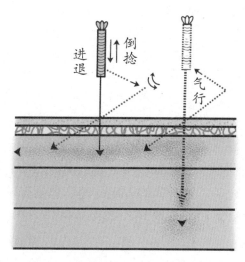

《金针赋》载："运气走到疼痛之所，以纳气之法扶针直插，复下纳气，使气不回。"

《针灸问对》载："纳气法，下针之时，先行进退之数，得气卧倒针，候气前行，催气到于病所，便立起针，复向下纳，使气不回。"

留气法

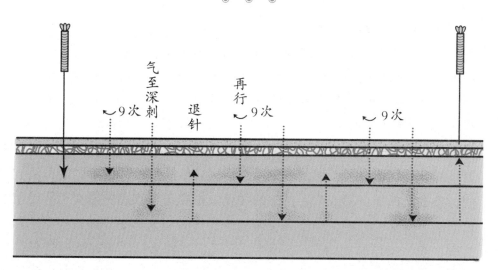

《金针赋》载："留气之诀，痃癖症痕，刺七分，用纯阳，然后乃直插针，气来深刺，提针再停。"

肌瘤、脾肿大、肝硬化、腹腔内肿瘤及癌症等。操作方法为：先浅刺得气，得气后随之深刺至肿块内或肿块的表面，再将针提至浅部，再得气，再深刺，反复进行多次。其用意是将浅层所得之气送入肿块内，这是石泉和汪机的思想方法，后人多效其法。

通关交经

通关交经是由青龙摆尾、赤凤迎源、白虎摇头三种手法组成的一种复式手法。《针灸大成》载："先用苍龙来摆尾，后用赤凤以摇头。再行上下八指法，关节宣通气自流。"大凡用针之时，先用苍龙摆尾，后用赤凤迎源、白虎摇头，将气运至关节之中，然后施以补泻手法，使气通过关节而相交。本手法补泻得理，宣通气血，具有通关交经之功，可治关节痹阻气血之证。凡需要针感传导通过关节处时，均可用此法。本操作法在取穴时运用五脏相生相克的五行关系，取病脏相生及相克经穴。

操作手法：第一步，以快速刺针法将针刺入皮下，达到第一针感层后，用"苍龙摆尾"的操作方法使针感扩散范围直径达10厘米以上，然后再深刺至第二、三针感层，行"赤凤迎源""白虎摇头"法，让针感扩散范围直径达10厘米以上。第二步，在针感不过关节的情况下，可采用激发和诱发的各种操作手法，使针感通过关节。针感达到病所之后，施以补泻手法。补法：可行针保持传导针感10秒钟左右，留针一刻钟至半个小时。泻法：可行针保持传导感30秒钟，留针10分钟左右。将针退至皮下，等针感消失后即可出针。

膈角交经

膈角交经是在五行生克制化理论的基础上发展而成的一种复式补泻手法。《针灸大成》载："膈角交经，相克相生。""膈角要相生，水火在君能，有症直在取，无病手中行。仰卧须停隐，法得气调匀。飞经疗入角，便是一提金。"大凡用针之时，欲得气而产生相生相克的功效，要么是先泻而后补，要么是先补而后泻，根据病症的虚实，寒热，使邪气自然泻去，真气顺势补生。本手法具有相生相克之功，可治亢害不足之证。

操作手法：第一步，以快速进针法将针尖刺入皮下，运用捻转慢进针法将针进至要求的针感层，寻找针感的敏感区，根据其敏感程度采用不同的方法调整针感，使针感逐渐加强。第二步，针感的强度应根据脏器疾病的虚实和所使用的经络穴位而定。相生用补法：刺激宜缓而轻，操作时间为1~3分钟；相克用泻法：刺激宜缓而重，操作时间为3~15分钟。第三步，如果针感不向病所传导，可采用深呼吸、针向、阻断、循、按压等使针感传导的激发、诱发的方法使针感传向病所。第四步，针感达到病所后，使其保持5~10分钟，如能保持较长的时间

通关交经

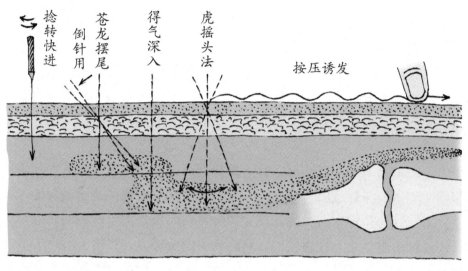

《针灸大成》载："先用苍龙来摆尾，后用赤凤以摇头。再行上下八指法，关节宣通气自流。"

膈角交经

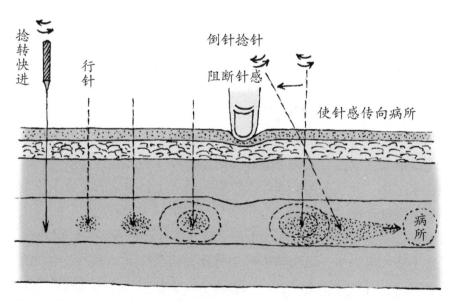

《针灸大成》载："膈角交经，相克相生。""膈角要相生，水火在君能，有症直在取，无病手中行。仰卧须停隐，法得气调匀。飞经疗入角，便是一提金。"

则更好。达到要求后，泻法不留针，即可出针；补法留针15分钟左右，再退至皮下，待针感消失后出针。

关节交经

关节交经是气至关节而施用中气之法的一种复式补泻手法。《针灸大成》载："关节交经，气至关节。立起针来，施中气法。"大凡下针之时，运气达至关节处，立起针而施用中气之法，纳气交经。此亦"关节交经莫大功，必令气走纳经中。手法运之三五度，须知其气自然通"。本法疏通关节，调和营卫，能治关节诸类病症。凡治疗关节深部病症时，要求针感传入关节内部，应选择易传入关节的穴位。

操作手法：第一步，以快速进针法将针进至皮下，如果为关节局部的穴位，可用深刺法刺达最深针感层，寻找传入关节内的针感敏感区，等出现传入关节内的针感后，行针30秒钟左右，留针15～30分钟。如果是关节外转的穴位，则要采用捻转快进针法进至第一针感层，寻到感觉层的敏感区，将针尖斜向关节方向，使用"苍龙摆尾"或"赤凤迎源"，及阻断、循按、切循等方法，激发或诱发针感传入关节内，行针15～30秒钟。将针进至第二、三针感层，再使用操作方法，使针感扩散范围直径达15厘米，留针30分钟左右。第二步，留针后将针退至皮下，待针感消失后即可出针。如果刺关节部位的穴位，可在出针后在关节处用手掌按摩几分钟，使针尖刺痛感减轻直至消失。

五脏交经

《针灸大成》载："五脏交经须气溢，候他气血散宣时，苍龙摆尾东西拨，定穴五行君记之。凡下针时，气行至溢，须要候气血宣散，乃施苍龙左右拨之可也。五行定穴分经络，如船解缆自通享，必在针尖分造化，须交气血自纵横。"五脏交经为五脏五行所属及经穴五行所属的配合提出的经气所交。五脏五行属性为：心属火，肺属金，肝属木，脾属土，肾属水。五输的属性：阳经的井穴为木，荥穴为火，输穴为木，经穴为金，合穴为水；阴经的井穴为金，荥穴为水，输穴为木，经穴为火，合穴为土。如肺属金，肺气实则取本经或肾经的合穴水，为金能生水之由；肺气虚则取本经或脾经的输穴土，为土能生金之故，实则为母子补泻法。因此提出"五行定穴分经络"及"定穴五行君记之"的说法。本套操作法的取穴以有病内脏的五行所属配用五输穴，补其生者经穴，泻其所生经穴。

操作手法：第一步，以快速进针法将针尖刺至皮下，使用慢捻转进针，刺达要求的针感层，寻找针感敏感区；运用调整针感的方法，使针感扩散范围的直径达到15～20厘米；施行"苍龙摆尾"操作法，使针感沿经痛向病所，或运用其他激发和诱发针感传导法，促使针感传导。第二步，在针感传向或传至病所以后，

关节交经

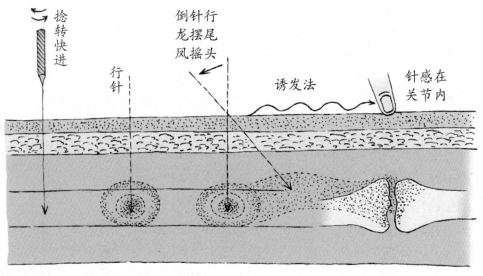

《针灸大成》载："关节交经，气至关节。立起针来，施中气法。"

标注文字：捻转快进　行针　倒针行龙摆尾凤摇头　诱发法　针感在关节内

关节局部深刺激交经法的应用实例

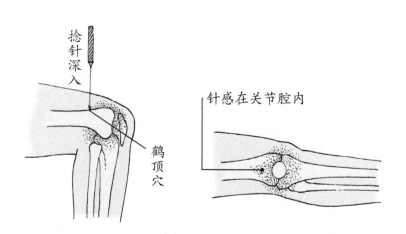

标注文字：捻针深入　鹤顶穴　针感在关节腔内

再行"苍龙摆尾"法，行针1分钟，留针10～15分钟，将针退至皮下，待针感基本消失后出针。

母子补泻法

《灵枢·本输》篇首次记载五输穴，每条经脉在肘膝关节以下选了五个重要穴位，并提出了与《经脉》篇不同的经脉流向。如"肺出于少商……为井木，溜于鱼际……为荥，注于太渊……为腧，行于经渠……为经………"《难经》以此为根据，提出了母子补泻法，即：将阴经井荥输经合五输以木火土金水为属性；将阳经以金水木火土为属性，用五行相生的顺序，与五脏五行所属相合，生者为母，所生者为子，排列成补母泻子的补泻方法。《难经·七十三难》提出补泻的要求："诸井者，木也，荥者，火也。火者木之子，当刺井者，以荥泻之。故经言补者不可以为泻，泻者不可以为补，此谓也。"

子午补泻法

子午补泻是由呼吸法、徐疾法、补泻法等手法组成的一种复式手法。《针灸大成》载："补则须弹针，爪甲切宜轻。泻时甚切忌，休交疾再侵。"大凡下针之时，先用口温针，次用左手压穴，在下针之处施手法，弹而弩之，抓而下之，扪而循之，通而取之，嘱患者咳嗽一声，用右手持针而刺，在春夏之季用二十四息，秋冬之季用三十六息。徐出徐入，气来同动脉之状。针下微紧，留待气至后，宜用捻转补泻之法。左转从子，能外行诸阳。右转从午，能内行诸阴。人身之阳气受于四末，阴气受于五脏，故为外阳内阴。左转从外以象天，右转从内以象地，中提从中以象人。本法能使阴阳内外之气出入上下，促进营卫流通。可治荣卫失调、阴阳气阻、寒热之证。

五脏交经法

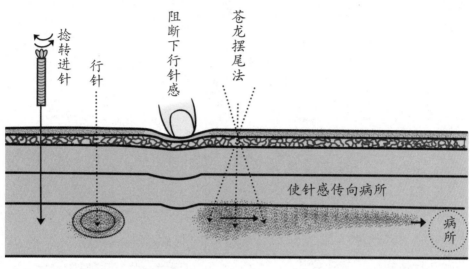

捻转进针　行针　阻断下行针感　苍龙摆尾法

使针感传向病所

病所

《针灸大成》载："五脏交经须气溢，候他气血散宣时，苍龙摆尾东西拨，定穴五行君记之。凡下针时，气行至溢，须要候气血宣散，乃施苍龙左右拨之可也。五行定穴分经络，如船解缆自通享，必在针尖分造化，须交气血自纵横。"

子午补泻法

子午补泻法，是建立在子午流注理论基础上的依时选穴进行针刺的补泻方法，即左转为顺转，从子位转向午位；右转为逆转，从午位退向子位。

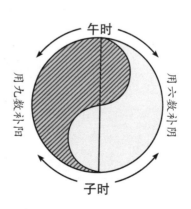

午时

用九数补阳

用六数补阴

子时

古时针刺法

第五章

古代针刺治病除了毫针手法之外，还有许多种针刺治疗方法。病症不同，采用的针刺方法也不同。此篇主要介绍古时常用的针刺法——十二刺法、五刺法。这两种针刺方法操作简便，行之有效。其常用的治疗方法已被现代针灸术所沿用。

第 ① 节

中医视频课

十二刺法

《灵枢·官针》："凡刺有十二节，以应十二经。"节，是节要的意思。由于刺法中有十二节要，所以能应合于十二经的病症，又称"十二节刺"。

偶刺

"偶刺者，以手直心若背，直痛所，一刺前，一刺后，以治心痹。刺此者，傍针之也。"此法以一手按前心，相当胸部募穴等处，一手按其后背，相当于相应的背俞处，当前后有压痛处进针。这种一前一后，阴阳对偶的针法，称为偶刺，又称"阴阳刺"。临床对脏腑病痛以胸腹部募穴和背俞穴相配同刺，即属本法。

临床应用：偶刺不仅可治疗心胸疾患，而且可治疗腹腔疾患，是治疗内脏疾病的常用配穴针刺法。如治疗肺病咳喘，可在前胸取募穴中府，后背取俞穴肺俞；治疗心病疼痛，可前取募穴巨阙，后取俞穴心俞；胃病呕吐，可前取募穴中脘，后取俞穴胃俞等。一前一后，对偶刺之。也可以不按俞募配穴法，在压痛点

偶刺

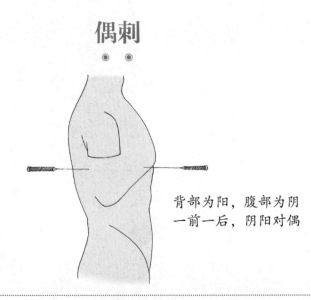

背部为阳，腹部为阴
一前一后，阴阳对偶

处或其他穴位上一刺前，一刺后，配偶针之。背为阳，腹为阴，取阴阳两经同时针刺，有调阴和阳，使之平秘的作用，故对阴阳、气血失调的内脏疾病疗效甚佳。

注意事项：偶刺主要在心胸前后及腹腔内外部位进行针刺，其深层是人体的重要脏器所藏之所，故进针宜斜宜浅，不宜直入深达，如刺入肺中就会引起气胸，刺入肝、脾会引起内出血，引起严重的并发症。故曰："傍针之也。"

报刺

"报刺者，刺痛无常处也。上下行者，直内无拔针，以左手随病所按之，乃出针复刺之也。"报，亦作"复"解，即出针后复刺的意思。此法是治游走性病痛的针刺方法，根据患者所报之处下针。施行手法后，询问患者针处是否痛止，另再在其他痛处下针。

临床应用：报刺法可广泛应用于多种有明显压痛点的疾患，如游走性疼痛、肩周炎、关节炎、胃痛、牙痛等，还可以用来处理滞针、催气、导气，方法是在滞针上下压痛处再刺一针，或用左手上下循按之。

附：这种刺法是用来治疗没有固定疼痛的病症。如果疼痛是上下窜走的，用针直刺而入，在留针的过程中用左手沿痛处上下按摩，然后出针再刺。"报"有"复"之意，因刺之而复刺，故称之为"报刺"。与临床中的间歇运针法有类似之处，不过报刺是出针后再刺，后者是在针刺过程中反复提插刺。此法临床中较常用，如"坐骨神经痛"等病均采用这种刺法，效果良好。

报刺

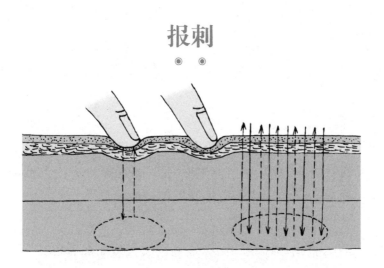

《灵枢·官针》说的："报刺者，刺痛无常处也，上下行者，直内无拔针，以左手随病所按之，乃出针复刺之也。"

恢刺

恢，有恢复其原来活动功能的意思，是十二刺法中的一种。如《灵枢·官针》载："恢刺者，直刺傍之，举之，前后恢筋急，以治筋痹也。"这种刺法，是专对筋肉拘急痹痛的部位四周针刺。先从傍刺入，得气后，令患者作关节功能活动，不断更换针刺方向，以疏通经气、舒缓筋急。用于治疗筋痹（即肌肉痉挛、疼痛等）。刺法是将针直刺在病痛的肌肉一侧，并上下前后左右摇动针体，以促使肌肉弛缓。

齐刺

"齐刺者，直入一，傍入二，以治寒气小深者。或曰三刺，三刺者，治痹气小深者也。"这种针法是正中先刺一针，并于两旁各刺一针，三针齐用，故名齐刺。这种刺法与恢刺相反，恢刺为一穴多刺，或称多向刺；齐刺为三针集合，故又称三刺。治疗病变范围较小而部位较深的痹痛等症。

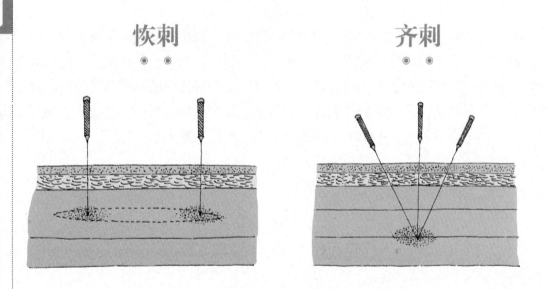

恢刺　　　　　齐刺

直刺

"直针刺者，引皮乃刺之，以治寒气之浅也。"先挟持捏起穴位处的皮肤，然后将针沿皮下刺之。"直"是"直对病所"的意思。近代多称作沿皮刺或横刺。这种刺法，进针较浅，治疗浅表络脉等部位的病症。

输刺

"输刺者，直入直出，稀发针而深之，以治气盛而热者也。"这种刺法，是垂直刺入较深处候气，得气后慢慢将针退出，乃从阴引阳，输泻热邪的一种手法，以治气盛而热的病症。输指输通，直入直出，以泻病邪，故称输刺。

直刺

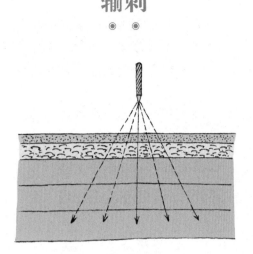

输刺

扬刺

"扬刺者，正内一，傍内（纳）四而浮之，以治寒气之博大者也。"是在穴位正中先刺一针，然后在上下左右各浅刺一针，刺的部位较为分散，故称为扬刺。本法适宜治疗寒气浅而面积较大的痹证。近代梅花针叩刺法，即为扬刺法的演变。

扬刺

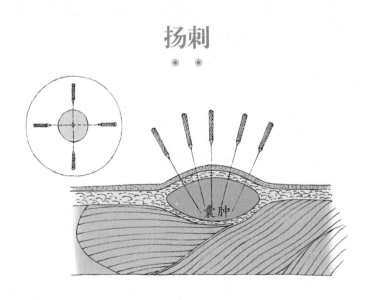

囊肿

短刺

"短刺者，刺骨痹稍摇而深之，致针骨所，以上下摩骨也。"其法是慢慢进针，稍摇动其针而深入，在近骨之处将针上下轻轻捻转。短是接近的意思，故称短刺。治骨痹等深部病痛。

浮刺

"浮刺者，傍入而浮之，以治肌急而寒者也。"此是斜针浅刺的一种方法，故名浮刺。浅刺勿深以治肌肉寒急。近代应用皮内针法，就是本法的演变。浮刺和毛刺、杨刺同属浅刺法，但是毛刺为少针而浅刺，扬刺是多针而浅刺，与本法均有所不同。

傍针刺

"傍针刺者，直刺、傍刺各一，以治留痹久居者也。"这种刺法，多应用于压痛比较明显，而且固定不移，久久不愈的痹证。是先直刺一针，再在近旁斜向加刺一针。由于正傍配合而刺，所以称"傍针刺"。

浮刺

◉ ◉

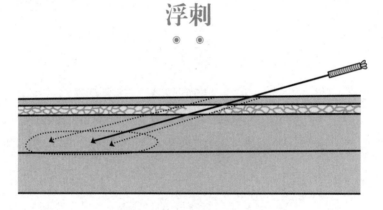

傍针刺

◉ ◉ ◉

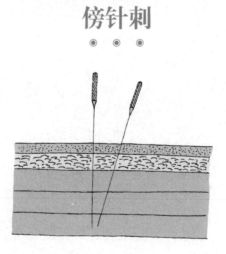

阴刺

"阴刺者，左右率刺之，以治寒厥，中寒厥，足踝后少阴也。"阴刺是左右两侧穴位同用的刺法。

赞刺

　　"赞刺者，直入直出，数发针而浅之出血，是谓治痈肿也。"赞是赞助其消散的意思，故称赞刺。直入直出，刺入浅而出针快，是边续分散浅刺出血的刺法，用治痈肿、丹毒等症。

赞刺

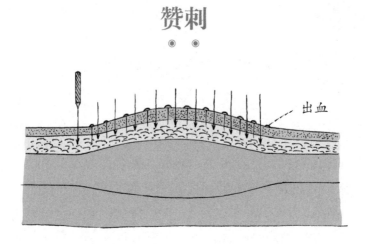

出血

内经中的十二针刺法		
十二针刺	针刺方法	主治
偶刺	前后配刺（一刺前胸腹，一刺后背，直对病所）	心痹
报刺	刺而再刺（刺后不即拔针，以左手按病痛处，再刺）	痛无常处
恢刺	多向刺（刺筋旁，或向前，向后，以恢筋急）	筋痹
齐刺	三针同用（正入一针，傍入二针）	寒痹小深者
扬刺	五针同用（正入一针，傍入四针）	寒痹广大者
直刺	沿皮刺（提起皮肤乃刺入）	寒痹之浅者
输刺	提插深刺（直入直出，慢退针而深入针）	气盛而热者
短刺	近骨刺（稍摇而深入）	骨痹
浮刺	肌肉斜刺（傍入其针而浮之）	肌急而寒
阴刺	左右同用（左右同时并刺）	寒厥
傍针刺	两针同用（正入一针，傍入一针）	留痹久居者
赞刺	多针浅刺出血（直入直出，多针而浅，出血）	痈肿

中医视频课

五刺法

五刺法是《内经》刺法中的一类，包括半刺、豹文刺、关刺、合谷刺和输刺等5种刺法。

《灵枢·官针》："凡刺有五，以应五藏。"《素问集注·官针》载："五脏之气外合于皮脉肉筋骨，五脏在中，故取之外合而应于五脏也。"这种从五脏与五体（皮、脉、肉、筋、骨）的对应关系出发而创立的5种刺法，也被称为五脏刺。研究"五刺法"的内容可以发现，根据疾病的脏腑辨证结果，选择与相应脏腑对应的深浅不同的组织结构部位（皮、脉、肉、筋、骨）针刺是"五刺法"的核心内容。正如《素问·刺要论》载："病有浮沉，刺有浅深，各至其理，无过其道。"

尽管影响针刺疗效的因素很多，如患者的体质、年龄、性别以及腧穴所在的部位、季节时令等等，但是无可否认针刺作用于不同的组织结构也是影响针刺疗效的重要因素。《内经》"五刺法"就是从五脏相对应的五体客观上存在着深浅部位不同着眼，深入分析了针刺皮、脉、肉、筋、骨等不同部位的组织结构，可以影响与之相对的不同脏腑。换句话说，当不同的脏腑受病时则应选择不同部位的组织结构针刺。

半刺

五刺法的一种。即刺入很浅，并很快拔针，不伤肌肉，如拔毛状。这是古代应用于治肺病的一种针法。《答郭预书》载："别驾旧与刺史别乘，同流宣王化于万里者，其任居刺史之半。"《灵枢·官针》载："半刺者，浅内而急发针，无针伤肉，如拔毛状，以取皮气，此肺之应也。"

豹文刺

五刺法的一种。即在患病部位的前后左右多处刺破小血管，排出瘀血。这是治疗心病所采用的一种古代针法。

《灵枢·官针》："豹文刺者，左右前后针之，中脉为故，以取经络之血者，此心之应也。"指于患部前后左右的血脉针刺出血的刺法。以其针时出血，

豹文刺

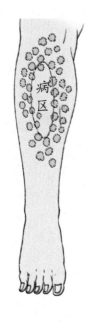

病区

合谷刺

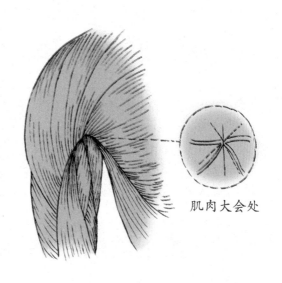

肌肉大会处

痕若豹纹，故名豹文刺。因心主血脉，故本法应心而用于治疗与心有关的血脉瘀阻等疾患。本法与九刺中的络刺、十二刺中的赞刺，都是刺络出血法。

关刺

关刺（渊刺、岂刺），五刺法中的一种。用于治疗筋。刺法是直接针在四肢关节周围筋肉的附着部，但应防止出血。这是应用于治疗肝病的一种古代针法。（《灵枢·官针》）

合谷刺

五刺之一。又称合刺。《灵枢·官针》："合谷刺，左右鸡足，针于分肉之间，以取肌痹，此脾之应也。"是指在患部肌肉针刺，斜刺进针后，退回浅部又分别向左右斜刺，形如鸡爪分叉。该法是一种加强刺激的方法，主要用于治疗与脾有关的肌肉痹症等疾患。此外，历代也有人将它解释为三针或四针同用。

输刺法

五刺法中的一种，指刺四肢部的井、荥、输、经、合等穴位和背部的脏俞穴。是十二刺的一种方法。用于治疗气盛而有热的病症。其方法是将针直入直出地进行深刺，取穴宜少。用于治疗骨痹，刺法是将针直入直出，深入至骨。它还是治疗肾病的一种古代针法。

第六章

其他针刺治疗手法

在较多的针刺方法中，除毫针外，还有许多对常见病症有特殊疗效的其他针刺方法，其针刺技术与操作手法也不尽相同。本篇主要介绍针灸师常用的且疗效较高的针刺术，如针（浅针）术、挑刺术、梅花针（七星针）术、刺络术、耳穴治疗术、芒针术、火针术等。

鍉针（浅针）术

针为古代九针的第三种针，《灵枢·九针》载："三曰针，取法于黍粟之锐，长三寸半，主按脉取气，令气出。"

鍉针的特点是：针尖不刺入人体内，只在皮肤上进行较长时间的刺激，没有强烈的针感，感觉像蚊虫叮咬，患者易接受，并适用于儿童及体质比较虚弱的患者，为一种优良的针刺方法。其缺点在于操作时间久，施术者容易疲劳，对疼痛、麻痹等疗效不及其他针法。

针具
针体长70毫米，直径为1.2毫米，针柄长50毫米（佛手式针柄以0.4毫米银线绕成），针尖钝而无锋芒。

刮法
以拇指或食指压在针尾上稍稍用力，力度以痛为度，然后进行旋转，将针体斜至与皮肤成50°～60°角，食指推针按顺时针方向或逆时针方向旋转，可旋10～100圈，在旋转时可以加刮法，称之为旋刮法，边旋边刮。

旋法
在穴位上用指甲掐出一个"十"字压痕，右手食指和中指将针柄尾端夹住，将针尖放在十字压痕上，拇指按在针尾上，针体与皮肤呈45°～70°角，拇指轻按针尾，力度以微痛为度，食指挟持针柄，中指在针柄上作刮柄操作，可由下向上刮，也可来回刮。刮的次数要根据患者病情及取穴而定，病程久则刮的次数多。取穴多则刮的次数少，最少者每穴刮9次，最多可刮100次。

摆法
将拇指压在针尾上，进行左右或前后均匀的摆动，摆动角度为70°～140°，摆动次数为10～100次。在摆时可以边摆边刮，称之为摆刮法。

刺激强度的掌握
在针刺初期，容易给患者带来疼痛，压力应稍轻，在刮10次、旋5周、摆10次后，其疼痛慢慢减轻，压力可随次数逐渐加大。敏感者应轻压，迟钝者可重

跟着视频学针灸技法

刮法

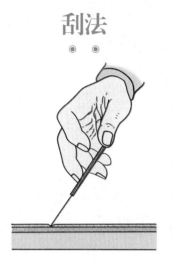

旋法

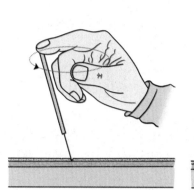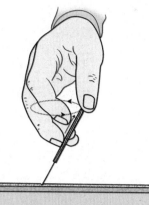

摆刮法

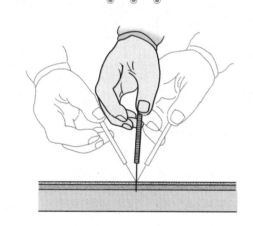

压。重压时如果摆刮次数达30次以上时，针尖可进入真皮层。

在浅针刺激后皮肤会出现圆形红晕，红晕消失的时间长短与刺激次数及患者的敏感程度有一定的关系，时间短的为30分钟，长的可达6小时，第二天可呈现明显的红点。

取穴方法

如肝癌、胃癌患者，一般在胸胁及背部取穴，或在此区多点刺激。治疗次数为每日1次或每日2次。

适用于证

肝癌、胃癌、肝硬化、过敏性鼻炎、荨麻疹、结膜炎、阳痿、肋间隐痛、消化不良、便秘、腹泻、腹胀、胃下垂、子宫脱垂、月经不调、闭经、梅核气、皮肤瘙痒症。

第 ② 节

中医视频课

挑刺术

挑刺术属于古代针法九变中的毛刺类，即刺激皮肤的一种方法。《灵枢·官针》篇记载："七曰毛刺，毛刺者，刺浮痹皮肤也。"

针具

挑刺针又称小儿针，属于古代九针中的"镵针"，长约45毫米，针柄长23毫米，针根部直径1毫米，由针根至针尖逐渐变细，针尖锐利。除此也可用10毫米长、直径为0.45毫米的毫针及绣花针代替。

操作方法

右手拇指和食指将针柄捏住，中指扶持针体的一侧。操作时针体与皮肤呈30°～60°角，快速将针尖压向皮肤，等压出凹陷时，快速将针尖挑起。如此在所挑的部位连续地挑刺，由于针尖将皮肤挑起时，会发出轻微的"啪啪"声，针感只有瞬间的刺痛。

挑刺补法：针体与皮肤成30°角，压针凹陷较浅，疼痛轻微，挑后不出血。

挑刺泻法：针体与皮肤成60°角，压针凹陷较深，疼痛明显，挑后针孔一般会出微量的血。

治疗次数：每日针刺1～2次，退热时可每日挑3次。

刺激部位

按经络分布挑刺法：在某条经络循行线上每隔5～10毫米挑1针，可连续挑1～3遍。

按穴位挑刺法：按常规取穴法在所取穴位皮肤上挑刺3～5针。

按病区挑刺法：可根据不同的病症，采取不同的挑刺线路和部位。

挑刺法应用病症

眼睛炎症（急慢性结膜炎，急性角膜炎），治疗方法用泻法，挑刺次序如图。

小儿退热，治疗方法用泻法，挑刺次序如图。

挑刺针及挑刺操作手法

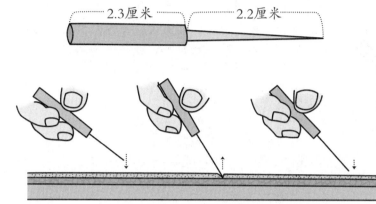

操作时针体与皮肤呈30°~60°角，快速将针尖压向皮肤，等压出凹陷时，快速将针尖挑起。

挑刺补泻法

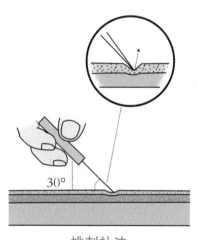

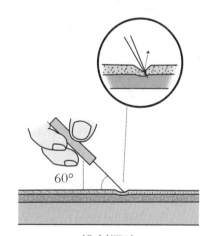

挑刺补法   挑刺泻法

　　小儿疳积及腹泻症：治疗方法用补法。疳积挑法为挑四缝穴。腹泻症挑法次序如图示。

　　急、慢性肝炎：挑刺法应采用补法。挑刺腰腹部的肝、胆、胃、脾经和背部的膀胱经。

　　月经不调、子宫功能性出血、遗尿：治疗方法用补法。挑刺腹部任脉及肾、肝、脾三经及腰骶部的膀胱经。

眼睛炎症挑刺手法

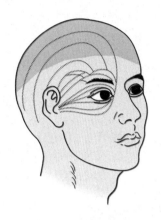

1.由印堂穴沿着督脉挑刺至大椎穴。
2.由睛明穴沿膀胱经挑刺至天柱穴。
3.由鱼腰穴经阳白穴、临泣穴、目窗穴挑至风池穴。
4.由瞳子沿胆经经过浮白穴、颅息穴至完骨穴。
5.由睛明穴沿眉下经太阳穴至听宫穴。
6.由睛明穴沿上睫毛至太阳穴。
7.由睛明穴沿下眼睑至太阳穴。
8.由睛明穴沿下睫毛线至太阳穴。
9.由太阳穴向后沿耳壳背面至翳风穴。
10.最后在耳尖穴连续挑刺5～10针。
每日挑1次，连挑2次，挑后可立即止痛，
急性炎症可消失。

小儿退热挑刺手法

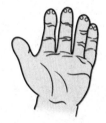 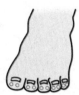 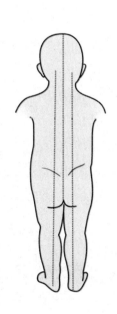

1.由印堂穴沿督脉挑刺至长强穴。
2.由天柱穴沿膀胱经内线挑刺经会阳穴、委中穴至至阴穴。
每条线连续挑刺1～3遍。
3.在手指、足趾端各挑2针，此方法也适用于成年人。

小儿疳积挑四缝法

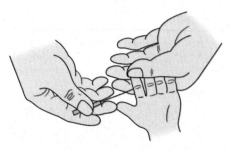

手掌上有人体全身的反应点，可以比作一棵大树，我们的手指就好比树干分出的枝杈，对应的就是树的树枝（手指），手指中部的四缝穴正好对应人体中部的脾胃消化系统，所以四缝穴对于治疗儿童消化系统疾病有立竿见影的效果。

小儿腹泻挑刺法

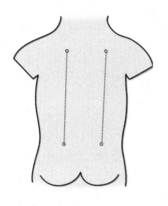 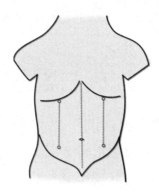

1. 由肺俞穴挑刺至胃俞穴。
2. 由附分穴挑刺至志室穴。
3. 由鸠尾穴挑刺至中极穴。
4. 由不容穴挑刺至大巨穴。
5. 由期门穴挑刺至腹结穴。
6. 在足三里穴连挑5针。

急、慢性肝炎

挑刺腰腹部的肝、胆、胃、脾经和背部的膀胱经。

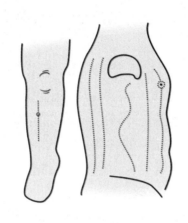 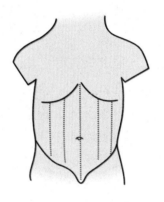

月经不调、子宫功能性出血、遗尿挑刺法

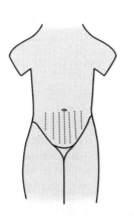 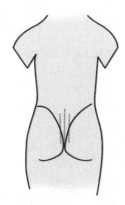

挑刺腹部任脉及肾、肝、脾三经及腰骶部的膀胱经。

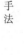

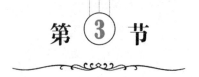

梅花针（七星针）术

梅花针是祖国针灸医学遗产的一部分，对于很多疾病具有独特的疗效。梅花针，即明、清时期的七星针，是用七条绣花针捆绑成束，夹在竹筷的顶端，用以敲击皮肤，其针迹七孔一组，状如七星又似梅花，因此取名梅花针。

梅花针术为丛针浅刺法，是集合多支短针浅刺人体一定部位和穴位的一种针刺方法，临床应用极为广泛。现在的梅花针为特制针形，使用较为方便。

针具

集束梅花针：用银丝将7根直径0.4～0.6毫米、长2厘米的合金针缠绕成束，安置在针头中。如要临时应用，也可将绣花针绑成束夹在筷子上，针尖锐而无芒，针柄多为无弹性的硬质柄。因为7根针尖距离较近，不易刺入表皮损伤毛细血管，刺后针迹只留有一组充血的红点点。

散点梅花针：将直径为0.4～0.6毫米、长5毫米的7根针分别装入针头的针盘内，中间1根周围6根，针间距离为2毫米左右，针锋锐利，针柄多为弹性柄，易于刺入皮肤刺破毛细血管，刺激后针迹处多有出血。

操作方法

压击法：以拇指和中指、无名指掌住针柄（硬柄），针柄末端靠在手掌后部，食指压在针柄上。压击时手腕活动，食指加压，刺激力度源于食指的压力。

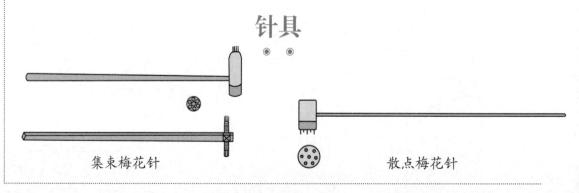

针具

集束梅花针   散点梅花针

敲击法：以拇指和食指捏在针柄（针柄须有弹性）的末端，上下颤动针头，利用针柄的弹性敲击皮肤，刺激的轻重应根据针头的重量和针柄的弹力而定，靠颤动的力量来控制。

操作方法

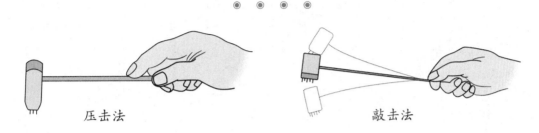

压击法　　　　　　　　　　　　敲击法

刺激部位

穴位刺法：在所取的穴位上进行刺激，每穴可连续敲击4～10次，多用压击慢刺法，每秒2次。

十四经皮部刺激法：根据治疗的需要，在经络分布区皮肤的全程或某段进行敲击，宽度以不超过经络分布区为限，速度为每秒钟4次。

病灶区刺激法：常用于皮肤病，如牛皮癣、皮肤色素病症、神经性皮炎等病症。在病灶区内采取重敲击法，可针针见血。

病症反射区刺激法：在病症反射区，如各种内脏疾病，可在胸腹部、背腰部及肢体上的反射区行由内至外、由密至疏的旋转敲击，敲击面积可超过反射区。

病症反射区刺激法

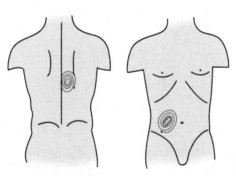

在胸腹部、背腰部及肢体上的反射区行由内至外、由密至疏的旋转敲击，敲击面积可超过反射区。

应用

消化不良：治疗方法用压击法。

慢性肝炎：治疗方法用压击法。

月经不调等证：治疗方法用压击法。

消化不良刺激法

在腹部由不容穴沿胃经至气冲穴；自日月穴沿脾经至府舍穴；自任脉的鸠尾穴至中极穴；在胃经及脾经之间为一条线；共敲击7条线，隔日一次，背腹部轮换刺激。

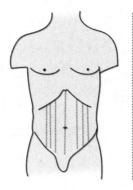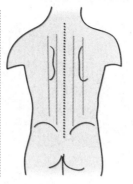

在背部由肺俞穴沿膀胱经敲击至肾俞穴，宽度由督脉至外侧线，上下平行敲击2条线，左右共4条线。

慢性肝炎刺激法

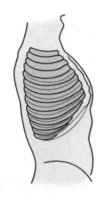

自胸椎4～11椎棘穴，用压击法沿每条肋骨向前方压刺至任脉，依次刺激。每隔1日刺1次，连续刺15次；休息15日后再进行治疗。

月经不调刺激法

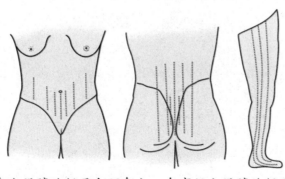

1.腰部：自三焦俞穴沿膀胱经至白环俞穴，自肓门穴沿膀胱经至秩边穴；自悬枢穴沿督脉至腰俞穴；自上至下，左右共7条线。

2.腹部：自水分穴沿任脉至曲骨穴；自中注穴沿肾经至横骨穴；自外陵穴沿胃经至气冲穴；自大横穴沿脾经至府舍穴；左右共7条线。

3.在下肢自阴廉穴沿肝经至大敦穴；自阴廉穴前1.5厘米沿肝经线前1.5厘米到厉兑穴；自阴廉穴后1.5厘米沿肝经线后1.5厘米至隐白穴；左右共6条线。每日或隔日1次，每次1组，连续治疗30日。

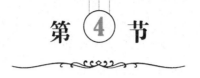

刺络术

针刺治病是一种安全、有效的疗法，但由于种种原因，有时也可能出现异常情况，如晕针、滞针、弯针等，必须立即进行有效处理。

刺络术是刺静脉放血的一种古老的刺针法。《内经》载："刺营者出血，刺卫者出气。"

《素问·三部九候论》载："必先去其血脉，而后调之，无问其病，以平为期。……经病者治其经，孙络病者，治其孙络血，血病身痛者治其络。其病者在奇邪，奇邪之脉，则缪刺留瘦不移，节而刺之。上实下虚，切而从之，索其结络脉，刺出其血，以见通之。"

有关刺络术治疗的记载还有很多，如《灵枢·四时气》篇载："小腹痛肿，不得小便，取太阳大络，厥阴小络结，而血者。"《灵枢·癫狂》篇载："癫疾始生，头重痛，视举目赤甚，作极已而顺心……取手太阳、太阴、阳明，血变而止。癫疾始作，而引口啼呼喘悸者，候之手阳明，太阳，左强攻右，右强攻左，血变而止。"《灵枢·热病》篇载："心疝暴痛，取足太阴、厥阴，尽刺去其血络。风痓，身反折，先取足太阳，中及血络出血。癃，取之阴及三毛上，及血络出血。男子如蛊，女子如怚，身体腰脊如解，不欲饮食，先取涌泉见血，视跗上盛者，尽见血也。"《灵枢·寒热病》载："肌寒热者，肌痛，毛发焦而唇槁腊，不得汗，取三阳下，以去其血者。……暴喑气鞕引，取扶突与舌本出血。"《素问·厥论》载："厥头痛，头脉痛，心悲善泣，视头动脉反盛者，刺尽去血。厥头痛，头痛甚，耳前后脉涌，有热，泻出血。"……以上所治疗的病症有热证、寒热证、癃肿、厥证等各种病证。针刺刺激部位有某一部位的动脉、静脉及静脉瓣，也有按经络循行部位刺其静脉，还有的是在某穴位处刺出血。刺络术在民间应用较广，以刺络出血治疗头痛、腓肠肌痉挛、痧症、发热、卒中等证，效果很好。

针具

三棱针：相当于古代九针中的锋针，型号有3种。

1号针，直径2毫米，长6厘米，针柄长3厘米，佛手式针柄（以0.3毫米银线缠成），尖长0.7厘米，呈锋利的三棱形。

2号针，直径1.5毫米，长6厘米，尖长0.5厘米，其他部分与1号针相同。

3号针直径0.1厘米，长6厘米，尖长0.4厘米，其他部分与1号针相同。

刀针：介于古时九针中的镵针及排针之间。针长6厘米，直径2毫米，柄长3厘米，用0.3毫米银线缠成佛手式针柄，针尖长1厘米，磨成扁形双锋，尖端为锋利的三棱椎形，可刺可割。

镵针：民间挑刺术中所采用的挑刺针，多为缝衣针。

操作方法

刺络脉法：刺静脉时，用左手拇指或食指压在所刺静脉的向心端，将使血管更加充盈，寻找静脉瓣的突起部位或较粗、较明显的部位，再在远心端用拇指或食指压住，轻轻将皮肤拉紧，防止血管滑动。右手拇指和食指、中指捏住针柄，针与拇指成90°，垂直对准所刺血管快速刺入，停针1～2秒钟后，快速出针，血随针而出，待血色变红后，可用棉球压迫针孔止血或等出血自止。可根据患者血管的粗细及需出血的量，来选用不同型号的三棱针。

刺络脉法

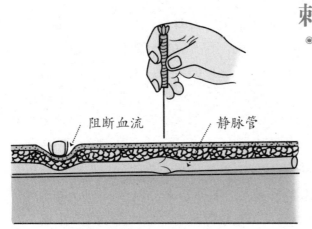

阻断血流　　静脉管

第一步

将静脉血管阻断，使血管更加充盈，寻找静脉瓣的突起部位或较粗、较明显的部位，再在远心端用拇指或食指压住，轻轻将皮肤拉紧，防止血管滑动。

第二步

右手拇指和食指、中指捏住针柄，针与拇指成90°，垂直对准所刺血管快速刺入，停针1～2秒钟。

停止2秒钟

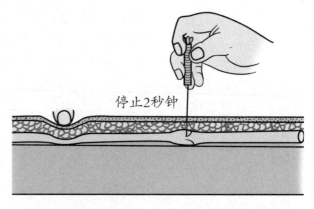

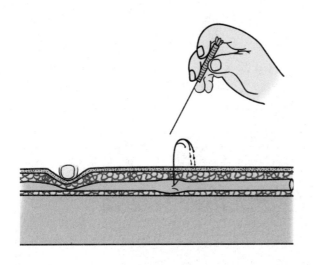

第三步

快速出针，血随针而出，待血色变红后，可用棉球压迫针孔止血或等出血自止。

　　刺血法：是刺静脉不明显的穴位或部位所采用的一种出血方法。需要刺激出血的穴位为刺激目标，血管并不为刺激对象。有两种刺激方法：其一，是将所刺穴位的皮肤用左手捏住上提。其二，在所刺穴位的两侧以左手食指和拇指压住，然后将两侧皮肤拉紧。

刺血法
● ● ●

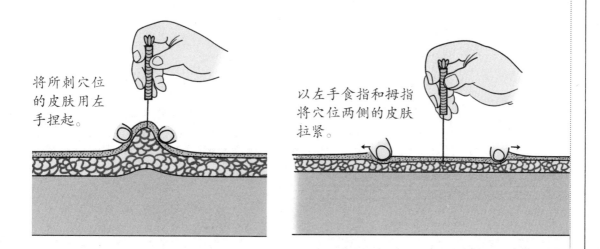

将所刺穴位的皮肤用左手捏起。

以左手食指和拇指将穴位两侧的皮肤拉紧。

　　深刺出血法：多用于肢体部位出现外伤血瘀的情况下，其操作方法为：在痛点的两侧，用左手食指和中指压紧，右手食指、拇指及中指将3号针柄捏住，针刺达疼痛层，停针3秒钟即可出针，并用火罐进行拔血。

深刺出血法

在痛点的两侧，用左手食指和中指压紧，右手食指、拇指及中指将3号针柄捏住，针刺达疼痛层，停针3秒钟即可出针，并用火罐进行拔血。

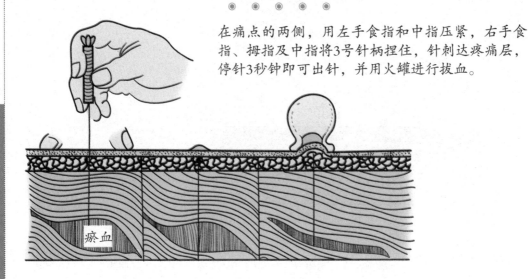

瘀血

割刺小静脉法：第一步：用左手拉紧需要割刺的皮肤，右手拇指和食指、中指捏住刀针柄，刺入皮下，将小静脉用针锋刺破。第二步：皮肤薄的部位可以割至皮下。第三步：也可沿小静脉血管刺割，待血流自行停止后或出一定量的血后用按压法止血。对于需要出血量较多而又没有较粗静脉的部位，多采用割刺法。

割刺小静脉法

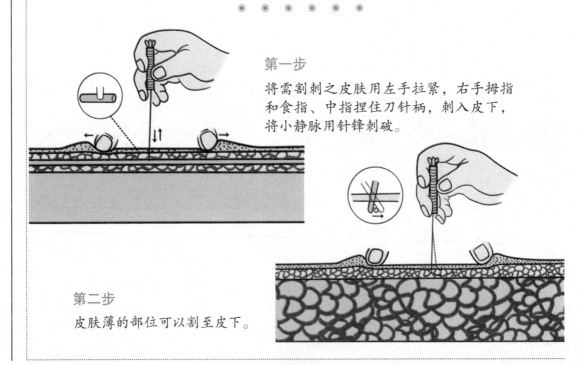

第一步

将需割刺之皮肤用左手拉紧，右手拇指和食指、中指捏住刀针柄，刺入皮下，将小静脉用针锋刺破。

第二步

皮肤薄的部位可以割至皮下。

第三步

可沿小静脉血管刺割，待血流自止后或出一定量的血后用按压法止血。对于需要出血量较多而又没有较粗静脉的部位，多采用割刺法。

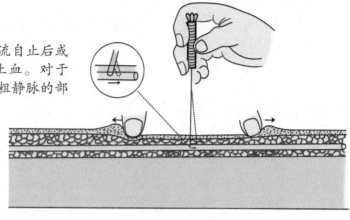

刺小动脉法：在所刺激动脉两端以左手食指和中指重压以阻断血流（如果动脉直径在2毫米以下，可压近心端，将血流阻断即可），右手拇指、食指和中指将镵针柄捏住，对准动脉位置快速刺入，即刻出针，达到出血量时，右手将棉球压针孔上30秒钟止血，然后左手慢慢减压放松。如出血不止，再按压针孔止血。

刺小动脉法

● ● ● ● ●

第一步

用左手食指及中指重压所刺激动脉两端以阻断血流。

第二步

掌握好出血量。

第三步

出血不止，再按压针孔止血。

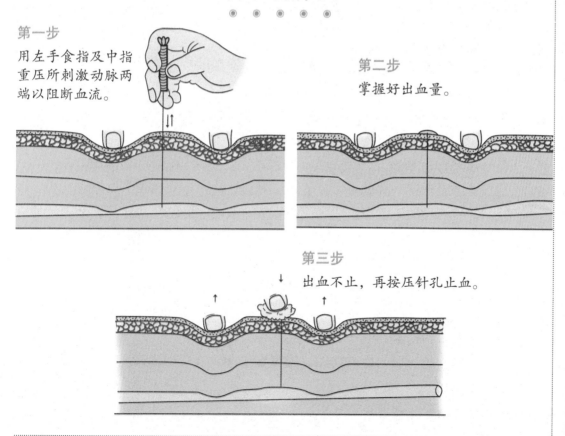

刺激部位

各部位的皮下静脉：如头部的颞区、耳区、颊区静脉，舌下静脉，腹区静脉，下肢内、外侧静脉，内静脉，足背区静脉，上肢内外侧静脉等。

浅层动脉：如颞动脉、耳壳后动脉、足背区动脉、股浅动脉等。

疼痛区：背腰区的疾病反射痛点，腹部区的压痛点，腰、背、臀等区损伤部位的深部压痛点。

血管较丰富的穴位：如人中穴、太阳穴、委中穴、尺泽穴、十宣穴等。

取穴多少：根据放血的量而定，每次放血在10毫升以上的患者，只能取1~2个穴位，出血量愈少而取穴数位愈多。

出血量

《医学源流论》载："古人刺法取血甚多，如腰痛、头痛大泻其血；今人偶尔出血，惶恐失据，病何由除……"具体放血量的多少，应根据病情及患者体质而定，如充血性头痛、损伤性腰痛、肿痛、脉管炎等，体质强健的患者其出血量则多；如风湿性关节炎、类风湿关节炎及患者体质偏弱，其出血量宜少。出血量的多少与部位也有一定的关系，大的静脉出血则多，小静脉出血则少。在古时，出血量分为刺血（出血量一般以滴来计算，少至如豆许，多至数滴）和放血（以盏和升计算，少至半盏，多至碗许）。

治疗时间与次数

根据患者体质强弱来决定放血量的多少。慢性疾病如风湿性关节炎，体质强健者可7天放一次血，体质偏弱者可14天放一次血。

如果慢性病治疗3次后无效或效果不佳，则不必坚持治疗。总的针刺治疗次数不能超过5次。急性病症若针刺一次没有效果，则不需要再进行第二次治疗。

禁忌证及注意事项

其一：体质虚弱。有低血压、孕妇、习惯性流产、外伤大出血、血友病、血小板减少症、严重的下肢静脉曲张、明显贫血及心、肝、肾功能不健全者，都应禁用刺络法。

其二：刺络术应严格消毒。

其三：除此还应防止血肿，如出现血肿可采用拔罐及挤压法加以消除。

病症应用

踝、腕关节扭伤急性期；

卒中（脑血栓、脑出血前期），癫痫发作期，一切昏迷急症，中暑等症，急性胃肠痉挛（绞肠痧）；

头痛（充血性头痛或血管痉挛性头痛）。

刺络术（应用病症）	
卒中（脑出血、脑血栓初期） 癫痫发作期 一切昏迷急症 急性胃肠痉挛 中暑	用2号针刺十宣、人中、涌泉、长强等穴出血
充血性头痛 血管痉挛性头痛	用2号或1号针刺颞区静脉或动脉放血，待血流自止，或刺太阳穴出血
青光眼 充血性眼病 电光眼等症	用2号或1号针在太阳、阳白、本神、临泣、目窗等区静脉及耳后静脉放血，待血流自止（耳后可用刀针刺割法）
急性腰痛 （运动性软组织损伤）	2号针在委中、委阳区静脉或悬钟区、足背外侧区静脉放血，待血流自止。用3号针在腰部压痛点及损伤部位深刺，加用拔火罐将瘀血吸出
退热（各种疾病的发热期）	在委中区或在曲泽区用2号针静脉放血，头痛严重者可在太阳区放血，待血流自止
风湿性关节炎	在关节疼痛部位及附近较为充盈的静脉用2号或3号针放血
前列腺炎	在腰俞穴用3号针深刺，并用拔罐将瘀血吸出，在阴陵穴用2号针刺出血，待血流自止
慢性骨髓炎	在曲泽、尺泽穴区静脉用2号针放血上肢，在局部周围刺血；在委中穴区放血下肢，在局部周围刺血
肩周炎	用2号针在尺泽、曲泽、曲池区选择周围有瘀血现象的静脉血管放血，用3号针在肩前压痛点深刺至痛处，加拔罐吸出瘀血
风湿性心脏病 冠心病	用2号针在太阳、曲泽、阳交等穴区静脉放血，待血流自止
踝、腕关节扭伤急性期	用2号或3号针在肿胀的中心或瘀血处的中心刺至损伤部位，加拔罐吸血

第 ⑤ 节

耳穴治疗术

在中西医理论指导下，耳朵针刺的治疗穴位发展到110穴，现已成体系，为针灸学的重要内容之一。

耳是经脉聚集之处。《灵枢·口问》篇载："耳者，宗脉之所聚也。"1957年，法国医生保罗·诺吉尔综合我国古代耳朵诊治的部分内容所绘制出的胎儿倒影耳穴图，充分、完整地反映出耳朵诊断和治疗的初步模型。我国许多临床针灸工作者和理论研究者在这一方面也进行了进一步的研究，充分证实了耳朵针刺的治疗效果并阐述了一定的理论依据。在临床中，通过中西医的理论指导将耳穴治疗发展到110个穴位，至今已形成一定的体系，成为针灸学的重要内容之一，为耳窝区可治疗内脏病症提供了坚实的理论依据。

耳穴治疗病症：疼痛证（炎症性疼痛、神经性疼痛、各种内脏疼痛、外伤性疼痛，如扭伤、挫伤、烫伤、手术疼痛等）。各种炎症（急性结膜炎、腮腺炎、牙周炎、咽喉炎等）。功能性疾病（神经衰弱、阳痿、多汗症等）。

毫针刺激法

在消毒的穴位皮肤部位，用1.5厘米长的毫针直刺至皮下或至耳壳软骨，可使用毫针的捻转、捣法及一穴多刺法（在穴位区连续刺4~8针）。刺激强度应根据病情及针感来定。

弱刺激：适用于精神紧张、疼痛过敏患者的治疗。通常是医者将针刺入后进行缓慢的操作，患者感到略有微痛，留针约1小时，且可间歇性行针。

中等强度刺激：一般为患者可以忍受的疼痛强度。行针2~10秒钟，留针30~60分钟，且留针时可间歇性地行针2~4次，属于一般慢性病的常规刺激强度。

强刺激：用于体质强壮患者的急性病症及疼痛证等。通常为患者难以忍受的疼痛感觉，行针5~20秒钟，留针10~60分钟，留针时可间歇性行针。

物体压迫法

物体压迫法适用于慢性疾病的治疗。将按压物放在胶布上（通常多用王不留

耳部全息胚器官

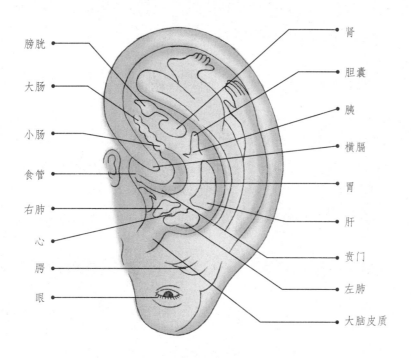

膀胱
大肠
小肠
食管
右肺
心
腭
眼

肾
胆囊
胰
横膈
胃
肝
贲门
左肺
大脑皮质

物体压迫法

将按压物放在胶布上（通常多用王不留行子、仁丹、磁珠等），然后固定在穴位上，再用手指隔着胶布压迫物体，使产生疼痛感，按压强度以患者能承受为限。

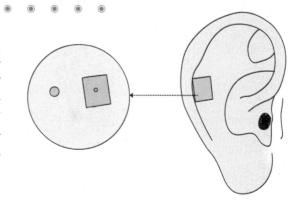

行子、仁丹、磁珠等），然后固定在穴位上，再用手指隔着胶布压迫物体，使产生疼痛感，按压强度以患者能承受为限。患者可根据病症所需随意压迫，物体在穴位区可粘贴2～4天。

埋针法

环形针埋针法：使用时，将环形针钉放在胶布上，针尖刺入穴位后，用胶布固定住。患者可以随时隔胶布按压针环，以能承受为宜。冬季埋针时间达5日，夏季埋针2~3日。

撤钉针埋针法：形如大头针，用血管钳夹住撤钉针柄部，斜刺入穴位区的皮下后，用外粘胶布固定住。患者可根据治疗要求按压针体发生痛感，埋针时间同环形埋针法。适用于慢性疾病的治疗。

电针法

即在毫针上接通脉冲电流，增强和掌握针感的刺激量，方法与电针术相同。

穴位药物刺激法

将具有刺激性的药物粘贴穴位区的皮肤处，如芥子膏、蒜泥膏、生姜膏、松节油膏等。各种药物粘贴的时间，要根据配制药物的刺激强度而定，多数以灼痛为度。由于穴位的敏感程度不一致，有的穴位或有的人不会产生灼痛感，可根据应用经验而定，但多数不超过两小时。

穴位注射法

用1毫升注射器在穴位区注射0.1~0.3毫升的药物。所用药物与穴位注射术基本相同。

埋针法

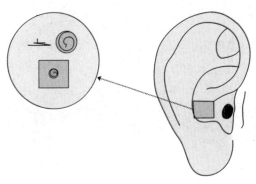

环形针埋针法

使用时，将环形针钉放在胶布上，针尖刺入穴位后，用胶布固定住。患者可以随时隔胶布按压针环，以能承受为宜。冬季埋针时间达5日，夏季埋针2~3日。

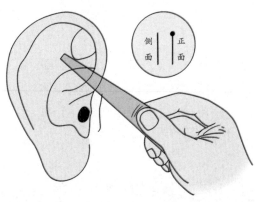

撤钉针埋针法

形如大头针，用血管钳夹住撤钉针柄部，斜刺入穴位区的皮下后，用外粘胶布固定住。患者可根据治疗要求按压针体发生痛感，埋针时间同环形埋针法。适用于慢性疾病的治疗。

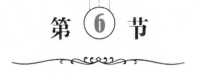

芒针术

《灵枢·九针论》载："八曰长针，取法綦针，长7寸，主取深邪远痹者也。"芒针即古代的长针，主要用于深部刺激及体形肥胖之人。古代长针针尖较钝，不易刺伤血管和肠管。现在常用的芒针长20~27厘米，直径0.32~0.42毫米，针尖锋利，一般用于透穴治疗。

操作方法

平刺法：左手将皮肤捏住，右手用棉球捏住针尖端，将针放平，快速刺入皮下，再将棉球退1厘米，沿皮下平刺，边退棉球边进针，左手随针尖达到处捏起皮肤，将针尖保持在皮下；达到要求深度后，放开左手，右手用捻转操作法或提插法（提插时稍加捻转），达到刺激目的后起针。

直刺法：右手捏住针柄，左手用棉球捏住针尖端，针尖露出5毫米，快速刺至皮下，调好进针方向，再将棉球退1厘米，再向下深刺，边退棉球边进针，直达所要求深度，将左手放开，右手持针进行捻转或提插操作法，达到刺激目的后即可起针。

斜刺法：斜刺法的操作方法与平刺法相同，肌肉群就是针体通过的位置。

应用

皮肤病（皮肌麻痹、各种大面积皮肤炎症）；

肌群炎症（背部肌纤维组织炎、腓肠肌纤维组织炎等）；

麻痹证（卒中后遗症、截瘫、乙脑后遗症等）。

取穴

此法主要根据肌肉运动障碍和疼痛部位选择刺激部位，对穴位要求不是很严格。

篇一 针刺治疗手法

平刺法

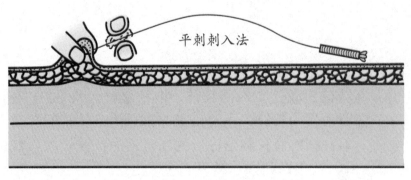

平刺刺入法

左手将皮肤捏住，右手用棉球捏住针尖端，将针放平，快速刺入皮下。

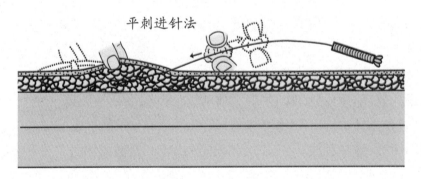

平刺进针法

调好进针方向，再将棉球退1厘米，再向下深刺，边退棉球边进针，直达所要求深度。

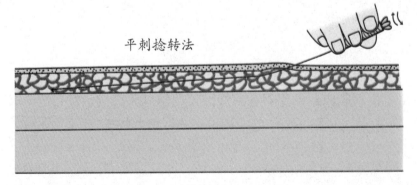

平刺捻转法

达到要求深度后，放开左手，右手用捻转操作法或提插法（提插时稍加捻转）。

直刺法

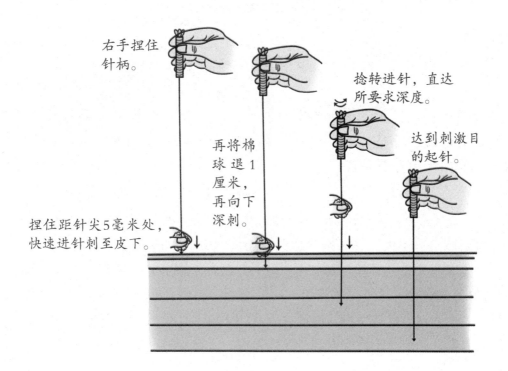

右手捏住针柄。

再将棉球退1厘米，再向下深刺。

捻转进针，直达所要求深度。

达到刺激目的起针。

捏住距针尖5毫米处，快速进针刺至皮下。

斜刺法

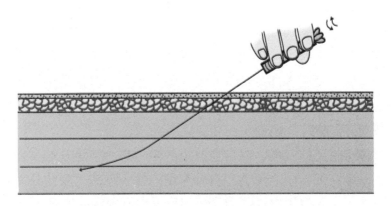

操作手法同平刺法，针体通过的位置是肌肉群。

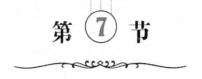

第 7 节

火针术

火针为古代针术，又称为燔针粹刺。《灵枢·经筋》篇载：凡属于十二经筋的痹证，都是"治在燔针劫刺，以知为数，以痛为输"。在古时，燔针主要用来治疗痹证。

《针灸大成》载："频以麻油蘸其针，灯上烧令通红，用方有功。若不红，不能去痛，反损于人。"……"先以左手按穴，右手用针，切忌太深，恐伤经络，太浅不能去病，惟消息取中耳。……针之后，速便出针，不可久留，即以左手按针孔，则能止痛。"古代所用的铜、铁针，其针体较粗，适于火烧，现在，细针一经烧红则会发软，不易进针，因此使用率不是很高。最近几年，针灸者所采用的钨钢针，使火针治疗得到了新的发展。火针对某种病症的治疗，有其他针法所不能替代的独特疗效。

针具

现代火针多采用钨钢制成，长度有两种（3.3厘米和6.7厘米），直径有三种（0.3毫米、0.5毫米和1.0毫米）。烧的时间愈长针体愈硬，为了避免针柄烫手，一般多采用粗灯笼式针柄。

操作方法

深刺法：用手指在穴位皮肤处掐一个"十"字印迹，左手食指及中指分别压在印迹的两边，右手拇指及中指将针柄捏住，放在酒精灯上将针尖烧红，烧针时可根据针刺深度，将刺入部分烧红，迅速离开火焰，对准穴位一次刺入预先规定的深度，迅速出针；左手食指迅速按压针孔1秒钟，以便减轻不必要的疼痛感，然后用酒精消毒，将针孔用胶布封住。

要求针体有较高的温度，温度愈高进针阻力愈小，进针速度愈快，疼痛感愈小；反之，温度愈低，阻力愈大，进针速度愈慢、愈痛，要想达到预定深度则会很难，或无法刺入穴位（当针体离开火焰后，应立即刺入穴位）。

点刺法：只在皮肤上点刺，不将针体刺入皮肤。也就是将烧红的针尖对准应

深刺针法

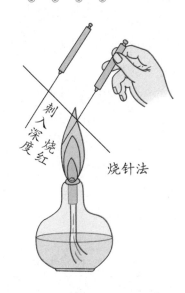

刺入深度 烧红

烧针法

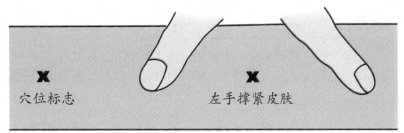

X
穴位标志

X
左手撑紧皮肤

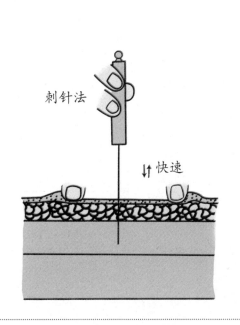

刺针法

↕快速

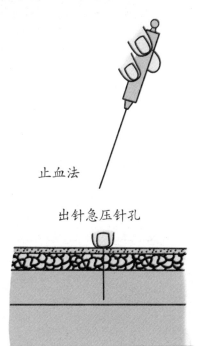

止血法

出针急压针孔

刺部位的皮肤，与其发生敏捷的瞬间接触，右手指迅速按压针孔。不需要用胶布封孔，只需将针孔用酒精消毒。

注意事项

1.火针刺激穴位时，要避开神经、血管及脏腑器官。

2.头面部穴位不能深刺，仅限于点刺。

3.刺入穴位一定深度后应迅速出针，禁止留针，因为针体在组织内极易散温冷却，令针体与组织发生粘连，出针时会带出针体附近损伤的组织，导致疼痛及出血。

4.深刺针孔组织的愈合时间，细针约为5天，粗针约为7天。因此，要特别强调针后消毒和保护，避免感染，封孔胶布可在3天后取下。

火针术（应用病症）	
痿证 （肌肉萎缩）	在肌肉分布区的穴位，多用直径为0.5毫米的针刺激，刺激深度达肌肉层便可
痹证 （风湿性关节炎等症）	用直径0.3毫米及0.5毫米的针，刺激在关节附近的穴位，刺激深度可抵达骨膜，但不可刺入关节腔及滑囊内
过敏性哮喘	在定喘、大杼、风门、肺俞等穴，用1.0毫米的针，刺至皮下脂肪层出针，每隔一日在刺激点旁再刺，连刺5次
刺疣	在疣的边缘刺针，将疣组织全部破坏
点痣	根据痣的大小点刺，取直径0.5毫米的针，面积大者多点几针，深者点刺则深，尽量不损伤痣外组织
皮肤癌	在癌部的边缘外0.5～1.0毫米处用直径1.0毫米的针，开始先外后内一针接一针地环绕刺针，深达皮下，直至将癌组织全部破坏为止

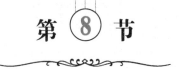

穴位埋藏术

穴位埋藏术具有埋藏物质和穴位刺激的双重作用，是根据组织埋藏疗法的原理发展而来的。埋藏的物质吸收愈慢愈好，所以一般多采用羊肠线。近年来也有人使用自身指甲埋藏法。穴位埋藏的主要目的是给穴位一种其他针法达不到的较久的刺激作用。

切开埋藏法

将穴位皮肤局部麻醉后，切开1厘米左右的切口，在切一侧的皮下取出脂肪组织（约2克），将0号或1号长1厘米的羊肠线2～4条或自身指甲（将患者指甲剪下，用刀片将剪下的指甲周围部分削去，浸入75%的酒精内达48小时，待埋藏时取用）放入切口内的皮下，切口可用消毒胶布拉合，也可以缝合两针。

指甲制作方法

用剪刀剪下患者的指甲后，将指甲周围部分用刀片削去，浸泡在75%的酒精内长达48小时，等埋藏时取用。

羊肠线埋藏法

利用骨穿刺针将针心尖磨平。穴位皮肤行局部麻醉（或不麻醉），将针斜刺至穴位皮下1.5厘米深，将针心抽出，把2号羊肠线（长1厘米）放入穿刺针腔内，用针心推入皮下组织中，边推边退针，可连推入两条。如果埋藏4条，可将针在皮下偏离原刺入方向45℃处刺入1.5厘米，再推入两条羊肠线。

缝针羊肠线埋藏法

将穴位皮肤局部麻醉，用2号三棱弯缝针穿入0号或1号羊肠线，在穴位的一侧刺入皮下脂肪层，胸腹正中线可刺入筋膜组织，然后从穴位对侧距刺入针孔1.5厘米处穿出，将线尾端抽出皮下，出口线平皮肤切断，用小镊子将绒头塞入皮下，再刺第二针。每穴可刺2～4针，埋入4～8条羊肠线，线在皮下成交叉状。此法埋线较多，面积较大，作用较强。埋入后需作消毒处理，以消毒纱布封固。

切开埋藏法

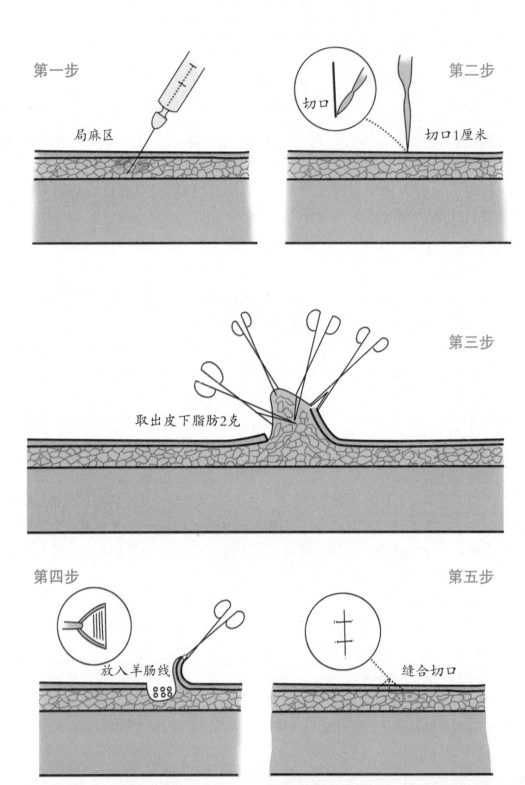

第一步

局麻区

第二步

切口

切口1厘米

第三步

取出皮下脂肪2克

第四步

放入羊肠线

第五步

缝合切口

羊肠线埋藏法

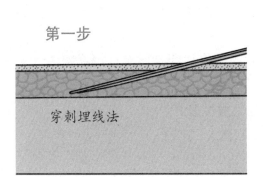

第一步

穿刺埋线法

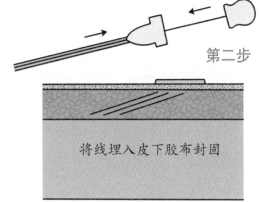

第二步

将线埋入皮下胶布封固

缝针羊肠线埋藏法

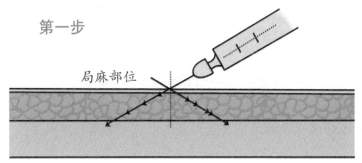

第一步

局麻部位

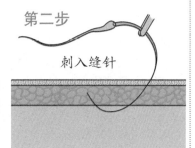

第二步

刺入缝针

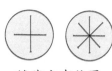

第五步

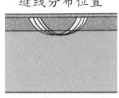

缝线分布位置

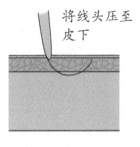

第四步

将线头压至皮下

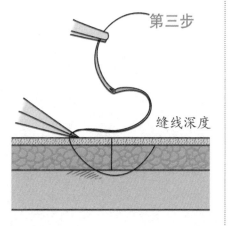

第三步

缝线深度

注意事项

1.任何一种埋藏法都要经过严格消毒，尤其是被埋藏的物体，以防埋藏后发生感染。

2.绝不能将埋藏物留在或移入皮肤层内，否则会令皮肤愈合不好，发生感染。

3.急性和发热的疾病，不适合埋藏术。穴位下有较粗动脉及神经纤维者，不宜采用埋藏术。

4.如有出血，应采用压迫法进行止血，避免发生血肿。

5.如果需要进行第二次埋藏治疗，应间隔15天。

穴位埋藏术（应用病症）	
过敏性哮喘	运用埋线法。在膻中穴、定喘穴、肺俞穴、华盖穴等处埋线。背部穴位要刺入脂肪的深层或刺至筋膜层。华盖和膻中两穴要刺入腱膜组织下，也可以在膻中、华盖穴切口埋入患者自身指甲3～4条
慢性肝炎 肝硬化	在期门穴、大包穴、食窦穴、膈俞穴、肝俞穴用穿刺针埋线，每穴埋两条线，每隔20天埋1次，连埋3次
厌食症	在中脘穴及足三里穴用穿刺针各埋两条羊肠线，连埋2次
胃及十二指肠溃疡	如在背部有反射性压痛点，在压痛点处用缝针埋线法最为合适。用0号羊肠线穿入1号三棱弯针，在疼痛点一侧刺入，穿入筋膜，不可穿入肌肉层，然后从疼痛点对侧出针，两针孔距离约2厘米，可呈"米"字形埋入8条2厘米长的0号羊肠线，埋后局部无炎症可在15～20天消炎。胃溃疡和十二指肠溃疡可分别在上腹部的压痛区穴位埋藏。在足三里穴可用穿刺针在皮肤下埋2条羊肠线

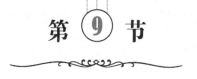

第 ⑨ 节

小针刀术

小针刀疗法是将原来针刺疗法的"针"与现代手术疗法的"刀"结合起来，在针刺及骨科手术的基础上创造出的一种针刀治疗术。

小针刀对骨骼肌疾病的治疗，具有针刺及外科技术的作用，对运动系统慢性软组织损伤及某种骨刺有独特的疗效。在运动组织发生粘连、结节、硬化及要铲除某种骨质的滋生骨组织的情况下，可利用针尖的刀刃将其解离，弥补了针刺术的不足。在此为大家介绍一些方便易行的治疗方法。针刀在古籍书中早有记载，《灵枢·九针》篇中所讲的第五种"铍针"即呈刀形，主要用来放脓血。

针具

1号针刀：直径为0.1厘米，针柄长2厘米，针体长4厘米或8厘米。针尖齐平为刃。一般多用于软组织解离及铲除小骨刺。适合针灸工作者应用。

2号针刀：直径0.3厘米，针柄长2厘米，针体长6厘米，针尖齐平为刃。一般多用于铲除骨刺及滋生骨组织。适合骨科应用。

1号针刀

●　●　●　●

正面

4或8厘米　　2厘米

直径0.1厘米

侧面

操作步骤

定位：在确定患者病变部位后，对针刺部位的解剖组织要熟悉，明确进针时所要遇到的各种组织。在进针点用镊子尖端压一印痕，进行消毒和局部麻醉（有时不需要麻醉）。

进针：左手食指端固定在深部应刺激的部位上，右手拇指和食指将针柄捏住，用力压在刺针点上，对准左手指按的病变部位，迅速将针刺入皮下，使针尖刀刃与针下组织纤维平行，慢慢进针至病变区，然后行需要的操作方法。

退针：左手将针体用棉球包住后压在皮肤上，右手将针慢慢退出，左手随即按压针孔数秒钟，用碘酒消毒后，再将针孔用胶布封住。3天后揭掉胶布，再用碘酒消毒一次。

小针刀术操作步骤

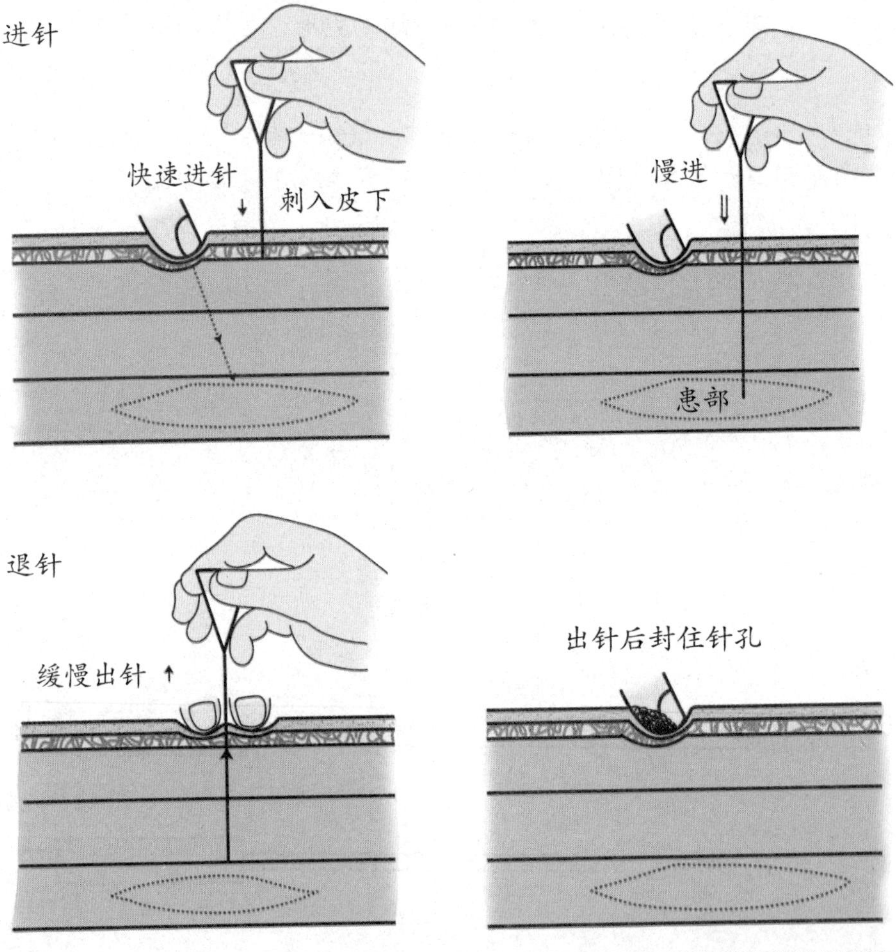

进针

快速进针　刺入皮下　　　　慢进

患部

退针

缓慢出针　　　　　　　　　出针后封住针孔

操作技术

铲磨削平法：进针时刀刃与针下组织平行刺入达到骨刺时，可根据部位的不同，铲平骨刺的尖部或锐边。

切开剥离法：软组织互相粘连结痂，沿粘连处切开，呈左右剥离。

横行剥离法：在肌肉与韧带和骨出现粘连的情况下，将刀刃与肌肉韧带平行刺入患部，当刀刃接触骨面时，在肌肉韧带与骨粘连的位置铲起横剥，手感针下松动后完毕。

纵行疏通剥离法：当肌腱韧带附着点发生粘连、结痂时，将刀刃顺肌肉韧带走行方向平行刺入患处，在刀刃接触骨面时，按刀刃方向疏剥，根据附着点的面积，分为几条线疏剥，切不可横行剥离。

铲磨削平法

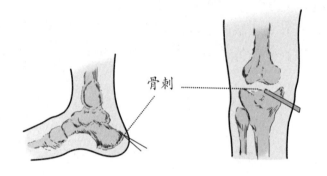

骨刺

进针时刀刃与针下组织平行刺入达到骨刺时，可根据部位的不同，铲平骨刺的尖部或锐边。

切开剥离法

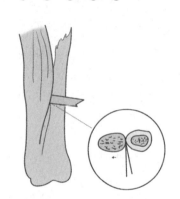

软组织互相粘连结痂，沿粘连处切开，呈左右剥离。

横行剥离法

当肌肉与韧带和骨出现粘连时，将刀刃与肌肉韧带平行刺入患部，当刀刃接触骨面时，在肌肉韧带与骨粘连的位置铲起横剥，手感针下松动后完毕。

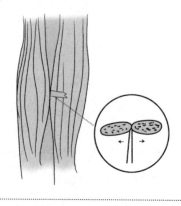

纵行疏通剥离法

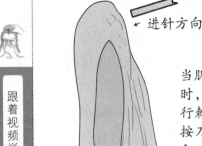

← 进针方向

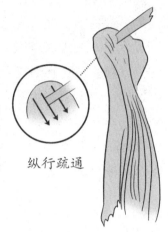

纵行疏通

当肌腱韧带附着点发生粘连、结痂时，将刀刃顺肌肉韧带走行方向平行刺入患处，在刀刃接触骨面时，按刀刃方向疏剥，根据附着点的面积，分为几条纵线疏剥。

注意事项

1.严格消毒，一切用品及操作过程都应达到消毒标准。

2.较大的神经迁维和血管一定要避开，腰背部不能深刺，以免造成危险。

3.凡无法避开较大的神经纤维、血管及重要脏器的部位，传染性疾病及内脏疾病的发作期，施术部位有炎症性病灶及血友病等，都应绝对禁用针刀术。

4.不熟悉局部解剖者严禁使用此术。

应用

肩胛提肌损伤

病机：肩胛提肌起于第1～4颈椎横突的后结节，止于肩胛骨脊椎缘内侧角的上部，具有上提肩胛骨并使肩服骨转向内上方的功能。由于运动不当，该肌易受损伤。

病位：多在肩胛提肌起止处的肌腱部位，大部分为单侧损伤。

症状：当颈部上段疼痛拒按或肩胛骨内缘感到肿胀疼痛，休息和活动后疼痛缓解。如不能自愈，则易转为慢性，使运动受限，如手不能向脊侧伸曲，或颈侧疼痛，转头及伸展躯体受限，肩胛上角或第2、3颈椎横突结节有明显压痛。

诊断：除上述症状外，在肩胛上角有1～2个明显压痛点，或第1～4颈椎横突处有明显压痛点。上肢后伸、肩胛上提或内旋时疼痛加剧。

治疗：急性可作穴位注射，慢性期适合针刀疗法。患者取俯卧位，对准压痛点，刀刃与肩胛提肌平行刺至肩胛骨上角骨面，用疏剥离术将针沿肌肉轻拨2次，再提出5毫米；距离原刺激点4毫米刺至骨面，轻拨2次。如在颈部压痛点刺针，刀刃与椎体纵轴平行，慢慢刺至横突尖部，再对准尖部疏剥2～3次。注意切不可在横突之间深刺。

项韧带损伤

病机：项韧带起于所有颈椎棘突，止于枕外隆凸和枕外嵴，为三角形的弹力纤维膜，两侧有头夹等肌，其主要作用是控制颈部过度前曲。由于头左右旋转、后伸等，牵拉韧带（如头过度前曲），或长期枕头太高，均易发生劳损，使韧带出现变性、变硬，严重时会发生钙化。

病位：常见于下位颈椎的附着点处及枕骨粗隆下缘附着点处，或在项韧带两侧肌肉附着区。

症状：颈后酸痛不适，长时间看电视或低头工作，颈后感觉酸、胀和疼痛。

诊断：除上述症状外，项韧带分布区有明显的压病点，过度前曲或后伸会引起颈痛加剧。

治疗：患者取俯伏位，在压痛点刺针，如痛点在颈椎棘突，可在刺到棘突下缘后，将针提出5毫米，对准阻力感较明显的韧带，纵向连续刺3～5针至棘突；再偏离原切线左侧2～4毫米，连刺3～5针，再偏离原切线右侧2～4毫米，连刺3～5针，最后对准韧带横刺两针。如痛点在枕骨下，可对准枕骨痛点进行上述刺激方法。如疼痛未消失，5天后再刺针1次。

肩胛提肌损伤

项韧带损伤

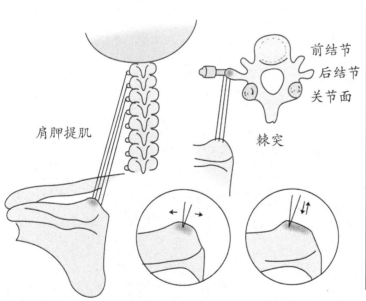

肩胛提肌

前结节
后结节
关节面

棘突

项韧带
棘间韧带

肩周围组织炎

病机：肩部的肌肉一般分为两层。其内层前面有肱二头肌，长头在大小结节沟内穿过，止于关节盂上缘；短头止于喙突。肩胛下肌止于肱骨小结节；上方有冈上肌，止于肱骨大结节最上面的小面；后上方有冈下肌，止于肱骨大结节中部的小面；后面有小圆肌，止于肱骨大结节最下面的平面；在冈上肌腱和肩峰之间有肩峰下滑液囊，在关节囊与三角肌之间有三角肌下滑液囊。外层是三角肌，起自锁骨外 1/3 前缘、肩峰与其外侧缘及肩胛冈嵴，包绕肩关节的上、前、后和外面，向下收缩变窄成一腱，止于肱骨三角肌粗隆与冈上肌、冈下肌、小圆肌，与肩胛下肌共同组成腱帽（或称肩袖、旋转袖、腱板）。由于内分泌的改变及寒邪的侵袭，会导致炎性渗出、细胞坏死、软组织增生结疤粘连等病变。

病位：通常是关节周围肌肉在肩关节部位的肌腱及附着点。

症状：上肢运动受限，有时夜间疼痛加重。在喙肱肌和肱二头肌短头的附着点喙突处、冈上肌抵止端、肩峰下、冈下肌和小圆肌的抵止端有明显的压痛。

诊断：多为40岁以上患者；肩部疼痛，呈渐进性时间比较长；一般无外伤史。肩部活动时，肌肉痉挛很明显，特别是在肩部外展外旋后伸时最为明显。

肩周围组织炎

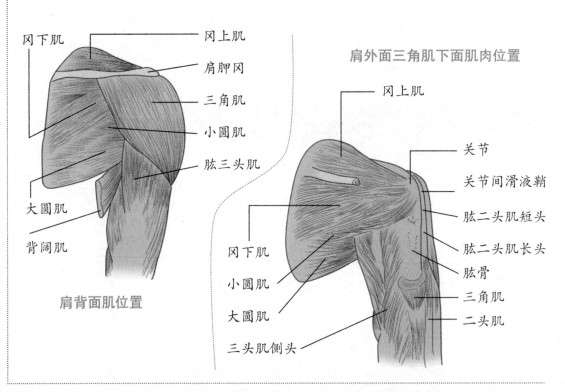

肩背面肌位置

冈下肌　冈上肌　肩胛冈　三角肌　小圆肌　肱三头肌　大圆肌　背阔肌

肩外面三角肌下面肌肉位置

冈上肌　关节　关节间滑液鞘　肱二头肌短头　肱二头肌长头　肱骨　三角肌　二头肌　冈下肌　小圆肌　大圆肌　三头肌侧头

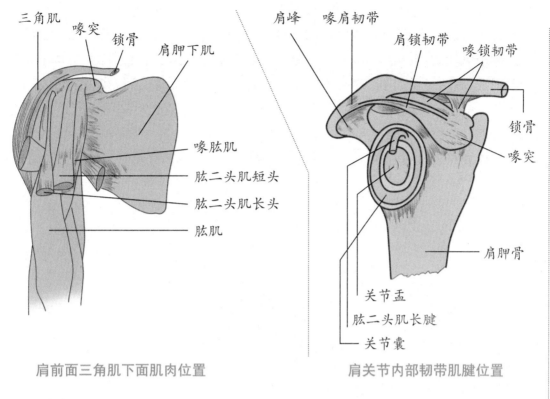

肩前面三角肌下面肌肉位置　　　　　　肩关节内部韧带肌腱位置

治疗：

1.喙肌腱在喙突附着处及肱二头肌短头肌腱损伤及炎症：因喙肌腱在喙突附着处及肱二头肌短头肌腱都附着于肩胛骨喙突的前方，故易发生劳损，肩周炎时常并发炎症，为肩周炎的主要炎症部位，其压痛点较敏感。患者取仰卧位，患肢与躯干呈30°角。可摸到喙突，喙突及喙下缘多为压痛点，进针至骨面，先纵行剥离**再横**行剥离。如有硬痕可切开剥离二针。进针时要准确，力度适中即可，太轻无效，太重会伤及血管和神经。

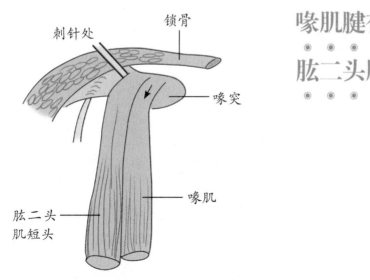

喙肌腱在喙突附着处及
肱二头肌短头肌腱损伤

2.肱二头肌长头腱鞘炎：肱二头肌长头附着于肩胛骨盂上粗隆，有一个狭长的腱，被腱鞘包绕，经过肩关节与肱骨结节间沟。上肢运动时，长头在鞘内上下滑动，此肌作外展、内收的横向位移动。腱鞘发炎时，肩前面内下方距肩峰下3厘米处，相当于肱骨结节间沟处隐痛不适，随病程加重；疼痛明显有压痛，携物、外展、内旋时加剧；有时局部有轻度肿胀。

从压痛点进针达骨面，先纵行剥离，再横行剥离；如有硬节，可切开剥离。

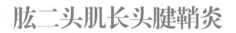

肱二头肌长头腱鞘炎

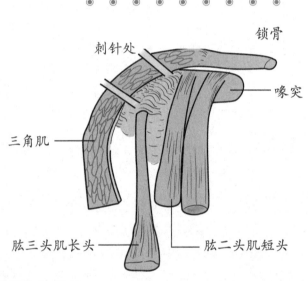

3.冈上肌损伤及炎症

病位：此肌起于冈上窝，止于肱骨大结节外侧前上方的间沟后方。损伤及炎症的部位多在肱骨大结节的附着处，有肩组织炎的症状。

症状：如果肌腹部损伤，会出现肩部疼痛。冈上窝附着点损伤，会出现背部肿痛；第5、6颈椎炎症压迫神经，导致冈上肌肉疼痛。冈上肌的作用是使臂外展。多在肌腹冈上窝区及肱骨大结节，出现冈上肌损伤肩周炎多为单一的肱骨结节，并伴有肩周其他炎症。

治疗：

①冈上窝压痛治疗法：患者正坐位，腰稍向前弯曲，上肢自然下垂放松，刀刃与肌纤维平行刺入，深达骨面，先纵行剥离，根据痛点面积决定剥离针数，有硬结时再用横行剥离。

②肱骨大结节压痛治疗法：患肢外展90°，刀刃先与三角肌纤维平行进针，在穿过三角肌后再与冈上肌平行进针，达骨面，先纵行剥离3~5针，再横行剥离2~3针。

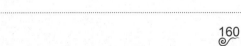

冈上肌损伤及炎症

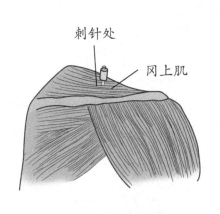

冈上窝压痛治疗法

肱骨大结节压痛治疗法

4.冈下肌损伤及炎症

症状：此肌起于冈下窝，止于肱骨大结节后上方。主要作用是使肩关节后移运动。因运动不当及打击而损伤，也可与肩周炎并发炎症。在两头起止处及肌腹多有敏感的压痛点。

治疗：

①冈下窝附着点治疗法：患者正坐，弯腰，两肘放于膝上，根据压痛处的范围选择1~3个进针点，刀刃与肌纤维平行进针达骨面，每点纵剥离2~4针，再横剥离1~2针。

②肱骨大结节附着点治疗法：正坐，身微前屈，两上肢自然放在胸前桌面上，在压痛点刀刃先与三角肌纤维平行进针，超过三角肌后再与冈下肌纤维平行进针至骨面，进行纵行剥离3~5针。如面积较大，可在其不同的斜面再选两个进

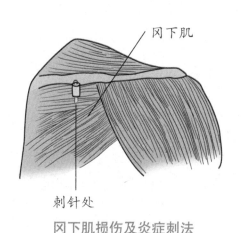

冈下肌损伤及炎症刺法

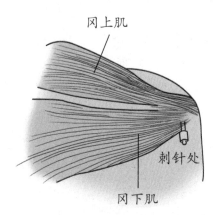

肱骨附着处损伤及炎症刺法

针点。

5.三角肌附着点疼痛：可在痛区作纵行剥离4～6针。

三角肌滑囊炎

症状：此滑囊位于三角肌中、上部，由于外伤使囊液堵塞，从而产生酸胀疼感。冈上、下肌，小圆肌失去滑液供应，活动失灵，上举外展困难，日久肩部会出现摩擦音和弹拨响声，三角肌中上部轻度高起，皮肤发亮。

治疗：患者呈坐位，在肩关节外侧下缘高起处的中心点刺入约2厘米（切记：一定不能刺至骨面）；然后在冈上下腱膜边缘纵行切开2~3点，指压针孔，

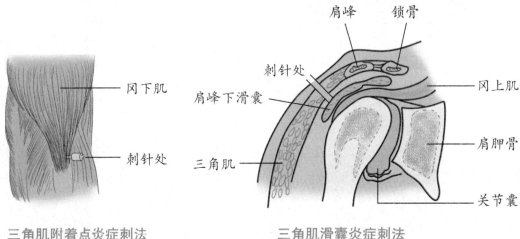

三角肌附着点炎症刺法　　　　　三角肌滑囊炎症刺法

使高起部位平复或稍凹陷。

肱骨外上髁炎

症状：俗称网球肘，在肱骨外上髁区会出现约有1厘米面积的明显压痛。

治疗：屈臂90°，平置于桌面，与肌肉纤维平行刺入，先纵行疏通剥离，再切开剥离，将锐边刮平，再改45°，刀刃紧贴骨面剥开骨突周围软组织粘连，再疏通伸腕肌、伸指总肌、旋后肌腱。

腰段棘上韧带损伤

症状：棘上韧带炎，拾物试验阳性，痛点和压痛点在棘突顶部的上下缘，其痛点浅在皮下。

治疗：在棘突顶进针达骨面，再向棘突上或下的痛点以45°角进针约4毫米，先进行纵行剥离，然后再对准棘突的上下角，在棘突顶部的上下角骨面上纵行疏剥；最后在骨面横行剥离1~2针。如果遇到硬结处，要切开。切不开可在两棘突间进针，以防刺伤健康组织。

棘突间韧带损伤

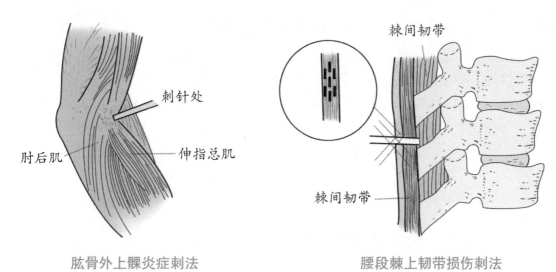

肱骨外上髁炎症刺法　　　　　腰段棘上韧带损伤刺法

病因：因脊柱突然扭转导致棘间韧带受牵拉而扭伤。

症状：伤后会隐隐作痛，但往往会因伤势不严重，易被人忽视。日久，会导致棘间韧带瘢痕症状突出。脊柱棘突间有深部胀痛，脊柱旋转动作受限，卧床时多伸直侧卧，行走动作僵硬。

治疗：在发生疼痛的棘突间隙进针，深约1厘米，若患者产生坚韧、酸楚感时，即可确定为病变部位。针刺时先纵行剥离1~2针，再将针斜向一侧，与脊柱纵轴呈30°角，自上突下缘至下突上缘、沿棘突矢状面纵行作上下剥离 2~3针即

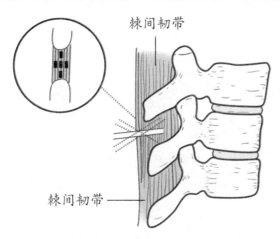

棘突间韧带损伤刺法

可，切忌不要深刺。

腰肋韧带损伤

症状：腰背疼痛，活动受限，僵硬，如双侧损伤，行走动态呈鸭步状，双手扶持腰部，不能自穿鞋袜，腰部前屈受限，拾物试验阳性。在第五腰椎横突外侧

163

髂嵴处或十二肋下缘第一腰椎横突外侧有疼痛和压痛。

　　治疗：在髂嵴压痛点上进针，刀刃与腰椎纵轴呈15°角，进针深度至骨面，然后将针呈60°角斜向髂骨，刺入髂骨嵴上缘，再深刺约3毫米，先纵行剥离2~3针，然后再将针倾斜，向上下剥离2~3针。在十二肋压痛点上缘进针，深达骨面，移至十二肋下，再深刺约2毫米，纵行剥离2~3针，再移至肋下缘上面纵剥

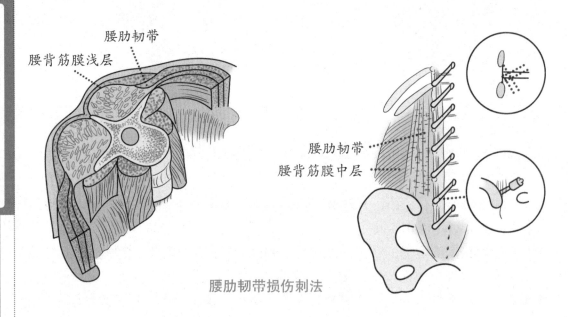

腰肋韧带损伤刺法

离1~2针，横行剥离1~2针。

第三腰椎横突综合征

　　病因：第三腰椎横突较长，有大小不等的肌肉附着，在横突之间有横突棘肌，横突前侧有腰大肌及腰方肌，横突背侧有骶棘肌，腰背筋膜中层附于横突尖，横突尖端就会摩擦损伤附着的肌膜和其他肌肉使之发炎。

　　症状：肌纤维断裂，小血管出血，产生粘连瘢痕限制腰背筋膜和骶棘肌的活动，久之症状严重，检查在第三横突有明显压痛点。

　　治疗：刀刃与人体纵轴平行，对准痛点刺入至横突尖骨面，向外侧横行剥离，感到肌肉和骨尖松动时即出针。可注射泼尼松龙及普鲁卡因、当归注射液等，多数1次可愈，多者不过3次。术后应弯腰活动7天。

骶棘肌下段损伤

　　病因：骶棘肌为腰部强有力的脊柱竖肌，骶棘肌下起于骶骨背部和髂骨后部，上行分三列，外列止于肋骨，称髂肋肌；中列附于横突，上至颞骨乳突，称

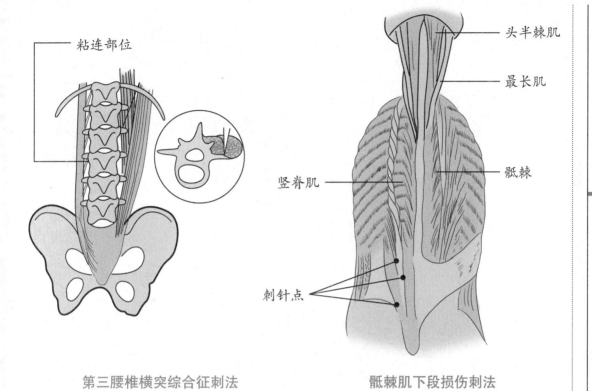

粘连部位

头半棘肌

最长肌

竖脊肌

骶棘

刺针点

第三腰椎横突综合征刺法

骶棘肌下段损伤刺法

竖脊肌；内列附于棘突，称棘肌，其作用是使脊柱后伸。

症状：损伤后，腰骶部疼痛，弯腰困难，不能久坐久立，喜用物顶压腰骶痛区。

诊断：骶骨甲或髂骨背部骶棘肌附着点有压痛，横突和棘突有压痛点，弯腰会使痛点加重。

治疗：患者取俯卧位，放松肌肉，在髂骶压痛点进针，深达骨面，先纵行剥离，再横行剥离。在横突压痛点进针，深达突尖，先纵行剥离1~2针，再横剥离，刀刃在突尖面下剥，将肌肉和筋膜从突尖平面及突顶面铲剥下来。突尖如有结节应切开。棘突下痛点，沿突顶进针达骨面至顶下缘，深度在棘突平线下约0.5厘米，先纵剥1~2下，再将针柄外斜与针体呈30°，斜刺棘突下骨面，先纵剥离，后横剥离。

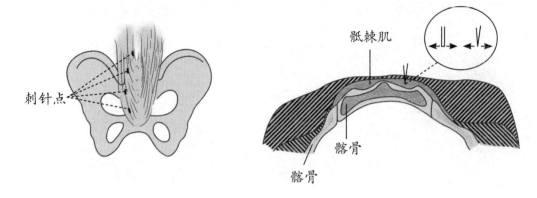

刺针点

骶棘肌

髂骨

髂骨

髂骶进针部位及刺法

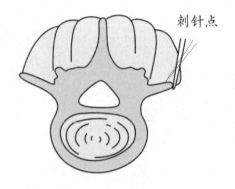

刺针点

横突横剥部位刺法

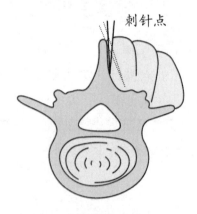

刺针点

横突剥离位置

第 10 节

电热针术

20世纪80年代，唐学正发明了一种能使针体发热的针，称电热针。电热针的出现，解决了温针及针柄灸加热的难题。

电热针是以中医经络理论和针灸刺法中温针、火针（"焠"）理论为基础，结合现代电子技术而研制成的一种新型针灸治疗仪器。

火针疗法最早见于《内经》，《灵枢·经筋》称之为"焠刺""燔针劫刺"，为九刺法之一，主要用于治疗寒痹。《伤寒论》《针灸大成》对暖针、火针、温针也做了较详细的论述，说明中国古代医家已认识并采用了针具加热的治疗方法。

工具

电热针：电热针针体为空心，直径为0.4～0.6毫米，最短的针为40毫米，内

电热针

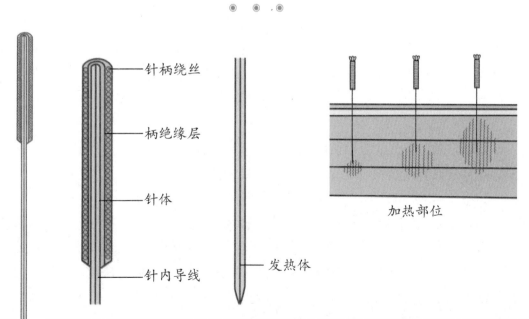

针柄绕丝

柄绝缘层

针体

针内导线

发热体

加热部位

装有发热元件。由于发热原件安装的位置不同，针体发热部位也不相同，可以使针尖发热，也可使针体某段发热或整个针体发热。针体温度可调节为5～500℃。

加温控制仪：由一台仪器控制电热针的加热，但并不表示针体的温度值。

操作方法

选好穴位或刺激部位，消毒后将针快速刺入皮下，再慢慢稍加捻转推针直达应有的深度，寻找针感，将针感增强到要求的程度。接通控制仪，旋开加温电钮，缓慢地使仪表指针上升，达到要求的温度后停止。根据需要留针15分钟至数小时，达到预定时间后，关掉输出电源，除去通往控制仪的导线，出针。出针时左手食指、中指压住针体的两侧，右手持针柄，稍加提插捻转出针，如发生针体粘连可多提插几次。由于温度的关系，此种针在液体较少的组织内，会与组织粘连，所以出针时不能硬拔。

应用

风湿寒症：临床初步总结认为，电热针治疗肿瘤是中西医结合的一个发展，电热针对于治疗风寒湿痹有显著效果。如关节炎、肩周炎、肢体麻痹症、肌肉萎缩症等，可取有效穴位，也可在压痛点上刺针。刺针时将针体加温至45℃，时间为30~60分钟，每次在重要部位刺1~3针即可。治疗胃肠虚寒证，如消化不良、泄泻、胃痛畏寒、背部寒冷引痛等，针刺选胃俞两穴，加温至45℃，使患者感到微痛，30分钟后出针。

乳腺癌：针刺时（针体直径为05毫米），从癌肿病灶的乳腺叶边缘刺达其底部，每隔0.5厘米刺一针，加温至200℃，加温2小时，再在肿块的中心刺入1~3针，加温400℃，加温时间1小时，使患癌肿的一叶乳腺组织全部烧死。如破坏得不彻底，可在未被破坏部位再刺针。针后注意消毒保护，以防止感染。被破坏的组织数天后会慢慢萎缩，在萎缩过程中，要撒适量冰片、血竭、黄连、大黄粉，使其尽快干燥枯萎，记住不使用膏剂。疼痛加剧可服用适量镇痛剂，待新生组织长平时，干枯的组织方可自然脱掉。伤口大约2个月可自然愈合。

注意事项

1.为了避免烧伤血管导致造成出血和损伤神经纤维造成永久性麻痹，电热针应禁止穿过血管或紧靠血管、神经纤维。

2.治疗风湿寒病证时，针体加热温度不宜超过55℃。

3.应用温度超过75℃时，要将针体捻转或提插数次，目的在于使针体脱离组织，方能缓慢出针。严禁直接将针体提拔出，因为在针体与组织发生大面积的粘连时，硬提拔针会将大块组织带出导致严重出血。如果针体无法脱离组织，可将针体在组织内多停留数小时，或在针体周围采用按压脱离法。

第 ⑪ 节

针刺异常情况的预防和处理

中医视频课

针刺治病是一种安全、有效的疗法，但由于种种原因，有时也可能出现某种异常情况，如晕针、滞针、弯针等，此时必须立即进行有效处理。

晕针

晕针所出现的症状：轻度晕针表现为精神疲倦，头晕目眩，恶心欲吐；重度晕针表现为心慌气短，面色苍白，出冷汗，脉象细弱，甚则神志昏迷，唇甲青紫，血压下降，二便失禁，脉微欲绝等症状。

出现晕针的原因：多见于初次接受针刺治疗的患者，其他可因精神紧张、体质虚弱、劳累过度、饥饿空腹、大汗后、大泻后、大出血后等。也有因患者体位不当，施术者手法过重以及治疗室内空气闷热或寒冷等。

晕针后的处理方法：立即停止针刺，起出全部留针，扶持患者平卧；头部放低，松解衣带，注意保暖。轻者静卧片刻，给饮温茶，即可恢复。如未能缓解者，用指掐或针刺急救穴，如人中、素、合谷、内关、足三里、涌泉、中冲等，也可灸百会、气海、关元、神阙等，必要时可配用现代急救措施。晕针缓解后，仍需适当休息。

预防：对晕针要重视预防，对初次接受针治者，要做好解释工作，解除其恐惧心理。正确选取舒适持久的体位，尽量采用卧位。选穴宜少，手法要轻。对劳累、饥饿、大渴患者，应嘱其休息、进食、饮水后，再予针治。针刺过程中，应随时观察患者的神态，询问针后情况，一有不适等晕针先兆，需及早采取处理措施。此外，注意室内空气流通，消除过热过冷因素。

滞针

滞针所出现的症状：针在穴位内，运针时捻转不动，提插、出针均感困难。若勉强捻转、提插时，患者感到疼痛。

出现滞针的原因：患者精神紧张，针刺入后局部肌肉强烈挛缩；或因行针时捻转角度过大过快和持续单向捻转等，使肌纤维缠绕针身所致。

滞针后的处理方法：嘱患者消除紧张情绪，使局部肌肉放松；或延长留针时

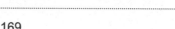

间，用循、摄、按、弹等手法，或在滞针附近加刺一针，以缓解局部肌肉紧张。如因单向捻针而致者，需反向将针捻回。

预防　对精神紧张者，应先做好解释，消除其顾虑，并注意行针手法，避免连续单向捻针。

弯针

弯针所出现的症状：针柄改变了进针时刺入的方向和角度，使提插、捻转和出针均感困难，患者感到针刺处疼痛。

出现弯针的原因：术者进针手法不娴熟，用力过大，导致针尖碰到坚硬组织；或因患者在针刺过程中变动了体位，或针柄受到某种外力碰压等。

弯针后的处理方法：出现弯针后，就不能再行手法。如针身轻度弯曲，可慢慢将针退出；若弯曲角度过大，应顺着弯曲方向将针退出。因患者体位改变所致者，应嘱患者慢慢恢复原来体位，使局部肌肉放松后，再慢慢退针。遇有弯针现象时，切忌强拔针、猛退针。

预防：医者进针手法要熟练，指力要轻巧。患者的体位要选择恰当，并嘱其不要随意变动。注意针刺部位和针柄不能受外力碰压。

断针

断针所出现的症状：针身折断，残端留于患者腧穴内。

出现断针的原因：针具质量欠佳，针根或针身有损伤剥蚀。针刺时针身全部刺入腧穴内，行针时强力提插、捻转，局部肌肉猛烈挛缩。或者由于患者改变体位，或弯针、滞针未得到及时正确处理等所致。

断针后的处理方法：嘱患者不要紧张乱动，以防断针陷入深层。如残端显露，可用手指或镊子取出。若断端与皮肤相平，可用手指挤压针孔两旁，使断针暴露体外，然后用镊子取出。如断针完全没入皮内、肌肉内，应在X线下定位，用手术取出。

预防：应仔细检查针具质量，不合要求者应剔除不用。进针、行针时，动作宜轻巧，不可强力猛刺。针刺入穴位后，嘱患者不要任意变动体位。针刺时针身不宜全部刺入。遇有滞针、弯针现象时，应及时正确处理。

篇 二

灸治法

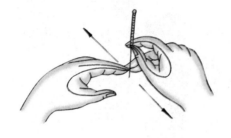

第一章

皮肤

皮肤具有保护人体、调节体温、吸收、分泌和排泄以及感觉等功能，是人体抵御外界各种有害刺激的首道防线，为卫气的运行部分。其覆盖在人体表面，富有弹性。皮肤总重量占体重的5%～15%，总面积为1.5～2m²，厚度因人或因部位而异，为0.5～4mm。皮肤覆盖全身，它使体内各种组织和器官免受物理性、机械性、化学性和病原微生物性的侵袭。皮肤具有两个方面的屏障作用：一方面防止体内水分、电解质和其他物质的丢失，另一方面阻止外界有害物质的侵入。保持着人体内环境的稳定，在生理上起着重要的保护功能，同时皮肤也参与人体的代谢过程。

皮肤组织的层次结构

皮肤由表皮、真皮和皮下组织所组成。除本身结构外，还有丰富的血管、淋巴和神经纤维，另外还有皮肤的附属器官。

表皮

表皮是皮肤最外面的一层，平均厚度为0.2mm，根据细胞的不同发展阶段和形态特点，由外向内可分为5层。

1.角质层：由数层角化细胞组成，含有角蛋白。它能抵抗摩擦，防止体液外渗和化学物质内侵。角蛋白吸水力较强，一般含水量不低于10%，以维持皮肤的柔润，如低于此值，皮肤则干燥，出现鳞屑或皲裂。由于部位不同，其厚度差异甚大，如眼睑、包皮、额部、腹部、肘窝等部位较薄，掌、跖部位最厚。角质层的细胞无细胞核，若有核残存，称为角化不全。

2.透明层：由2～3层核已消失的扁平透明细胞组成，含有角母蛋白。能防止水分、电解质和化学物质的透过，故又称屏障带。此层于掌、跖部位最明显。

3.颗粒层：由2～4层扁平梭形细胞组成，含有大量嗜碱性透明角质颗粒。颗粒层扁平梭形细胞层数增多时，称为粒层肥厚，并常伴有角化过度；颗粒层消失，常伴有角化不全。

4.棘细胞层：由4～8层多角形的棘细胞组成，由下向上渐趋扁平，细胞间借桥粒互相连接，形成所谓细胞间桥。

5.基底层：由一层排列呈栅状的圆柱细胞组成。此层细胞不断分裂（经常有3%～5%的细胞进行分裂），逐渐向上推移、角化、变形，形成表皮其他各层，最后角化脱落。基底细胞分裂后至脱落的时间，一般认为是28日，称为更替时间，其中自基底细胞分裂后到颗粒层最上层为14日，形成角质层到最后脱落为14日。基底细胞间夹杂一种来源于神经嵴的黑色素细胞（又称树枝状细胞），占整个基底细胞的4%～10%，能产生黑色素（色素颗粒），决定着皮肤颜色的深浅。

真皮

来源于中胚叶，由纤维、基质和细胞构成。接近于表皮之真皮乳头称为乳头层，又称真皮浅层；其下称为网状层，又称真皮深层，两者无严格界限。

1.纤维：有胶原纤维、弹力纤维和网状纤维三种。

（1）胶原纤维：为真皮的主要成分，约占95%，集合组成束状。在乳头层纤维束较细，排列紧密，走行方向不一，亦不互相交织。在网状层纤维束较粗，排列较疏松，交织成网状，与皮肤表面平行者较多。由于纤维束呈螺旋状，故有一定伸缩性。

（2）弹力纤维：在网状层下部较多，多盘绕在胶原纤维束下及皮肤附属器官周围。除赋予皮肤弹性外，也构成皮肤及其附属器的支架。

（3）网状纤维：被认为是未成熟的胶原纤维，它环绕于皮肤附属器及血管周围。

2.基质：是一种无定形的、均匀的胶样物质，充塞于纤维束间及细胞间，为皮肤各种成分提供物质支持，并为物质代谢提供场所。

3.细胞：细胞主要有以下几种：

（1）成纤维细胞：能产生胶原纤维、弹力纤维和基质。

（2）组织细胞：是网状内皮系统的一个组成部分，具有吞噬微生物、代谢产物、色素颗粒和异物的能力，起着有效的清除作用。

（3）肥大细胞：存在于真皮和皮下组织中，以真皮乳头层为最多。其胞质内的颗粒，能贮存和释放组胺及肝素等。

皮下组织

来源于中胚叶，在真皮的下部，由疏松结缔组织和脂肪小叶组成，其下紧临肌膜。皮下组织的厚薄依年龄、性别、部位及营养状态而异。有防止散热、储备能量和抵御外来机械性冲击的功能。

附属器官

1.汗腺

（1）小汗腺：即一般所说的汗腺。位于皮下组织的真皮网状层。除唇部、龟头、包皮内面和阴蒂外，分布全身。而以掌、跖、腋窝、腹股沟等处较多。汗腺可以分泌汗液，调节体温。

（2）大汗腺：主要位于腋窝、乳晕、脐窝、肛周等部位。青春期后分泌旺盛，其分泌物经细菌分解后产生特殊臭味，是臭汗症的病因之一。

2.皮脂腺：位于真皮内，靠近毛囊。除掌、跖外，分布全身，以头皮、面部、胸部、肩胛间和阴阜等处较多。唇部、乳头、龟头、小阴唇等处的皮脂腺直接开口于皮肤表面，其余开口于毛囊上1/3处。皮脂腺可以分泌皮脂，润滑皮肤和毛发，防止皮肤干燥，青春期以后分泌旺盛。

3.毛发：毛发分长毛、短毛和毫毛三种。毛发在皮肤表面以上的部分称为毛干，在毛囊内部分称为毛根，毛根下段膨大的部分称为毛球，突入毛球底部的部分称为毛乳头。毛乳头含丰富的血管和神经，以维持毛发的营养和生成，如发生萎缩，则发生毛发脱落。毛发呈周期性地生长与休止，但全部毛发并不处在同一周期，故人体的头发是随时脱落和生长的。不同类型毛发的周期长短不一，头发的生长期为5~7年，接着进入退行期，为2~4周，再进入休止期，约为数个月，最后毛发脱落。此后再过渡到新的生长期，长出新发。故平时洗头或梳发时，发现有少量头发脱落，乃是正常的生理现象。

血管，淋巴管，神经和肌肉

1.血管：表皮无血管。动脉进入皮下组织后分支，上行至皮下组织与真皮交界处形成深部血管网，为毛乳头、汗腺、神经和肌肉供给营养。

2.淋巴管：淋巴管起于真皮乳头层内的毛细淋巴管盲端，沿血管走行，在浅部和深部血管网处形成淋巴管网，逐渐汇合成较粗的淋巴管，流入所属的淋巴结。淋巴管是辅助循环系统，可阻止微生物和异物的入侵。

皮肤的经络分布

《素问·皮部论》载："皮之十二部，其生病，皆皮者脉之部也，邪客于皮肤，则腠理开，开则邪客于络，络脉满，则注于经，经脉满，则舍于脏腑也。故皮者，有分部，不与而生大病也。"

人体的十四经脉各自在不同的皮肤区布满了细小的分支（称之为孙络），形成了十四个分布部位，称之为十四经皮部。孙络在皮肤上的分散中心称为穴位。每一皮部接受一条经脉的支配，与经脉分布区的内脏、器官、肌筋、骨骼等发生联系。皮肤中的孙络可沟通内脏与外界的联系，也可接受外界的信息，由孙络传递给络脉，络脉传递给经脉，再由经脉传入内脏。人体根据外界信息，调整适用于外界变化的功能；内脏又经过此线路，将不需要或多余的气散发到外界，再从外界吸收需要的气，来保持人体阴阳的平衡。人体也通过此线路执行防御功能，使皮部的孙络充满了卫气，抵御外部邪气的侵入。如若卫气不足，外邪侵入孙络，进而沿传递线路侵入内脏，则可引起内脏病症。

灸法的作用点即是皮肤的孙络，通过刺激皮肤，可治疗内脏疾病，并能增强其卫气，起到保健身体的作用。

十四经皮部正背面

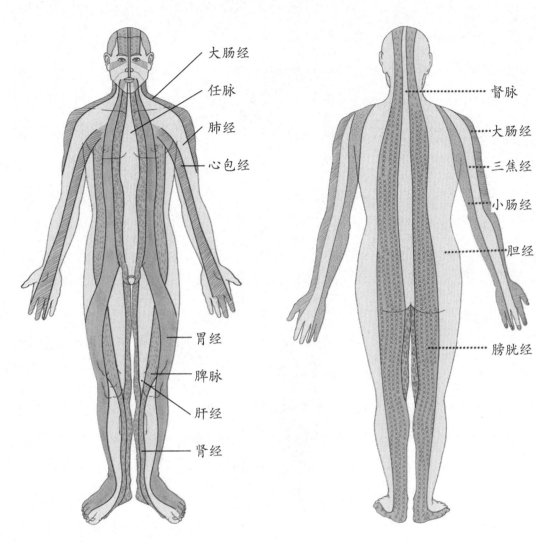

大肠经
任脉
肺经
心包经

胃经
脾脉
肝经
肾经

督脉
大肠经
三焦经
小肠经
胆经

膀胱经

第二章

灸法

灸法是我国古老的治疗方法之一。我国最早的灸法专著，当数马王堆出土的汉代《足臂十一脉灸经》和《阴阳十一脉灸经》，以及晋代的《曹氏灸方》及《外台秘要》；除此还有唐代的《骨蒸病灸法》，宋代的《外科灸法论粹新书》《膏肓灸法》，元代的《黄帝明堂灸经》，清代的《神灸经论》，以及现代谢锡亮所著的《灸法与保健》等。

灸治法与针治法都是运用经络分布及所属的穴位达到治疗的目的，因此习惯上统称为针灸疗法。

但在实际操作中两者的作用各有特点，不能互相代替。如针刺无法疗治的疾病有损伤性病症、疮痈等；而灸法不能疗治的疾病有深部组织结节等。

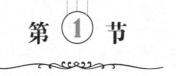

第 **1** 节

损伤性灸的等级及禁忌

跟着视频学针灸技法

损伤性灸，指的是运用不同的灸法，对所灸部位皮肤的组织有意造成不同程度的损伤，并依赖损伤的形成及其程度，起到治疗疾病的作用。

《针灸甲乙经》载："灸疮不发，用故履底灸令热，熨之，三日即发。令人用赤皮葱三五茎去皮青，于塘灰中煨热，拍破，热熨疮上十余遍，其疮三日遂发……有复灸一二壮遂发……不可顺其自然，终不发矣。"这些方法都是通过再加温，以加深对皮肤的破坏程度。《针灸资生经》载："凡着艾得疮发，所患即瘥，若不发，其病不愈。""疮发"和"不发"是指对皮肤损伤的程度，如果皮肤基底层被破坏或真皮也受破坏，炎症则深，被破坏的组织易形成无菌化脓状，则愈合时间就长，自然会"疮发"，在达不到这种程度且未受外界感染的情况下，自然为"不发"。除此，《灵枢·背腧》载："以火补者，毋吹其火，须其火自灭也；以火泻者，疾吹其火，传其艾，须其火灭也。"这其中提到补泻的两种灸法，一种是用口吹艾火，另一种是让艾火自燃自灭。

古时，损伤性灸治对皮肤破坏愈深疗效愈佳，但灸后都留有永久性瘢痕，所以称之为"瘢痕灸"。还有一种无瘢痕的损伤灸，灸后皮肤起疱，而基底层不会受到损伤。损伤灸的作用有三：一是温度对皮肤有一定的刺激作用，二是受破坏组织对创面有较长时间的刺激，三是受破坏组织产生的化学成分被创面组织吸收可形成全身性作用，所起的作用不但能治疗疾病，而且能提高人体的免疫力。

Ⅰ度灸伤

Ⅰ度灸伤是指使用任何灸疗方法，对表皮基底层以上的皮肤组织造成伤害发生水肿或水疱者。Ⅰ度灸伤不损害基底层，灸伤的皮肤在5～8天结痂并自行脱落，愈后也不会留瘢痕，所以又称为无痕损伤性灸。

Ⅰ度灸伤后，95%会发生水疱，一般直径在1厘米左右，不需要做任何处理，待其吸收即可。水疱直径在2～3厘米通常会破裂，破裂后待水流尽，涂适量龙胆紫（甲紫）以防止感染（禁止将疱皮剪去，待自行脱落）。

Ⅱ度灸伤

Ⅱ度灸治温度对皮肤基底层造成破坏，但未损伤真皮组织，会发生水肿、溃烂、体液渗出等。受损伤的皮肤在7～20天结痂并自行脱落，会留有永久性的浅瘢痕。如果伤面出现水疱，在第五天可将疱皮剪掉使疱水流尽，露出破坏的基底层。为了延长伤面愈合时间，不使用外伤收敛药物及干燥疗法，为了避免感染，可涂含有薄荷的杀菌软膏敷贴，每4日可换药一次，待其自愈。

Ⅲ度灸伤

连续灸多次后，所灸部位大部分或全部真皮组织被破坏，使皮肤变白干枯、溃烂、水肿，导致形成无菌性化脓者，称为Ⅲ度灸伤。伤面在20～50天结厚痂自动脱落，愈后留有较厚的永久性瘢痕。

Ⅲ度灸伤后，伤面不加任何处理，直接敷贴含薄荷的杀菌软膏即可，每4日换药1次，伤面的无菌脓液可不清理，直至结痂自愈。

灸伤

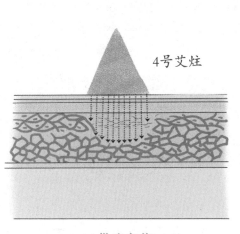

Ⅲ度灸伤

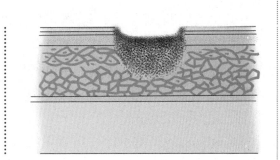

Ⅲ度灸伤后

禁忌

禁忌部位：面部、头部、颈部、腋窝、窝、肘窝、腹股沟及会阴区，忌行任何损伤性灸；手、足背面及腕、踝关节处忌行Ⅱ、Ⅲ度损伤性灸；凡肢体下有明显的血管及神经纤维干分布的部位，禁止应用Ⅱ、Ⅲ度损伤性灸。

禁忌证：孕妇禁用任何损伤性灸；体虚，患有严重的糖尿病及传染病者，均禁用损伤性灸。

适用于部位：损伤性灸治的最佳部位为背、腰部的腧穴，其次是胸、腹部及肢体上肌肉较丰富的部位。

适用于证：慢性内脏病症及某些疑难杂症最适用于损伤性灸治。

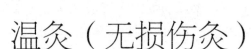

第 ② 节

温灸（无损伤灸）

无损伤灸的灼痛感不是很明显，灸后不起疱，不留瘢痕，为患者易接受的一种灸法。无损伤灸是以温度及化学物质、光线等给皮肤一定量的刺激，以起到治疗效果的治疗方法。它对皮肤的角质层、透明层都有一定的破坏作用，其破坏程度，肉眼是不容易看清楚的，所以称无损伤灸法。

灸后不起疱

无损伤灸与有损伤灸的区别在于，无损伤灸后不出水疱，而有损伤灸出水疱。若温灸后出现水疱，是由于灸得过重，为无损伤灸失败的表现。

皮肤潮红

凡是有温度灸法，均以皮肤潮红为准。皮肤潮红与皮肤敏感度及部位有关，对于敏感度较高的患者，所灸的壮数少，但达到潮红的速度却比较快；人体的背面（如背、腰及肢体外侧面）潮红较内面慢，较耐温，灸的时间长且壮数多。如果用同样的温度、时间和壮数灸内侧面，则容易超过应有的刺激量，而发生水疱。

患者的感觉

在不能直接观察皮肤变化时（如艾炷灸、隔物灸等），主要是依靠患者的感觉。当皮肤感觉由温感、热感直至刺痛感出现时，即应及时将未燃完的艾绒除去；其他灸法则应及时降低温度（如艾条灸和仪器灸等）。

感觉的标准又分为两种等级：Ⅰ级无损伤灸，只出现温热感而没有刺痛感，灸的时间长、壮数多，以达到皮肤潮红为度；Ⅱ级无损伤灸，要达到刺痛为止，但不会出现灼痛，灸的壮数少，时间也短，但仍以皮肤潮红为度。

感觉标准的判断应注意患者的敏感程度，因为人体痛觉阈值存在一定的差异，有的患者痛觉阈值偏高，有的则偏低。但温度对皮肤损伤的度数基本上是一致的。如果不注意，往往会对痛觉阈值偏高的患者造成损伤，成为损伤性灸。其克服的办法是参考皮肤灸后的充血程度，同时要注意观察艾炷燃烧线，超过限度应停止燃烧。

跟着视频学针灸技法

艾炷灸的燃烧线

应用合格的艾炷时，根据燃烧线可以得知患者的感觉程度。一般情况下2、3号艾炷燃烧线距离皮肤3毫米左右即可出现针刺感。如2号艾炷的燃烧线达2毫米患者还没有出现痛感，则表明患者感觉迟钝，应停止向下燃烧，并注意观察皮肤的充血程度，避免损伤皮肤。

注：温灸的标准不能机械地从壮数和时间来判定。只有在恒定的温度下才可规定具体灸的时间，如可控温度灸疗器，可以规定灸的时间；艾条灸可以根据临灸观察随时控制温度，也可定出大约的施灸时间，其他灸法不易达到恒定温度，则难以定出具体的施灸时间。壮数不能作为治疗标准，如灸至刺痛是1壮，灸至灼痛也是1壮，艾绒烧完将余火除去同样为1壮，将艾炷烧至自灭也是1壮，但其结果却有天壤之别。以3号艾炷3壮为例，灸至刺痛不会造成皮肤损伤，而燃至自灭，则会破坏真皮组织，形成灸疮。

中医视频课

第 ③ 节

有温度灸法

　　有温度灸法，即通过灸的物品产生的温度，以刺激皮肤达到治疗目的的一种方法。其中包括可燃烧物质使某些药物产生化学变化的温度及物理性能所产生的热源等，都应用于有温度灸。上述不同的温度灸法，对疾病的治疗有不同的作用。

艾

　　《本草纲目》对艾有详细的记述："释名：冰台、医草、黄草、艾蒿。气味苦，微温，无毒。主治灸百病。"艾到处都有，初春生苗，茎像蒿，叶背面为白色，以苗短的为好。阴历三月初三，五月初五采叶晒干，陈久的才可入药。李时珍说：自成化以来，认为产自蕲州的艾最好，称为蕲艾。此草多生长在山上及平原。二月，老根重生新苗，呈丛状。茎直生，为白色，高四五尺。叶向四面散开，形状像蒿，分为五尖，桠上又有小尖，叶面青色而背面呈白色，有茸毛，柔软而厚实。七八月，叶间长穗，像车前穗，开小花，结的果实累累盈枝，中间有细子，霜降后枯萎。人们一般在五月五日连茎割取，晒干后收叶……艾叶，必须选用陈久的，通过修治使它变细软，称熟艾。若要用生艾灸火，则容易伤人的肌脉。所以孟子说：患七年病患求三年陈艾。修治艾叶的方法是，拣取干净的艾叶，扬去尘屑，放入石臼内用木杵捣熟，筛去渣滓，取白的再捣，捣至柔烂如绵为度。用时焙干，这样灸火才得力。

　　李时珍说：艾生叶则微苦大辛，熟则微辛大苦，生温熟热，为纯阳之品。属艾可以取太阳真火，挽回垂绝元阳。内服，走三服，可以逐一切寒湿，转肃杀之气为融和。外灸则透诸经而治百种病邪，能使重病的人康复，功用很大。

　　现代研究：蕲（祈）艾含挥发油约0.002%，主要成分为苦艾醇、苦艾酮。此外尚含胆素钾盐以及维生素A、B、C、D等。

　　苦艾醇、苦艾酮有兴奋中枢作用。苦艾中含有钾类、糅酸、氯化钾等，故有解热、止血、镇痛的作用。

　　艾用于灸治疾病的成分，主要是艾叶中的纤维部分，称之为艾绒。艾绒的优劣，与采集时间和艾的品种、艾生长的茂盛程度及放置时间有关。阴历五月初五的艾，为生长将成熟时期，纤维已形成；此时采集的艾绒富有弹性，绒长而柔韧，为优良艾绒，为灸法所用的主要材料。由菊科植物艾蒿的干叶制成。其色泽灰白，柔软如绒，易燃而不起火焰，气味芳香，适合灸用。根据加工程度的不同有粗细之分，粗者多用于温针或制作艾条，细者多用于制作艾炷。质地以陈年者为佳。为古今灸治的主要原料。

艾有两种，一种叫祈艾，又称大叶艾，多产于江北，叶宽而厚，可制出优质绒；一种是小叶艾，又称野艾，江南较多，绒质较硬，其艾香不如大叶艾，为劣质艾绒。

同一种艾，土壤肥沃者产绒较优，反之则劣。用新采集的艾与存放3年的艾分别制作艾绒，用陈艾取绒较新艾柔韧，易燃，这与油质挥发有一定的关系。

艾绒制作法

不同的艾绒对皮肤刺激的感觉也有区别。优质绒，燃烧速度较缓，在皮肤上的热感是由轻至重直至达到灼痛，是缓慢地进行，温热时间长，热渗透力较强，因此疗效较好。劣质绒燃烧速度快，感觉即温则痛，渗透力较弱，所以历来针灸家强调应用祈艾和陈艾。

将端午节前后采集的艾，置露天经日晒夜露1个月（如此作法油脂易挥发，达到陈艾的程度），趁干捣碾，待叶质全碎后，用25目的筛子筛去皮质（要多次捣筛才可制成不含叶质的白色或黄白色净绒），装入塑料袋中备用。

艾炷

"炷"在《说文》中未曾记载，在"主"字中有"灯中注也"。徐铉注："今俗别作炷。"段玉裁注："主，炷古今字。"在《旧唐书》皇无逸传："遇灯炷尽……刀断衣带为炷。"原意指灯心为炷，后发展到燃烧的柱状体为炷，如燃烧的佛香也称之为炷。故将艾绒捏成塔形用于燃烧治病也称之为炷。炷也代表数量单位，如一炷香或数炷香。但艾炷的计算单位并不是炷，而是壮，如灸3壮或灸5壮等。段玉裁在《说文》灸字中注解："医书以艾灸体谓之壮，壮者灼之转语也"。只有艾炷灸的计算单位为壮，因为壮字本身没有数量单位的含意。《千金要方》解释曰："凡言壮数，若干壮遇病，病根深笃者，可多倍于方数，其人老小羸弱者，可复减半。"《东医宝鉴》曰："着艾一壮如人壮之力，故谓壮。"《梦溪笔谈》曰："医用文一灼，谓之一壮。以壮人为法，其言若干壮，壮人当依此数。"

《本草纲目》曰："以灼为一壮，以壮人之法也。""壮"字多解释为根据患者身体强壮程度所制定的灸数。仅有《东医宝鉴》认为灸1壮，有增加强壮的意思。以上有关记载，都为后人推测，不甚合理。古代的"壮"字还带有损伤的意义，如《易·大壮》曰："壮于五趾。"虞翻、马融并注："壮，伤也。"《广雅·释法》曰："壮，创，伤也。"《汉书·叙传下》曰："安国壮趾。"颜注："壮，伤也。"《淮南·嫩真》曰："形苑而痛壮。"高注："壮，伤也。"周楣声在《灸绳》中如此解释为艾灸"壮"字的含义，是较为合理的，即灸伤之数为壮数。

艾炷的规格

古时，有关艾炷规格的记载有很多。如《内经》载"灸不三分，是谓徒冤，炷务大也，小弱小作之。小儿七日以上，周年以下，炷如雀粪"。《明堂》载："凡灸欲炷下广三分（即底部直径为10毫米左右），若不三分，则火气不达，病未能愈，则是灸注欲其大，惟头与四肢欲小耳。"除此还记载："艾炷依小竹箸头作，其病脉粗细，状如细线，但今当脉灸之，雀粪大炷，亦能愈疾。又有一用途，如腹内痕、疹僻、优梁气等，须大艾炷（超过三分的艾炷）。"如今对艾炷的规格没有统一的规定，一般都是根据年龄、部位、疾病及经验采用不同直径的艾炷。

艾炷的常见规格

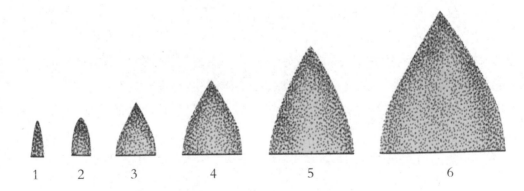

1   2   3   4   5   6

1号艾炷（米粒炷或雀粪炷）：直径2～3毫米，高5毫米。
2号艾炷（豆粒炷）：直径5毫米，高7毫米。
3号艾炷（三分炷）：直径10毫米，高15毫米。
4号艾炷：直径15毫米，高20毫米。
5号艾炷：直径20毫米，高25毫米。
6号艾炷：直径30毫米，高30毫米，均呈金字塔形。

艾炷的质量要求

（1）炷体艾绒要均匀，不可一半松、一半紧。如果艾体松紧不一，则松侧燃烧快，其燃烧线为斜线，只一侧先着热，对皮肤刺激达不到应有面积，渗透范围也不够均匀。

（2）炷底要圆，不能一侧大一侧小。炷尖（点燃点）须位于炷中心，不能偏离，否则会出现燃烧斜线。

（3）合格艾炷的燃烧线是平线，燃烧均匀，皮肤温度感觉缓慢增高，受热部位均匀，渗透力也比较强。

艾炷越大其质量要求越严格，直径在5毫米以下的艾炷，燃烧后对受热面积的影响比较小。

艾炷的质量要求

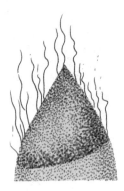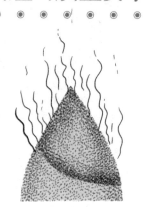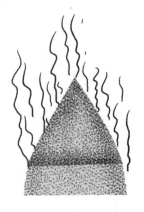

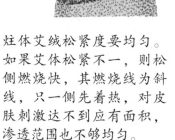

炷体艾绒松紧度要均匀。如果艾体松紧不一，则松侧燃烧快，其燃烧线为斜线，只一侧先着热，对皮肤刺激达不到应有面积，渗透范围也不够均匀。

炷底要圆，不能一侧大一侧小。炷尖（点燃点）须位于炷中心，不能偏离，否则会出现燃烧斜线。

合格艾炷的燃烧线是平线，燃烧均匀，皮肤温度感觉缓慢增高，受热部位均匀，渗透力也比较强。

手工制作艾炷的方法

（1）制作小型艾炷：以拇指、食指将适量的艾绒捏紧，用力朝一个方向搓成一头尖的条形状，剪下尖端，稍后整制成塔形即能应用。

（2）制作中型艾炷（直径10～20毫米）：根据所需艾炷的大小，将适量的艾绒放入左手心中，先用右手拇指压紧艾绒并来回搓，将绒压紧后再向一个方向搓成一头带尖条形，用手将带尖的一半折下，放在平板上，将底面压平后即可应用。

（3）制作大型艾炷（直径30毫米以上）：用两掌心将适量的艾绒揉紧成团，放在平板上，再以5指捏制成塔形。用此方法也可制作中型艾炷。

手制艾炷是传统的方法，如果手法不熟练，较难制出合格的成品，同时速度慢，耗时长，因此这种传统方法针灸科医生不常用。

手工制作艾炷

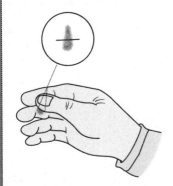 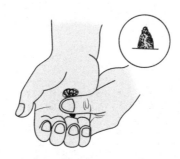 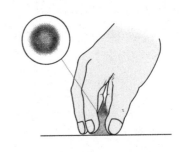

以拇指、食指将适量的艾绒捏紧，用力朝一个方向搓成一头尖的条形状，剪下尖端，稍后整制成塔形即能应用。

将适量的艾绒放入左手心中，先用右手拇指压紧艾绒并来回搓，将绒压紧后再向一个方向搓成一头带尖条形，用手将带尖的一半折下，放在平板上，将底面压平后即可应用。

用两掌心将适量的艾绒揉紧成团，放在平板上，再以5指捏制成塔形。用此方法也可制作中型艾炷。

艾炷冲压器

艾炷冲压器有金属和木质两种，金属为压榨法，其构造比较复杂，包括装绒、压绒、切绒、碾绒、制型等工序，将艾绒装入绒缸内摇动手柄，在出炷口将成型的艾炷推出，然后排列在艾炷板上。木质为捶击冲压法，也就是在数条硬木板条中间钻出艾炷模型槽，用坚固木料做成板条夹。制艾炷时将艾炷槽板卡入夹内，将艾绒在艾炷槽内填平，用木制杆棒压在艾绒上，再用木捶击杆棒2次，每个艾炷槽捶完后，将艾炷扣在木板上，将木夹除去，然后将各板条分开，艾炷自动落在板上，每板66个。

由艾炷冲压器制成的艾炷，比手工制作的成品更合格，大小均匀，艾体和燃烧时间大致相同，制作速度也比手工制作快几倍。

艾炷的应用

艾炷的应用极为广泛，凡能放置艾炷的穴位，都可以使用艾炷，任何病症都能应用艾炷灸治，并进行任何程度的损伤灸治和不同等级的无损伤治疗。

1号艾炷

适用于病症：对内脏下垂、心脏病、肝胆炎症、消化不良、食欲不振、气管炎、小儿惊风、小儿疳积、头痛、体虚无力等，均有良好的效果，但对局部性疼痛、风湿寒痹等证，其疗效不及较大的艾炷。

施灸方法：施灸时，在患者皮肤上涂适当油或水，将艾炷黏于皮肤上，将炷尖用佛香点燃，待艾炷烧完为止，将艾灰压在皮肤上或除去，再燃第2壮。由于艾炷小，放散温度低，渗透力较弱，温度高峰仅在3秒左右，灸1壮可达轻的Ⅰ度灸伤，3壮之内均为Ⅰ度损伤（在躯干及肢体外侧）。

2号艾炷

适用于病症：2号艾炷主要应用于Ⅰ、Ⅱ、Ⅲ度损伤灸法，也可以用于2级无损伤灸法。此法适用于任何可灸的穴位，治疗各系统疾病，为古代应用最为广泛的一种灸治艾炷，可用于保健。施灸时皮肤涂适量油或水，然后将艾炷黏于皮肤上，如在穴位上贴大蒜片（1毫米左右）将艾炷固定住则更合适。治疗效果比1号艾炷强。对风湿痹寒证有一定疗效，但不如较大艾炷效果显著。

施灸方法：Ⅰ度损伤灸法：在炷绒燃烧至皮肤时，迅速除去余火，可灸2~3壮。Ⅱ度损伤灸法：待艾炷燃烧至自灭为止，可灸1~2壮。Ⅲ度损伤灸法：待艾炷燃烧至自灭为止，可灸5~10壮。如燃烧自灭后将灰按在皮肤上，在艾灰上再行灸，应增加1~2壮。2级无损伤灸：艾炷燃烧线距皮肤3~4毫米，发生刺痛感时迅速除去未燃艾绒。连灸6~12壮，以皮肤潮红为宜。

3号艾炷

适用于病症：3号艾炷是损伤灸最适中的艾炷，有"灸不三分，是谓徒冤，炷务大也"之说。可用于损伤灸和无损伤灸，适用于能施灸的任何穴位，治疗任何疾病，为古人最提倡的一种艾炷。

施灸方法：Ⅰ度损伤灸法：将艾炷直接放在皮肤上行灸，当艾炷燃烧至线距离皮肤3毫米左右时，患者会感到灼痛难忍，此时除去未燃艾绒。连灸3~4壮。Ⅱ度损伤灸法：将艾炷直接放在皮肤上行灸，等艾绒即将烧尽时将余火除去。可灸1~2壮。Ⅲ度损伤灸法：将艾炷直接放在皮肤上行灸，待艾绒自灭为止，连灸3~4壮，即可破坏真皮组织。如要求延长灸疮愈合期，可灸至10壮。也可采用无痛损伤灸法。

Ⅰ级无损伤灸法：适用于隔姜灸法，在皮肤上贴块厚姜片（厚约2毫米），艾炷在姜片上燃烧距姜片3.5毫米时，会出现轻微刺痛感，这时将未燃艾绒除去，连灸多次，至姜片下皮肤潮红为止，灸数可达10壮左右，皮肤感觉以刺痛为度，不应出现灼痛感。Ⅱ级无损伤灸法：适用于隔姜灸法，将艾绒烧至距姜片2.5毫米，出现刺痛感后，将未燃艾绒除去，连灸6壮。

4号艾炷

适用于病症：《明堂》记载有："腹内疝痂，疙癖，伏梁气等，须大艾炷。"4号艾炷用于损伤灸，也可用于无损伤灸法，对各系统疾病及局部病症疗效较佳。4号艾炷在古代为大艾炷，其"大如蒜瓣"。

施灸方法：Ⅰ度损伤灸法：将艾炷直接放于皮肤上，烧至距皮肤3毫米感到灼痛后将未烧完的艾绒除去；再灸第2壮。连灸3~5壮。Ⅱ度损伤灸法：待艾绒烧至皮肤后将余火除去，连灸1~2壮。Ⅲ度损伤灸法：灸至艾炷自灭为止。1壮即可破坏真皮，最多不超过2壮。此灸法所造成的灸疮在20毫米左右。适用于背腰部，其他部位不宜使用。

1级无损伤灸法：直接放在皮肤上灸，在燃烧线距离皮肤4毫米感觉刺痛时，迅速将未燃艾绒除去。可连灸10壮。2级无损伤灸法：直接放在皮肤上灸，在燃烧线距离皮肤3毫米出现刺痛之后，除去未燃烧艾绒。连灸6壮左右。

5号艾炷

适用于病症：此型号艾炷多用于无损伤灸，但禁止用于Ⅱ、Ⅲ度损伤灸。可用于穴位灸，局部病灶区灸疗，治疗内脏虚寒及风湿寒痹等症。也可用于Ⅰ度损伤灸。

施灸方法：1级无损伤灸法：直接灸时，待艾绒烧至距皮肤6毫米左右，感觉稍微刺痛时，除去未燃艾绒，再灸第2壮。连灸8壮左右。2级无损伤灸法：直接灸时，待艾绒烧至距皮肤4毫米、感觉刺痛后，除去未燃艾绒。可连灸5壮，超过5壮易造成Ⅰ度损伤。

Ⅰ度损伤灸法：按2级无损伤灸法连灸5~8壮，即可达到目的。

6号艾炷

适用于病症：用于治疗寒、湿、风痹及内脏虚寒等病症，疗效最佳。适用于背、腰、腹及膝关节区。

施灸方法：1级无损伤灸法：直接放在皮肤上，待艾绒烧至距皮肤7毫米左右，感到刺痛时，将未燃艾绒迅速除去，再灸第2壮。连灸8壮。2级无损伤灸法：在艾绒烧至距皮肤约6毫米，感觉刺痛后，将未燃艾绒除去。连灸5壮。

艾炷灸的隔物

使用艾炷灸时，常在艾炷与皮肤之间加用隔垫物，如大蒜、生姜、附子饼、棉纸、食盐、硬质药膏等。其作用有：①运用隔物本身的作用，加强治疗效果。②保护皮肤避免烧焦。③减轻灸时的疼痛感。④对艾炷起到固定作用；对某些凹陷部起填充作用。

大蒜片：大蒜含有大蒜素，有较多的黏液性液体，对皮肤有较强的刺激作用，但经过灸2壮后，温度可使其刺激性降低。大蒜的黏性液体可将艾炷牢牢地固定在皮肤上，不易脱落，因此在斜面皮肤上施灸，大蒜片是固定艾炷的优良隔垫材料。选用紫皮大蒜瓣，用刀沿蒜芽纵向切片，厚度1~3毫米。临床中多用于痈、疖、疮、蛇蝎毒虫所伤、腹中积块、肺痨等证的治疗。主要用于2~3号艾炷，适用于Ⅰ度损伤灸法。

生姜片：生姜含有姜辣素，挥发油中含有姜醇、姜烯、樟烯、水芹烯、龙脑、枸橼醛、桉油等，对皮肤有一定的刺激作用，可扩张血管，增进血液循环。用艾炷加温后，其作用可增强数倍，加强了艾炷灸的效果。用时将姜片放在施灸的皮肤上，再将艾炷置姜片上燃烧。生姜片是临床上最为常见的一种隔物，对寒、湿痹、肠胃虚寒等证，如呕吐、泻痢、腹痛、遗精、早泄、面瘫、关节酸痛等，均有较好的疗效。适用于无损伤灸法。

附子饼：附子中的主要成分为乌头碱，为乌头肥大的块根。为增加其黏度可加入少量的白及粉，用水调成泥状，存放于瓶内，待用时根据艾炷的大小做成厚3~6毫米的圆饼，然后用针扎许多小孔，放在穴位皮肤上，将艾炷置于饼上灸，加温后附着于饼上的水蒸气所含物质可以被皮肤吸收，起到镇痛、消坚破结、愈合伤口的作用。本法多用于胃肠虚寒证，如五更泄泻、消化不良、食欲不振等，古时，人们也常用于久不愈合的疮疡等，适用于无损伤灸法。

食盐：盐在灸中主要是作为填充材料，使灸的位置形成平面，便于放置艾炷，并通过盐传导艾炷的温度从而刺激皮肤。利用盐对皮肤的作用，加强灸治效果。食盐极易吸收水分，温度增高时可将水分放出，盐分渗透率较高，可以透过皮肤组织，吸收皮肤水分。此法只用于脐部，灸治肠炎、淋病、霍乱等证。适用于无损伤灸法。

棉纸：棉纸的用法有两种。第一种方法：将棉纸浸入具有镇痛作用并能使局部充血且能舒筋活络的药液中，无论是脂溶性药物还是水溶性药物，加温后，均有利于皮肤吸收。第二种方法：将2~6层单用棉纸润湿，贴于皮肤上，在纸上施灸，其作用是固定艾炷并能保护皮肤以防烧焦。适用于无损伤灸法。此法只用于脐部，灸治肠炎、淋病、霍乱等证。适用于无损伤灸法。

药膏：将具有治疗作用的药物调成膏，粘在皮肤上，在上面加灸，如哮喘证"三伏灸"所用的干姜、甘遂、白芥子膏等。因为药物大部分具有刺激性，加温后可加强药物刺激性，适用于Ⅰ~Ⅱ度损伤灸法，可减少灸的壮数，提高疗效。除硫黄、茵陈外，用其他药物都可制成隔灸药膏。

艾条

艾条首见于《本草纲目》："有雷火神针法，用熟祈艾末……以厚纸裁成条。"艾条是将艾绒用纸卷成条状，用时将艾条一端点燃，手持艾条在穴位或患部进行灸治。艾条的出现与艾炷制作缺点有一定的关系。艾条在制作和应用上都比艾炷简便。此外，艾条还可同时卷入多种药物，而艾柱加入同等药物用手制作时很难成形。现在针灸者大多喜用艾条，必要时才用艾炷。

艾条规格

为了适用于不同部位的灸治，针灸者自制出规格不同的灸条，其规格大致可分为：1号艾条，2号艾条，3号艾条，4号艾条。现在常用的艾条基本依照"雷火神针"的规格，直径约20毫米，长约200毫米。

艾条的常用规格

● ● ● ● ● ● ●

1号艾条：直径5毫米，长100毫米。
2号艾条：直径10毫米，长100毫米。
3号艾条：直径20毫米，长200毫米。
4号艾条：直径30毫米，长200毫米。

艾条应用

1号艾条：此艾条适用于任何穴位皮肤的灸治，尤其适用于对小儿的灸治，还适用于头面部及手足的穴位。2级无损伤灸法多用于成年人。1级无损伤灸法适宜于小儿。

2号艾条：为穴位灸治比较理想的艾条，一般行灸在肢体皮肤上，所灸面积在十二经皮部的范围之内，能充分发挥穴位特有的治疗效果，治疗内脏病症适宜用此方法，但治疗痹证不如粗艾条好。可用于1、2级无损伤灸法。

3号艾条：适用于1、2级无损伤灸法，主要用于躯干及肢体部位，多用于治疗风湿痹证，但不适用于头面及手足穴位灸治。3号艾条也就是"太乙神针"所使用的粗度。

4号艾条：最粗的艾条，适用于治疗内脏寒性病症及关节风湿痹证，其疗效远远超过较细的艾条。主要用于躯干部位的灸治，适用于1、2级无损伤灸治法。

手制艾条的方法

制作艾条的原始手工制作方法为：将艾绒铺在一定规格的棉纸上，纸边卷上一条细竹签，卷动竹签，将艾绒夹在其中，卷成条状，抽掉竹签，将两头的艾绒整理好，再把长出的纸扭搓封绒存放备用。

手制艾条的方法

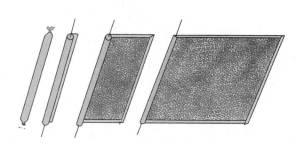

木质艾条器

现在的艾条器大部分构造简单，应用方便，是仿古老的卷烟机制造出来的一种木制工具。操作时先将艾绒均匀铺在绒槽中，推动卷棒，将艾绒压实，再将粘有胶水的纸铺好，卷入包绒，推出便成艾条，每分钟大致可卷8条。

手摇式卷艾条机

为金属制品，工艺较为复杂，用手将艾绒铺好后，其余过程均为半自动化，操作时左手加艾绒，右手摇动摇柄，将艾绒调匀后带动续纸架包绒成条，艾条退入后箱内再进行包装。

艾条的质量要求

合格的艾条应用1~2级纯艾绒制作，艾绒在艾条中均匀分布，手触摸上去没有蛇腹吞鼠的感觉，且燃烧速度一致，燃烧后的艾灰可达30毫米而不落。达不到上述要求即为劣品，如燃烧过程中艾条出现爆炸性火星，或自动落下火灰或火星者也为极劣品，均不宜使用。

药物灸条

是指将药物加在艾绒中卷成艾条，又称太乙神针、太乙针、雷火种针、雷火针等。各家加入药物的味数及药量均不相同，加入的药物最少有3种，最多可达20种。药物灸条的作用：其一，药物的蒸发物对减轻灸伤疼痛能起到一定的作用，如乳香、没药、川乌、草乌、羊踯躅。其二，可增强温度的渗透力，如麝香、穿山甲、沉香、干姜等。其三，加强助燃性药物，如硫黄、松香、茵陈等。其四，加入扩大灸伤作用的药物，如斑蝥、皂角、巴豆等。

艾条的质量要求

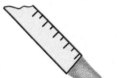
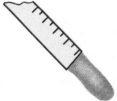
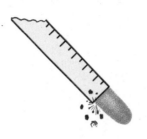
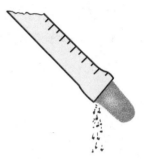

艾绒在艾条中分布均匀，且燃烧速度一致，燃烧后的艾灰可达30毫米而不落。

燃烧过程中艾条出现爆炸性火星，不宜使用。

自动落下火灰或火星者也为极劣品，均不宜使用。

灸疗器

在灸治疗法的发展过程中，针灸工作者为应用方便、节省时间及提高治疗效果研发出灸疗器。随着科技的发展，灸疗器也得到发展。由于新老灸疗器各有其优点，因此在我国仍在同时应用。

实验所研制的针灸疗法温灸器

此温灸器高90毫米，直径50毫米，底部有隔热板，外壳有折叠式把柄；板中央的灸孔直径为15毫米；内部有储灰槽、艾条夹及隔热板、落炭伞。筒壁内有进气孔（可调节），顶部有出气孔。灸时底孔对准穴位置皮肤上，温度由进气孔和艾条夹调节。

艾灸盒

适合于治疗背腰风寒痹痛及胃肠虚寒等证。适用于背、腹部温灸。用木板制成一个长方形盒子（约160毫米×100毫米×80毫米），中间有一层铁丝网，施灸时将艾团或艾条点燃放在网上，将木盒放在需要灸治的部位，由盖子的空隙来控制温度。

发热药物灸

粘贴式温灸膏

此膏灸法具有温热、药物及穴位刺激的综合作用，应用相当方便，很适合家庭自行灸治。适用于各穴位粘贴的灸膏。大的直径为30毫米，小的直径为15毫米，在塑料板上先贴上预先制作好的灸膏片，应用时将灸膏片取下，粘在穴位皮肤上，温度可达40～60℃，且能保持2小时左右。待温热过后取下膏片，必要时可再贴一膏。

跟着视频学针灸技法

温热灸包

将具有化学反应的药物装进大小适宜的布包里，药物混合在一起所产生的温度可高达60℃，温热时间最长可达12小时。其中细铁粉及酸性药物等为主要药品，应用时揉搓药袋，使之充分混合，再装入布包内，绑在需要灸治的部位。宜进行大面积长时间灸治。

铝灸

将适量的升汞和氯化钠用水和甘油混合成一种软膏，然后直接涂在铝纸上，粘敷在穴位皮肤上。当升汞和氯化钠发生化学反应后，会有一层锅霜生出在铝表面，这时，铝氧化后会产生大量热能，使皮肤出现温热感和灼烫感。

温热灸袋

将含有铁的药液及一小袋酸性药粉装入尼龙塑料袋中。应用时将小袋掰开，使两种药物充分混合，所产生的温度可达45～60℃，且热感能保持6小时，应用方法同温热灸包。

其他发热灸法

灯心草灸

灯心草灸是古老灸法之一，《本草纲目》及针灸书籍中均有记载。此灸法用的是灯心草（用油灯照明时，多用此草心作灯心燃烧，故称灯心草）。应用时将带孔铜钱压在穴位上，将灯心草浸在麻油（或菜油）中，取出待油滴完，将原来浸在油中的一头点燃，由于油温升高，其浸入草心的油渗出滴在铜钱的孔内，造成Ⅰ度灸伤。另一种方法：将明火吹灭，用其炭火对准穴位，迅速碰击皮肤，会发出"啪"的一声，造成Ⅰ度损伤，此法多用于小儿灸疗。成人可用佛香。

线香灸

线香灸适用于小儿灸疗。现在多用最细卫生香。应用时点燃卫生香，吹去余灰，对准穴位的皮肤迅速点刺，造成I度灸伤。

麻叶灸

《串雅外编》中记载："麻叶灸，可治淋巴结核（瘰疬疮），阴历五月初五采麻叶，七月初七采麻花，捣作圆柱，灸疮上百壮。"

硫黄灸

硫黄灸专用于治疗久不愈合的溃疡疮瘘。应用时取适量硫黄块点燃，用镊子夹起放在疮口部位。《太平圣惠方》中讲道："其经文瘘，即取硫黄灸之。其灸法为：右用硫黄一块子，随疮口大小来定，另取少量硫黄，于火上烧之，以银钗脚挑之取焰，点硫黄上，令着三五遍，取脓水，以疮干瘥为度。"

药捻灸

《本草纲目拾遗》称之为"蓬莱火"。其制作方法：取雄黄、乳香、草乌、没药、丁香、麝香、火硝各等份，用棉纸包药粉后捻成条状，捻得越紧越好，直径约4毫米，用时剪下5毫米，用胶水粘在穴位皮肤上点燃直至火灭，可造成 I、II 度灸伤。

蜂蜡灸

应用时根据所灸部位大小，用脱脂棉条沾水围四周，将蜂蜡溶化后倒入圈内。蜡以溶为度（50℃为限），过热易造成 I 度灸伤。此法多用于较大面积的灸，现代的石蜡疗法即来源于此法。

日光灸

古代灸疗时除了艾绒很讲究外，用来点艾绒的火种也相当讲究，《针灸大成》《外台秘要》《针灸资生经》等古籍中都提出各自不同的用火原则。根据某些树木性质从而推测有些树木燃烧的火很难将艾炷点燃，可以采用生铁或石头碰击的火，最好采用火珠曜日产生的火。这种火属纯阳之火，来自金石及太阳，因此后人在遵循古人的观点下发明了日光灸，即将聚光镜聚日光于穴位上行灸。此灸法除红外线温度刺激外，还有紫外线的照射作用，对皮肤炎症能起到其他灸法所不及的作用。

绳灸

用于治疗内脏疾病，也可沿患者背部膀胱经铺35～70厘米长的绳，待绳烧尽为止。所灸之处均为 I 度灸伤。采用一种易燃的植物纤维制成绳（如麻绳），所以也称线灸，粗细度分为1毫米和2毫米，用药水将麻绳浸湿后阴干。应用时点燃，将明火吹灭，用暗火点在皮肤穴位上，或用绳围在患部行灸。

苇管灸

古代治疗面神经麻痹时多采用苇管灸法。《千金翼方》载："卒卒中歪斜，以苇管筒长五寸，以一头刺耳中，四畔以面密塞，勿令泄气，一头用大豆一粒，并艾烧之，令燃灸七壮。"为利用苇管传热刺激耳道的灸法。具体操作方法：选一条内径较粗的苇管。直径约6毫米，长40～50毫米，一头削平磨光后插入耳道，另一头削成10毫米的斜面，将艾绒填入。将苇管插入外耳道外2/3处，用橡皮泥在耳道外将苇管封固，点燃艾绒，待艾绒烧尽，拔出其灰，再塞入艾绒行灸。

针体加热灸

针体加热灸器

在陶瓷管外绕电阻丝制成发热器，用保温材料及石棉包裹在发热器外面，用针柄固定夹将一头夹住，两条软线通温度控制器，温度可达25～60℃。应用时将发热管套在针柄上，距皮肤10毫米将针柄夹住，调节电流控制温度，是针体加温较理想的工具。

针柄加热灸

古时称温针法。此法是用艾绒烧针柄的方法，其意为金属针体较寒冷不利于治疗寒温病症，因此古人将针放入火中加温，由于其不能保证卫生，故改用针刺后用艾绒加热针体，将热传至深部，会有一定的治疗效果。此法的应用有两种：其一，剪20毫米艾条插在针柄上，以燃尽为度。其二，将1级艾绒用手捏紧在针柄上，燃尽为止。

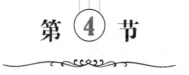

无温度灸法

《理瀹骈文·续增略言》载："榜捷患者用大蒜搽脊背梁，名水灸。"这里的灸已经不属于温度的作用。近20年来，类似方法发展较快，出现了各式各样无温度穴位刺激法。如现代书籍和杂志中的大蒜泥、白芥子、斑蝥灸等，都是无温度灸，总称无温度灸法。

大蒜泥灸：大蒜以大瓣紫皮者为最佳，刺激性最强，味也最辣。去皮捣烂，敷在穴位皮肤上，面积以不超过20平方毫米为宜，厚度不超过2毫米，待5～10分钟后感到灼痛时取下，可造成Ⅰ度灸伤，出现小疱。多用于治疗牙痛、疟疾、疮疡等证。

白芥子灸：白芥子放在锅中炒熟，切不可炒焦，待完全冷后，碾成细粉（也可用食用纯芥子粉），瓶贮密封。应用时取芥粉2克，榆树根皮粉（将根皮剥下晒干，碾成粉过细筛）0.3克，用水调成膏状，涂在穴位上，直径10～20毫米，盖上铜板纸片，以胶布封固，待患者感到刺痛后除去白芥子膏，如贴2～4小时，可造成Ⅰ度灸伤。多用于疟疾、咳嗽、哮喘、关节风湿寒痹等证。

斑蝥灸：斑蝥为豆象科昆虫，含有斑蝥素，对皮肤有较强的刺激作用，可使局部血管充血、水肿。焙干研细粉（注意研细粉时防止飞扬入口、眼，研后手要洗净），装瓶备用。应用时调入一倍量的白及粉，成为膏状，将黄豆大膏块置穴位上，用胶布封固，贴3～5小时后取下，可形成Ⅰ度灸伤。主要用于治疗咳嗽、哮喘、风湿痛、梅核气等证。

威灵仙灸：将鲜威灵仙叶捣烂成糊，加红糖调成膏状，取黄豆大贴穴位皮肤上，用胶布封固。40分钟左右即有辣痛感，去除膏。灸后数小时有水疱出现，达到Ⅰ度灸伤。主要用于大椎穴、内关穴治疗疟疾、扁桃体炎、眼睛炎症等。

巴豆灸：巴豆为巴豆树的种子。油中含毒素，对皮肤有刺激作用，能促使局部细胞坏死。应用时剥去壳，将仁捣烂，贴于穴位皮肤上，用胶布封固。8小时出现皮肤炎症及灼痛，24小时后起疱，可造成Ⅰ度灸伤。多用于疮疡拔毒除脓。

篇 三

针灸法病例讲解

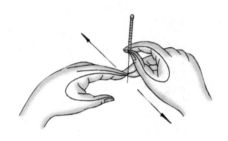

实用病症操作方法

针灸法实用病症有：头部穴位（百会穴、太阳穴、头维穴、睛明穴、听宫穴、翳风穴、风池穴、哑门穴、四白穴、下关穴）、胸腹部穴位（膻中穴、中脘穴、关元穴、大赫穴、期门穴、天枢穴、腹哀穴、腹结穴、五枢穴）、背腰部穴位（大椎穴、命门穴、腰俞穴、大杼穴、肺俞穴、胃俞穴、肾俞穴、次穴、膏肓穴）、会阴区穴位（长强穴、会阴穴）、上肢穴位（肩穴、极泉穴、曲池穴、尺泽穴、曲泽穴、天井穴、内关穴、外关穴、列缺穴、神门穴、合谷穴）及下肢穴位（环跳穴、足五里穴、箕门穴、鹤顶穴、委中穴、阳陵泉穴、足三里穴、三阴交穴、悬钟穴、然谷穴、金门穴、内庭穴、涌泉穴）。

第 ① 节

中医视频课

头部穴位

百会穴、太阳穴、头维穴、晴明穴、听宫穴、翳风穴、风池穴、哑门穴、四白穴、下关穴。

百会穴

【别名】三阳、五会、三阳五会、巅上、天满、岭上。

【释义】三阳：为足三阳途径之处。五会：为手足三阳、督脉与足厥阴肝经之会。巅上：指穴位于头之巅顶部。天满：指穴位于人体天部（人体可分为天、地两部）顶端。岭上：地理名词，地理学上把有高度的地面称为岭，而本穴就位于人体的最高处。

【位置】在头顶部正中线上，当前发际正中直上5寸，或当神庭与脑户连线之中点处。

【经属】督脉。足三阳经与足厥阴肝经交会于此。

【穴位层次】头皮，浅筋膜、帽状筋膜。

百会穴位置及其针感层

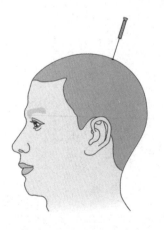

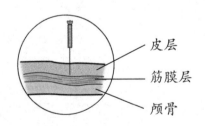

皮层
筋膜层
颅骨

百会穴处有一个敏感点，刺到敏感点时，很容易发生应有针感。不适用于Ⅱ、Ⅲ度损伤性灸法。在刺激百会穴时，应当用较粗且钝的针，进针缓慢，易掌握针感。

百会穴针法、灸法详解		
病症	针治方法	灸治方法
高血压头痛	在敏感点将针感范围扩大到直径为5厘米以上，行针5分钟，留针30分钟，再行针5分钟，留针至针感消失后起针	取1号艾条，行2级温灸法10分钟
绝经期头痛	针感扩散范围直径达5厘米以上，行针10分钟即起针	用2号艾条行2级温灸法20分钟
神经功能性疾病（如神经衰弱等症）	针感扩散愈大愈好，可用诱发和激发的方法缓慢行针20分钟，留针至针感消失后起针	用2号艾条行1级温灸法20分钟
眩晕症	用圆利针或缝衣针在百会穴连刺5~10针，只有痛感，不留针	用线香灸法连灸3次
贫血性眩晕	患者呈卧位，当刺到敏感点时，用捣刺法，缓慢行针1分钟，行针1次，留针40分钟后起针	用3号艾条行1级温灸法30分钟
脑震荡眩晕	针感扩散范围的直径达5厘米以上，缓慢行针10分钟后起针	用1号艾条行2级温灸法10分钟
神经性眩晕	针感扩散范围愈大愈好，可用诱导和激发的方法，缓慢行针20分钟，留针至针感消失后起针	取2号艾条行1级温灸法30分钟
惊悸	用圆利针在百会穴连刺5针，只有痛感，不留针	灯心草第二种灸法灸3次
健忘症	在百会穴埋各式皮肤针，患者自行按压，以痛为限	2号艾条行2级温灸法20分钟
卒中不语、昏厥、癫狂等证	用圆利针连刺10针左右，只有痛感，不留针	灯心草第二种灸法灸3~5次
脱肛、子宫脱垂	针感扩散范围直径在5厘米以上，行针5分钟起针。用圆利针连刺5针，愈痛效果愈好	2号艾条行2级灸法10分钟2号艾炷行2级温灸5壮
精神不振	用圆利针刺1~3针，只需痛感，不留针	线香灸法灸3次

【穴性】位居乾上，性能升降。从上治下，可提气固脱。以阳引阴，则可潜阳育阴。在头治头，则可健脑宁神。古有此穴犹天之极星居北之说。击中此穴位，人会倒地而不省人事。

【主治】头痛、卒中、半身不遂、脱肛、遗尿、昏迷、头重脚轻、耳鸣、神经衰弱、痔疮、高血压、低血压、子宫出血等。

【针法】患者呈正坐，使用直径为0.4毫米、长10毫米的银针，运用捻转慢进针法垂直进针，在刺到帽状腱膜及颅骨外膜时，会产生软橡皮感，此时应停止进针（如果再进针即会刺到骨面）；用慢捻转加捣法行针，在针感不明显的情况下，应在此穴中耐心寻找，即会找到应有针感。

【应有针感】在行针时，发生沉重及胀感，可向穴位周围呈直径约5厘米的范围扩散，或整个头顶部出现沉重及轻度的酸胀感，其疗效显著，如刺到骨膜上多为刺痛感，疗效则不明显。

【灸法】适用于1、2、3号艾炷，1、2号艾条行1、2级温灸法；1号艾炷及线香可行Ⅰ度损伤灸法。

太阳穴

【释义】太阳穴在中医经络学上被称为"经外奇穴"，也是最早被各家武术拳谱列为要害部位的"死穴"之一。少林拳中记载，太阳穴一经点中"轻则昏厥，重则殒命"。现代医学证明，打击太阳穴，可使人死亡或造成脑震荡使人意识丧失。

【位置】经外穴。在颞部，当眉梢与目外眦之间，向后约一横指的凹陷处。太阳穴在耳郭前面，前额两侧，外眼角延长线的上方。在两眉梢后凹陷处。有左为太阳，右为太阴之说。

【经属】为经外穴，而部位在足少阳胆经及手少阳三焦经分布区内。

【穴位层次】在额骨眉弓外颧骨弓上，颧蝶窦后方凹陷中心处。摸穴时凹陷极为明显，易于定位。

【主治】面神经麻痹、眼睛充血、上齿疼痛、三叉神经痛、眼睛病症引起的头痛、热证兼有头痛、眩晕、小儿泄泻脱水、呕吐、失眠等。

【针法】患者呈仰卧位或俯伏侧头位，用（长1.5厘米）毫针速刺或捻转慢进针法刺入皮下，运用缓慢捻转进针法直刺。当受到明显的阻力时，表明已刺到较厚的颞筋膜。此膜受到刺激会发生针感，在颞筋膜上有面神经颞前支，为第一针感层。穿过颞筋膜左右探寻，可找到传向耳上颞区的颧神经颞支。再向下刺，即肌肉层，阻力减弱，此层肌肉较薄，不会有针感。再往下刺又会遇到较明显的阻力，为颞肌间腱膜层，此层有颞深神经前支及蝶颚动脉，针感明显，比第一针感

太阳穴针法、灸法详解

病症	针治方法	灸治方法
三叉神经头痛	刺第二针感层，针感扩散范围直径达5厘米以上，最佳针感应传至颞额部，行针3~5分钟，留针至针感消失后起针，在留针1小时仍有针感情况下，可将针提至皮下，待针感消失后起针	2号艾炷、2号艾条行2级温灸法；1号灸膏、温热灸膏粘贴法
眼睛病症引起的头痛	可刺一、二针感层；使用提插法或分层刺激法，即阳中引阴或阴中引阳的手法。行针4分钟，留针30分钟。如红眼病及充血性眼病引起的头痛，可以在太阳穴处的静脉或动脉用三棱针放血	2号艾炷、2号艾条行2级温灸法。1号灸膏、温热灸膏粘贴法
充血性头痛及高血压引起的头痛	刺一、二、三针感层，先深后浅，每层刺激3分钟，留针至针感消失后起针。另一方法：在太阳穴区的静脉放血，待血流自止	温热灸膏、1号灸膏粘贴法
上齿疼痛	应选择在凹陷中心向耳方移7毫米作为进针部位，刺至第二针感层，使针感扩散至颞额区，行针2分钟，留针至针感消失后起针	温热灸膏、1号灸膏粘贴法；2号艾炷、2号艾条行2级温灸法
眼睛充血性炎症	刺第一针感层，行针1分钟起针，或在太阳穴区的静脉、动脉放血	线香灸法，灸3~5点
热证兼有头痛	刺第一针感层，或在其静脉放血，具有退热止痛作用	线香灸法，灸3~5点
由各种因素导致的眩晕	刺第一针感层，行针2分钟起针	2号艾炷行1级温灸法10壮；2号艾条行1级温灸法15分钟
面神经麻痹	刺激第一针感层，使针感扩散至颞额区，行针2分钟后即可起针	1号艾炷行2级温灸法，温热灸膏粘贴法
失眠	轻刺第一针感层，缓慢行针5~10分钟，以患者局部只有轻微的针感为宜	2号艾条行1级温灸法20~30分钟，或贴1号灸膏

太阳穴位置及其针感层

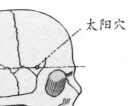
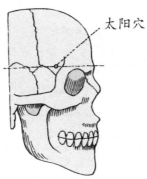

太阳穴

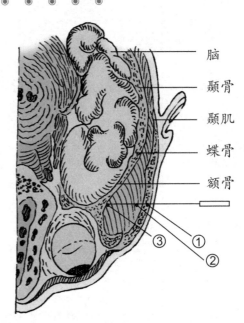

脑
颞骨
颞肌
蝶骨
额骨

① ② ③

采用针尖较钝毫针（直径为0.3～0.4毫米）刺激太阳穴，比较合适，针尖过于尖细很难掌握针感。

第一针感层：多为局部酸胀且带有刺痛，针感扩散范围达直径5厘米，针感可传向颞区的麻感。

第二针感层：酸胀感较强，扩散面积较大，探寻针感可传向颞额部及上齿。

第三针感层：刺痛感及酸麻感比较明显，可向周围扩散，但最大范围直径在5厘米之内。

层强烈，为第二针感层。向下再刺3毫米左右，阻力又增强，此即骨膜层，为第三针感层。

【应有针感】第一针感层多为局部酸胀且带有刺痛，针感扩散范围达直径5厘米，针感可传向颞区的麻感。第二针感层酸胀感较强，扩散面积较大，探寻针感可传向颞额部及上齿。第三针感层刺痛感及酸麻感比较明显，可向周围扩散，但最大范围直径在5厘米之内。

头维穴

【释义】头为头部，维为系绳，引申为固定。地维为地之四色，头维为头之四角，是穴位在头部额角位置，处于左右，故名头维。

【位置】《标准针灸穴位图册》："在头侧部，前发际额曲的外上方，入发际0.5寸，去督脉神庭穴4.5寸。"

【经属】足阳明胃经与足少阳胆经于此交会。

【穴位层次】皮肤、皮下组织、帽状腱膜。

【穴性】清头明目。

头维穴位置及其针感层

中医视频课

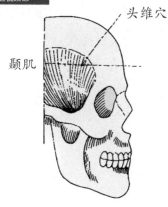

头维穴

颞肌

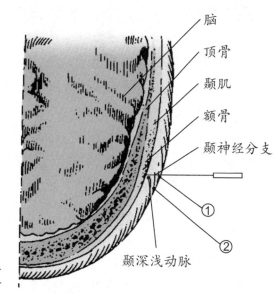

脑
顶骨
颞肌
额骨
颞神经分支
①
②
颞深浅动脉

此穴自皮肤至骨面仅1厘米左右，在针尖刺入皮下后，应采用捻转慢进针法，边进针边探寻针感。第二针感层刺中后特别强烈，为治疗偏头痛的高效针感。不适用于损伤性灸法。

第一针感层：行针时针感由刺痛转为胀痛，针感扩散范围直径达5厘米以上。如刺向肌束只产生胀感。

第二针感层：沉重胀痛感比较强，行针时针感可扩散到整个颞区，下至颧骨弓，有时可传向白齿区，上至顶侧，前至前额侧区，后达耳上区。

头维穴针法、灸法详解		
病症	针治方法	灸治方法
偏头痛	此穴为特效穴，先刺第一针感层，行针5分钟，再刺第二针感层，行针10分钟，留针至疼痛停止后，退针至皮下，待针感消失后起针。如果发生疼痛，眼睛充血，颞侧静脉血管膨胀充盈，则可在颞浅静脉或动脉放血	
呕吐	刺第一针感层，行针2分钟后起针	2号艾条行2级温灸法10分钟
眩晕	轻刺激第二针感层，行针3分钟后起针	2号艾条行1级温灸法20分钟

【主治】头痛如裂、目痛如脱、目风、泪出、偏风、视物不清。

【针法】患者取仰卧或俯卧侧头位。左手拇指或食指按在头维穴上，右手持针沿指甲以速刺进针法或捻转进针法将针刺入皮下，再缓慢地捻转进针。第一针感层：刺入皮下即遇到颞筋膜（具有韧性），阻力较为明显，针感也比较强，膜上有颧神经的颞支、颧神经颞支及颞浅动脉、颞浅静脉。第二针感层：穿过第一针感层，经过较薄的颞肌即到达肌附着的颞骨线层，此层针感强于第一针感层，有颞深神经的后支及颞深动脉。再向下刺0.3厘米左右即为骨面。

【应有针感】第一针感层：行针时针感由刺痛转为胀痛，其针感扩散范围直径在5厘米以上。如刺向肌束仅产生胀感。第二针感层：沉重胀痛感较为强烈，行针时针感可扩散到整个颞区，下至颧骨弓，有时可传向臼齿区，上至顶侧，前至前额侧区，后达耳上区。

睛明穴

【别名】泪孔、精明。

【释义】睛为眼睛，明为洁明，该穴位于眼部，有明目除翳之功效，故名睛明。该穴位于眼之目内眦，有止泪通络的作用，故名泪孔。精为精气之精，五脏六腑之精皆上注于目，精充则目明，故名精明。

【经络分布】足太阳膀胱经、足阳明胃经、手太阳小肠经、手少阴别络、阳维脉、阴跷脉、阳跷脉7条经脉。

【位置】《标准针灸穴位图册》："在面部，目内眦角稍上方凹陷处。"

【经属】足太阳膀胱经。手太阳小肠经、足太阳膀胱经、足阳明胃经、阴跷脉及阳跷脉于此交会。

【穴位层次】皮肤、皮下组织、眼轮匝肌。

【穴性】疏风清热，明目除翳，止泪通络。

【主治】远视不明、雀目、恶风泪出、目眩、内眦赤痛、眼内眦痒、大眦攀睛、努肉侵睛、瞳子生障、白翳、小儿疳眼、迎风流泪、憎寒头痛。

【针法】患者取仰卧位或仰坐位，用速刺进针法和捻转进计法垂直进针。在针刺至皮下后手感较为松软，当进针0.5～1.0厘米时，即达到眼轮匝肌及筋膜，阻力感较明显，可出现针感。此层针感约0.5厘米厚，刺入针感层内时针感最为明显，手感沉紧，即第一针感层。通过第一针感层，继续下刺时手感轻松，针感减弱，刺至2厘米深时，会出现阻力感，这表明已刺到内侧直肌的筋膜，为第二针感层（古代多刺此针感层）。刺至2.5厘米，仍为内侧直肌及其筋膜，针感明显加强。将针斜向眼球，再深刺至3.5～4.5厘米深时，则可刺到眼底视神经及其他神经，为第三针感层，如果要增强针感可用捻转法、按压法。

睛明穴位置及其针感层

⬤⬤◉⬤⬤◉⬤◉⬤⬤◉⬤⬤◉

刺在泪阜上会发生令患者难以忍受的刺痛感。当穿过第一针感层后，针尖应沿眼球边缘刺入，刺第三针感层时，出现闪电般的感觉时应停止进针。深刺时针尖应钝而无芒，以避免刺破眼动脉，导致血肿。急性泪囊炎者应禁刺，刺入深度不得超过5厘米，避免刺入眶裂孔而损伤脑部。不适用于任何灸法。

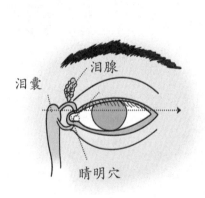

泪腺
泪囊
睛明穴

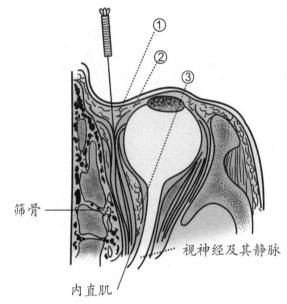

① ② ③
筛骨
视神经及其静脉
内直肌

第一针感层：通常为胀痛或酸胀，并扩散到整个眼球周围组织，泪腺分泌增加，眼泪自流。

第二针感层：在通过第一针感层时仍出现上述反应，通过第一针感层后，上述反应减弱或消失，出现眼球内侧酸胀感，有时会出现眼球胀痛。

第三针感层：发生整个眼球胀痛，如用直径0.5毫米的针，向外侧推动眼球，可刺在眼球的后部，出现闪电样感（即视神经针感）。

睛明穴针法详解	
病症	针治方法
急性结膜炎、角膜炎、泪囊炎、青光眼疼痛、额窦炎等	均刺第一针感层，尽量扩散针感，至热泪涌流为止，留针5分钟后即可起针
慢性结膜炎 慢性角膜炎	轻刺第一针感层，使针感稍有扩散，留针15～20分钟
视神经萎缩 眼底慢性病症	刺至第三针感层，达到应有针感时，缓慢行针5分钟起针

【应有针感】第一针感层：多为胀痛或酸胀，并扩散到整个眼球周围组织，泪腺分泌增加，眼泪自流。第二针感层：在通过第一针感层时仍出现上述反应，通过第一针感层后，上述反应减弱或消失，出现眼球内侧酸胀感，有时还会出现眼球胀痛。第三针感层：出现整个眼球胀痛，如用直径0.5毫米的针，向外侧推动眼球，可刺在眼球的后部，出现闪电样感（即视神经针感）。

听宫穴

中医视频课

【别名】多所闻。

【释义】听为耳闻，宫为地方，该穴位于头之耳前，有通耳开窍之功，故名听宫。多所闻为所闻之多，此穴具有改善听力，治疗耳聋之功效，故名多所闻。

【位置】《标准针灸穴位图册》："在面部，耳屏前，下颌骨髁状突的后方，张口时呈凹陷处。"

【经属】手太阳小肠经，手少阳三焦经，足少阳胆经交会于此。

【穴位层次】皮肤、皮下组织、腮腺。

【穴性】疏风清热，明目除翳，止泪通络。

【主治】癫痫、失音、心腹满痛、耳聋、耳脓、耳部疼痛。

【针法】在凹陷部位，用快速进针法刺入皮下后，根据外耳道软骨的形状，确定好进针方向，顺耳道软骨进针，为关节后韧带组织，阻力感明显加强，在此有面神经的颞支，颞浅动静脉，如果再向下斜刺可刺到面神经颧支，在刺准面神经颧支时，颧区肌肉会收缩。由于此神经在皮下的结缔组织内活动范围较大，如不固定，很难刺准。此阻力层较厚，约0.5厘米，针感也较强，有时所产生的疼痛感非常强烈，应调整位置，此为第一针感层。继续向下刺有时会刺在下颌骨髁突上，不能再进针，此时患者疼痛强烈，可将针退出1/2，斜向耳道软骨，应注意把握好角度。角度太大会刺到软骨上，勉强进针又往往在耳道前弓部位刺入耳道内，要适当沿软骨边缘进针。刺到2厘米时为关节与耳道软骨的结合组织，此组织较坚韧，要用一定的指力才会通过这部分组织，此为第二针感层。穿过第二针感层，阻力逐渐减弱；可推针直进达骨面，此为颞骨耳道前棘（即鼓大棘），深度为3～4厘米，即第三针感层。如将口张开靠近下颌骨进针，则可达咽喉后部，针感在咽喉部。

【应有针感】第一针感层：一般多为局部胀痛感，针感可向面部颞部及下颌区扩散，针感较明显。第二针感层：一般多会产生胀痛感，主要在耳前的下颌关节区，针感明显，常令患者无法忍受，有时会向下传至齿区及外耳道部。第三针感层：主要在中耳部位发生胀痛，接近骨膜时，针感可传向内耳区，此时患者会产生眩晕感。

听宫穴针法、灸法详解

病症	针治方法	灸治方法
面神经麻痹	刺第一针感层，寻找面神经的颞颧二支，使针感扩散，行针2分钟后起针	2号艾炷行2级温灸法
中耳炎	刺第二、三针感层，发生针感后不行针，留针30分钟，或待针感消失后起针	2号艾炷行1级温灸法15分钟
耳鸣	刺第三针感层，产生针感后，用刮柄法缓慢地轻巧刺激。如动作不稳健，所产生的针感会令患者难以忍受。行针10分钟，留针至针感消失后起针。此法对老年性耳鸣无效	
耳聋	刺第三针感层，传向内耳的针感达到后，不行针。留针5分钟起针（对炎症性耳聋及传导障碍性耳聋效果较好，对中枢性耳聋、药物中毒性耳聋、没有残余听力者，疗效不佳）	3号艾炷行1级温灸法30分钟
臼齿痛	刺第二针感层，针尖向下斜刺，使针感传向齿区。针感较强时可不用行针，留针至针感消失后起针，如针感传导较弱，可行针3分钟，留针至针感消失后起针	2号艾炷行2级温灸法；2号艾条行1级温灸法25分钟
下颌关节习惯性脱臼及关节炎	刺第二针感层，针感局部胀感即可，行针2分钟后起针	3号艾炷行1级温灸法10壮；2号艾条行1级温灸法25分钟
癫痫病	刺第二针感层，癫痫发作时针感愈强愈好，行针2分钟后起针。非发作期，如针感较强时，则可留针至针感消失后起针	
狂躁型精神病	第二针感层重刺且行针1分钟，再刺第三针感层，用捻转法或提插法行针2分钟，留针30分钟即可起针	
声带水肿或麻痹症	刺针时嘴巴张大，刺针深度为4~5厘米，当针感传向咽喉时，用捣法或刮柄法加强针感，缓慢行针1分钟后即可起针	

听宫穴位置及其针感层

在刺向第三针感层时，避免刺入耳道刺破耳膜及听觉器官。在探寻面神经时，应将皮下组织固定，否则难以刺准面神经纤维。不适合损伤性灸法。

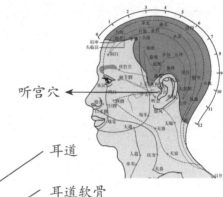

听宫穴

鼓膜

枕骨

下颌骨突

颧骨

耳道

耳道软骨

① ② ③

颞骨

第一针感层：一般多为局部胀痛感，针感可向面部颞部及下颌区扩散，较明显。

第二针感层：一般多会产生胀痛感，主要在耳前的下颌关节区，针感明显，患者常无法忍受，有时会向下传至齿区及外耳道部。

第三针感层：通常在中耳部位发生胀痛，当接近骨膜时，针感可传向内耳区，患者会产生眩晕感。

翳风穴

【释义】翳为摒弃，风为风邪，该穴位于头部耳之后下方，可治疗卒中之症，故名翳风。

【位置】《标准针灸穴位图册》："在面部，耳廓的后下方，当耳垂根后方的凹陷处。"《备急千金要方》："在耳后陷中，按之引耳中。"《类经图翼》："在耳后尖角陷中，按之引耳中。"《针灸甲乙经》："在耳后陷者中，按之引耳中。"

【经属】手少阳三焦经，足少阳胆经交会于此。

【穴位层次】皮肤、皮下组织、腮腺。

【穴位性质】祛风通络，通耳开窍。

翳风穴位置及其针感层

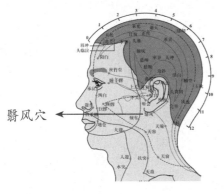

翳风穴 →

在深度超过 3.5厘米、治疗咽喉麻痹症或颈长肌麻痹时，应特别注意避开颈内动脉，进针要缓慢，最好使用针尖较钝的针。刺激面神经时，要缓慢寻找，该神经在此处不易固定，稍加压力其神经纤维会滑到针尖的一侧，不易刺准。

第一针感层：腮部范围内会出现胀痛，扩散范围的直径约4厘米，如刺准面神经的耳后支，可传导至耳后额区。

第二针感层：整侧腮区有较强的胀痛感，可扩散至乳突区和颈侧，外耳道针感较明显，如刺在下颌关节下方，针感可传向齿及面部肌肉，引起收缩。

第三针感层：除腮区有针感外，主要出现中耳和内耳胀痛感，可扩散至喉，如针尖偏向下15°，可出现传至舌下的针感。

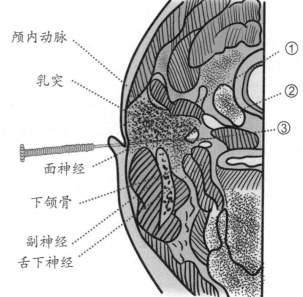

颅内动脉

乳突

① ② ③

面神经

下颌骨

副神经

舌下神经

【主治疾病】口眼㖞斜、耳鸣、耳聋、口吃、额颊肿、不能言。

【针法】患者侧卧或俯卧，在下颌与乳突之间的茎突下颌韧带后方垂直进针；可用速刺或捻转法将针刺入皮下，进针后感到具有弹性的阻力，按压时弹性层可随之下陷，在此层可以找到面神经的耳后分支，刺激或刺入弹性组织会产生针感，为第一针感层。穿过弹性组织后，阻力减弱，再进针1.5厘米左右，阻力再次出现，针尖偏向下由前向后轻轻寻找，可刺到面神经总支，面部肌肉会收缩，此处为第二针感层。再垂直向深刺，易刺到乳突骨，将针向前（下颌骨方向）斜15°左右，可顺利通过第二针感层。此时进针阻力较弱，进针3.5厘米左右时，会产生较为强烈的针感，针尖偏向下，可刺到舌下神经，此为第三针感层。如再深刺，可达咽提肌，至咽峡的后面，只有在行特殊治疗时才深达此层。如在乳突前下缘进针4厘米左右，可以刺到迷走神经及颈内动静脉，易发生危险。

【应有针感】第一针感层：腮部范围内会出现胀痛，扩散范围的直径约4厘米，如刺准面神经的耳后支，可传导至耳后额区。第二针感层：整侧腮区有较强的胀痛感，可扩散至乳突区和颈侧，外耳道针感较明显，如刺在下颌关节下方，针感可传向齿及面部肌肉，引起收缩。第三针感层：除腮区有针感外，主要出现中耳和内耳胀痛感，可扩散至喉，如针尖偏向下15°，可出现传至舌下的针感。

【灸法】适用于2号艾炷、1号艾条行1、2级温灸法。温热灸膏，1、2号灸条灸法。

翳风穴针法、灸法详解		
病症	针治方法	灸治方法
腮腺炎	刺第一针感层，达到应有针感后，行针1分钟即可起针	2号艾炷行2级温灸法；1号艾条行2级温灸法10分钟；温热灸膏、1号灸膏灸法
下颌关节炎	刺第二针感层，关节的后面为刺激目标，行针1分钟，留针至针感消失后起针	2号艾炷行1级温灸法10壮；温热灸膏每日2次，每次2片
颈侧淋巴结炎	刺第一针感层，行针2分钟，留针至针感消失后起针	温热灸膏、1号灸膏灸法
炎症性或传导性耳聋	刺第一针感层，行针1分钟，再刺至第三针感层，行针1分钟，留针至针感消失后起针	温热灸膏、1号灸膏灸法
中耳炎	刺第三针感层，行针1分钟，再刺第二针感层，行针2分钟，留针至针感消失后起针	
耳鸣	刺第三针感层，采用缓慢的刮柄法，行针3~5分钟，留针至针感消失后起针（对老年性耳鸣疗效不佳）	
颈项强直	刺第三针感层，缓慢行针3分钟，留针至针感消失后起针，如留针40分钟仍有针感，可将针提到第一针感层，待针感消失后起针	3号艾炷行2级温灸法；2号艾条行温灸20分钟
面神经麻痹	刺第一及第二针感层，并在此范围内寻找面神经，刺激达30秒即起针	1号灸条行2级温灸法

中医视频课

风池穴

【别名】热府穴。

【释义】风为风邪，池为池子，该穴位于头后枕骨下的凹陷处，状若池子，且又是祛风之穴，故为风池。热，指本穴气血性热温高；府，府宅也；热府名意指本穴气血的变化为受热膨胀。

【位置】《标准针灸穴位图册》："在项部，枕骨之下，胸锁乳突肌与斜方肌上端的凹陷处，风府穴的外侧，重按时鼻腔有酸胀感。"

【经属】足少阳胆经、手少阳三焦经、阳维脉交会于此。

【穴位层次】皮肤、皮下组织、胸锁乳突肌。

【穴位性质】祛风解表、舒筋活络、清脑明目。

【主治疾病】头痛、眩晕、卒中、颈项强痛、目不明、目赤痛、目泪出、打鼾、鼻渊、鼻出血、耳聋、腰部佝偻、气闭、口眼㖞斜、脚部无力、疟疾、热病、感冒、瘿气、落枕、口僻。

【针法】患者取俯卧位，选择对侧眼睛方向进针，刺至皮下。进针0.5~1厘米时会出现阻力感（脂肪层厚的人可达2厘米左右），此为筋膜层。在此筋膜上下可产生针感，为第一针感层。再向下刺至肌间筋膜层及接近骨面时，可产生针感，用左右密集探寻法，能刺到枕小神经，向枕骨粗处斜刺，可寻找到枕大神经，为第二针感层。

【应有针感】第一针感层：局部刺痛感或胀痛感，多在直径5厘米范围内，向前可达耳后，向后可达枕骨粗隆，向下达乳突下方，向上可达耳尖平后的顶骨区。第二针感层：局部胀痛及胀感，比第一针感层强烈，刺到枕小神经时可传向耳上颌区，个别人可传导至眼睛。刺到枕大神经时90%可传至眼睛，因为枕大神经与额神经多数互相沟通。针尖偏向肩，可出现传向颈侧或肩区的针感。

【灸法】适用于2、3号艾条行1、2级温灸法、线香灸法。

【注意事项】此穴并非刺在枕骨下方，如刺在枕骨下不易掌握枕大小神经的刺激。过深会刺入延脑内，易发生危险。不适用于Ⅱ、Ⅲ度损伤灸法。

风池穴位置及其针感层

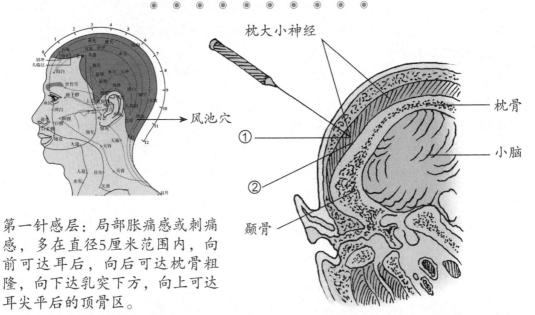

枕大小神经

枕骨

小脑

① 风池穴

②

颞骨

第一针感层：局部胀痛感或刺痛感，多在直径5厘米范围内，向前可达耳后，向后可达枕骨粗隆，向下达乳突下方，向上可达耳尖平后的顶骨区。

第二针感层：局部胀痛，比第一针感层强烈，刺到枕小神经时针感可传向耳上颌区，个别人可传导至眼睛。刺到枕大神经时，多数可传至眼睛，因为枕大神经与额神经多数互相沟通。针尖偏向肩，可出现传向颈侧或肩区的针感。

风池穴针法、灸法详解		
病症	针治方法	灸治方法
头夹肌、枕肌、斜方肌、胸锁乳突肌损伤	当风池穴区出现压痛时，选择压痛中心刺针，从压痛区刺至骨面，用苍龟探穴加捣法，在压痛点范围内密刺，针感局部胀或胀痛，不留针	3号艾条行1级温灸法20分钟
眩晕	刺第一针感层，针感扩散范围的直径达5厘米以上，缓慢行针2分钟起针	2号艾条行2级温灸法10分钟
卒中	在第一针感层用提插捻转法，使局部针感尽量扩散，行针5～10分钟后起针	2号艾条行2级温灸法20分钟
癫痫	发作时，在第一针感层用提插捻转法行针5分钟后起针；非发作时，刺第一针感层，将针感扩大至直径5厘米以上，行针3分钟，留针至针感消失后起针	

风池穴针法、灸法详解		
病症	针治方法	灸治方法
鼻出血	刺第二针感层，针感传至眼内眦区，行针2分钟后起针	I号艾条行2级温灸法5分钟
鼻渊证	针刺同鼻出血，缓慢行针3分钟左右，留针至针感消失后起针	I号艾条行2级温灸法5分钟
急性结膜炎	刺第二针感层，针感应传向前额或眼睛，行针1～2分钟起针	2号艾条行2级温灸法5分钟
青光眼	刺第二针感层，针感传至眼睛，缓慢行针2～4分钟，留针至针感消失后起针	I号艾条行2级温灸法10分钟
视神经萎缩	刺第二针感层，针感传至眼睛，缓慢行针4～6分钟后起针	3号艾条行1级温灸法20分钟

哑门穴

【别名】舌厌穴、舌肿穴、横舌穴、舌黄穴。

【释义】舌厌：舌，人体中极为柔软之物，之所以柔软是因为阳气充盛；厌，厌恶；舌厌指督脉的阳气在此散热冷缩为舌所厌恶。舌肿名意与舌厌近似，肿指阳气太过、阴不足而导致舌肿。横舌：横，横向；舌，舌头；横舌指穴内阳气充盛所以舌能活动自如。舌黄中的"黄"通"横"，其名意与横舌同。

【位置】《铜人针灸经》："在项后入发际宛宛中。"《针灸大成》："项后，入发际五分，项中央，宛宛中。"

【经属】为督脉、阳维脉于此交会。

【穴位层次】皮肤、皮肤组织、项韧带及斜方肌起始部位。

【穴位性质】气血物质为天部阳气，散热缩合后横向传来于风府穴。

【主治疾病】舌缓不语、重舌、音哑、头重、暴死、头痛、颈项强直、声音嘶哑、脊强反折、卒中尸厥、寒热、癫狂、痫证、瘛病、衄血、昏迷不醒、呕吐等。

【针法】患者抱膝俯位，取俯卧位。采用垂直快速进针法，当针感通过皮肤及脂肪层后，即遇到阻力感，为斜方肌的肌间筋膜；刺入1厘米，则达到头半棘肌的肌间筋膜，此层有胀痛感，但只限于局部不易扩散，有一定的治疗价值，为第一针感层。再进针1.6厘米左右，出现软橡皮感，刺入时手感沉紧，此为项

哑门穴位置及其针感层

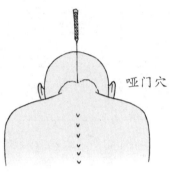

哑门穴

哑门穴

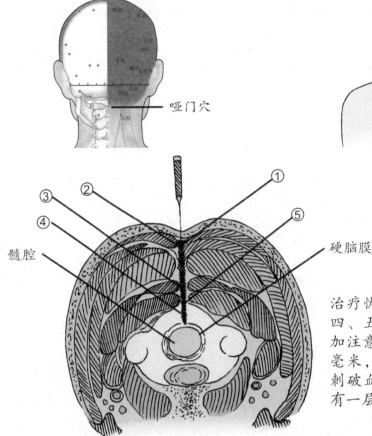

髓腔

硬脑膜

治疗忧郁型精神病时应刺第四、五针感层，刺激时应多加注意。一般应选用直径0.3毫米，针尖无芒较钝、不易刺破血管的毫针，因硬膜下有一层蛛网膜，血管丰富。

第一、二针感层：局部发生胀感，扩散范围直径可达6厘米。

第三针感层：除局部较大范围扩散外，可沿着督脉向下扩散至大椎穴。

第四针感层：沿椎体向下传导，有时沿督脉扩散至腰部。

第五针感层：感觉像有电流通过全身，并冲向颅内，随即伴有轻度头晕，浑身疲倦。

韧带，即进入第二针感层，此针感层厚约2厘米。穿过项韧带，即进入棘突间韧带，阻力较强，有明显的针感，达黄韧带时针感最为显著，为第三针感层。再进针到阻力减弱时，说明针尖达到椎里膜（即硬膜外层），针感可出现上下传导，为第四针感层。再进针，若遇到弹性阻力感，则为硬脑膜，在此稍加按压即有明显的穿透感，此已到达脊髓，此时不可捻转，应缓慢地直按入0.5厘米左右，在患者发生肢体抽动时即刻出针，此为第五针感层。

【应有针感】第一、二针感层：局部发生胀感，扩散范围直径可达6厘米。

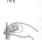

哑门穴针法、灸法详解

病症	针治方法	灸治方法
忧郁型精神病	刺第五针感层，也适用于悲、恐、惊类型的精神病	
癫痫病	刺第三针感层，疗效比第二针感层显著	
植物人	先刺第四针感层，再刺第三针感层，行针5分钟即起针，对脑意外损伤性患者和进行性脑萎缩患者也有疗效	灯草灸第2种灸法，灸5次
卒中后遗症	可刺第二针感层，行针2分钟后起针，也可刺第三针感层	2号艾条行2级温灸法15分钟
声带麻痹症	刺第一、二针感层，各行针1分钟后起针	2、3号艾条行2级温灸法10分钟
退热	刺第一针感层，行针3分钟起针	1号艾条行2级温灸法5分钟
脑膜性头痛（俗称脑子痛）	刺第二针感层，行针3分钟，留针至针感消失后起针，或刺第三针感层	2号艾条行2级温灸法10~20分钟
项韧带损伤	刺第二针感层，先刺第一颈椎棘突捣刺5~10针，后刺第二颈椎棘突，在骨面上捣刺5~10针	3号艾条行1级温灸法30分钟；2号灸膏灸法

如针感向单侧扩散，通常是由于刺针方向偏向一侧，其针感不属于应有针感。第三针感层：除局部较大范围扩散外，可沿着督脉向下扩散至大椎穴。第四针感层：沿椎体向下传导，有时沿督脉扩散至腰部。第五针感层：如电击样感通向全身并冲向颅内，随后感到有轻度的头晕，全身疲倦。第五针感层：全身感觉像有电流通过，并冲向颅内，随即伴有轻度头晕，浑身疲倦。

【灸法】1、2、3号艾条行1、2级温灸法，线香灸法。

四白穴

【释义】四为四方，白为黑白，该穴位于眼下，主治眼病，可见四方之黑白，故名四白。

【位置】《标准针灸穴位图册》："在下眼睑之下方，直视时当瞳孔的直下方，适对上颌骨的眶下孔凹陷处。"《备急千金要方》："在目下一寸。"《针灸聚英》："目下一寸，直瞳子，令患者正视取之。"

【经属】足阳明胃经。

【穴位层次】皮肤、皮下组织、眼轮匝肌、上唇方肌。

【穴位性质】明目止痛，散发脾热，疏通脉络。

【主治疾病】目赤、目痒、目翳、眼睑动、口眼㖞斜、头痛、眩晕。

【针法】患者取仰卧位，可用速刺进针法将针刺入皮下，再用捻转法进针。初遇阻力感，即为筋膜层，可产生针感，此为第一针感层。再向下刺接近骨面时会产生较强的针感，为第二针感层。因眶下孔斜向下，故多数采用针尖向上15°～20°斜刺入孔内，可深达约2厘米，为第三针感层。

【应有针感】第一针感层：多为局部刺痛或胀痛，扩散范围直径为5厘米左右，并有流泪现象。第二针感层：局部胀痛，可扩散范围的直径达5厘米以上。第三针感层：可从穴位向下扩散至上唇、鼻翼及门齿和第一臼齿的牙龈，多数会出现上唇抽动。

【灸法】1号艾条行1、2级温灸法；温热灸膏、1号灸膏法。

下关穴

【释义】下为下方，关为关口，该穴在颧弓下缘，并与上关相对，故名下关。

【位置】《标准针灸穴位图册》："在面部，耳前方，颧弓与下颌切迹所围之凹陷处。"《针灸甲乙经》："在客主人下，耳前动脉下空下廉，合口有孔，张口即闭。"《普济方·针灸门》："在上关下，耳前动脉下廉，合口有空，开口即闭。"

【经属】足阳明胃经、足少阳胆经交会于此。

【穴位层次】皮肤、皮下组织、咬肌。

【穴位性质】祛风止痛、开窍利耳。

【主治疾病】耳聋、耳鸣、聤耳、耳部流脓、头晕、目眩、牙痛、口噤、口眼㖞斜、面痛、三叉神经痛、面神经麻痹、下颌脱臼、下颌疼痛、牙关紧闭、张嘴困难、颞颌关节炎。

【针法】患者取侧卧位或俯卧侧头位。可采用快速或捻转进针法，垂直进针，刺入皮下即为咬肌腱膜遇到具有弹性软橡皮阻力感，刺激咬肌腱膜可出现较大范围的针感。在膜上的疏松组织中有面神经的颧区支，如刺激面神经须加固定，采用上下密集探寻法，刺准时，颧面肌肉会收缩，为第一针感层。穿过咬肌

四白穴位置及其针感层

中医视频课

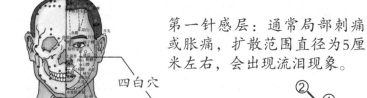
四白穴

第一针感层：通常局部刺痛或胀痛，扩散范围直径为5厘米左右，会出现流泪现象。

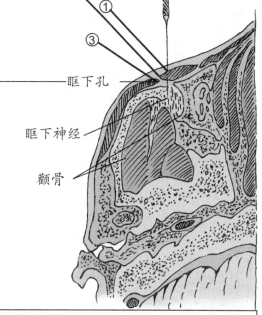

② ① ③

眶下孔

眶下神经

颧骨

第二针感层：局部胀痛，扩散范围直径达5厘米以上。

第三针感层：可从穴位向下扩散至上唇、鼻翼及门齿和第一白齿的牙龈。多数会出现上唇抽动。

四白穴针法、灸法详解

病症	针治方法	灸治方法
面神经麻痹症	刺第一针感层，用捻转慢进针法，行针2分钟起针	1号艾条行2级温灸法3分钟；温热灸膏每日早晚贴1片；1号灸膏每日灸1次
三叉神经痛、眶上神经痛	刺第二针感层，用缓慢的捻转法行针5分钟左右，在行针后再刺第三针感层，留针1~3小时	1号灸膏灸法
牙龈炎	刺第三针感层，缓慢捻转行针2分钟即起针。	1号艾条行2级温灸法10分钟；1号灸膏或温热灸膏每日灸2次
眼睛急性炎症	刺第一针感层，一定要达到流泪的程度，行针2分钟即起针	1号艾条行2级温灸法3分钟；温热灸膏或1号灸膏灸法
眼睛慢性充血性炎症	刺第二针感层，用缓慢的捻转法行针5分钟，留针至针感消失后起针	温热灸膏或1号灸膏灸法；1号艾条行温灸法

腱膜，刺至切迹的中间部位，会出现沉紧的手感，则为下颌关节韧带部分。刺至总深度3厘米左右，至韧带下的颞肌及翼外肌时有明显的针感，扩散范围较大，为第二针感层。进针5厘米左右，可刺到三叉神经下颌支，此为第三针感层。

【应有针感】第一针感层：以局部胀感为主，扩散范围直径达6厘米以上，如刺到面神经在颧骨弓上方的太阳穴区，颧区及鼻翼部分的面肌会收缩。第二针感层：为沉重的胀感，可扩散至整个面颊区及外耳道，并影响颞区及齿区。第三针感层：除深部腮区胀感外，可传导至下齿及舌下，有时还可传至额前区。

【灸法】适用于1、2号艾条，2、3号艾炷行1、2级温灸法。温热灸膏及1号灸膏灸法。

【注意事项】在刺第三针感层时，如针尖遇到骨面，即颧骨的下缘，或是翼外板，可将针斜向后下方15°左右寻找空虚处深刺。不适用于损伤性灸法。

下关穴位置及其针感层

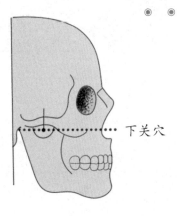

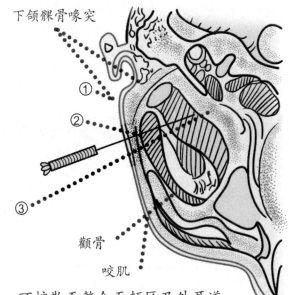

第一针感层：会出现局部胀感，扩散范围直径达6厘米以上，如刺到面神经在颧骨弓上方的太阳穴区，颧区及鼻翼部分的面肌会收缩。

第二针感层：会出现沉重的胀感，可扩散至整个面颊区及外耳道，并影响颞区及齿区。

第三针感层：除深部腮区胀感外，可传导至下齿及舌下，有时还可传至颞前区。

下关穴针法、灸法详解

病症	针治方法	灸治方法
面神经麻痹	刺第一针感层，在面神经刺激20秒钟即可起针。如找不到面神经也有一定的效果	1号艾条行2级温灸法5分钟；2号艾炷行2级温灸法3壮；温热灸膏及1号灸膏灸法
下颌关节炎	刺第二针感层，行针1分钟，留针至针感消失后起针	3号艾条行1级温灸法20分钟；温热灸膏每日灸2次
三叉神经痛	刺第三针感层，针感应传向下齿，对准下颌神经用捣刺法，使针感尽量增强，行针3~5分钟；留针1小时后起针	1号灸膏灸法
舌肌麻痹症	刺第三针感层，针感传至舌下，行针20秒钟起针	
下颌脉及舌下腺炎症	刺第三针感层，针感传至舌下，行针1分钟起针	
下齿痛	刺第三针感层，刺激下颌神经1~2分钟，留针至针感消失后起针	2号艾条行2级温灸法15分钟；温热膏及1号灸膏灸法
咬肌痉挛及强直症	刺第一针感层，行针3分钟，再刺第二针感层，行针5分钟，留针至针感消失后起针	3号艾条行1级温灸法20分钟

篇三 针灸法病例讲解

223

第 ② 节

中医视频课

胸腹部穴位

膻中穴、中脘穴、关元穴、大赫穴、期门穴、天枢穴、腹哀穴、腹结穴、五枢穴。

膻中穴

【别名】元儿，上气海。

【释义】元儿：元，首；儿，派生；因居于五脏六腑之首而得名。上气海：上，上部；气，大气；海，海洋；因与气海穴相对又居于身体上部而得名。

【位置】《标准针灸穴位图册》："在胸前部，当前正中线上，平第四肋间，两乳头连线的中点。"《针灸甲乙经》："在玉堂下一寸六分，陷者中。"《备急千金要方》："在玉堂下一寸六分，横直两乳间。"《针灸聚英》："玉堂下一寸六分，横量两乳陷中，仰卧取之。"

【经属】任脉。足太阴脾经、足少阴肾经、手太阳小肠经、手少阳三焦经交会于此。气会膻中。

【穴位层次】皮肤、皮下组织。

【穴位性质】主气，以分布阴阳。宽胸理气，活血通络，清肺止喘。

【主治疾病】肚胀、胸闷、呕吐、咳喘、吐逆、噎气、心悸、气短等。

【针法】患者取仰卧位，先用捻转慢进针法或速刺法将针刺入皮下，再用捻转慢进针法，边进针边探寻敏感点，刺至筋膜后如没有发生针感，再向四周探寻，遇到敏感点时，将针固定在此点上进行缓慢的捣法或捻转刺激法，为第一针感层。针尖如偏向一侧，针感可向一侧传导，为第二针感层。

【应有针感】第一针感层：为局部沉重的胀感，如重物压在胸口，逐渐向周围扩散，可达到直径6厘米的范围。第二针感层：出现酸麻感，可向一侧传至乳房区。

【灸法】适用于1、2号艾炷行Ⅰ、Ⅱ度损伤灸法；3、4号艾炷行1、2级温灸法；温热灸膏及1、2号灸膏灸法。

膻中穴针法、灸法详解

病症	针治方法	灸治方法
神经衰弱	刺第一针感层，缓慢行针1分钟，留针1小时	3号艾炷行1级温灸法20壮；2号艾条行1级温灸法30分钟；1号灸膏、温热灸膏灸法
产妇乳汁缺少症	先刺第一针感层10秒钟，再刺第二针感层，每侧行针1分钟即可起针	3号艾条行1级温灸法；2号艾条行2级温灸法；3号艾炷行2级温灸法
乳腺增生症	刺第二针感层，针感传向乳房，行针1分钟左右，留针至针感消失后起针	3号艾炷行1级温灸法15壮或2号艾条行2级温灸法10分钟
过敏性哮喘	刺第一针感层，缓慢行针5~10分钟，留针至针感消失后起针	2号艾炷行Ⅰ度损伤灸法；3号艾条行2级温灸法20分钟；2号灸膏灸法
心悸	刺第一针感层，行针1分钟，留针至针感消失后起针	3号艾炷或2号艾条行2级温灸法
心烦胸闷	刺第一针感层，行针2分钟，使针感扩大，留针至针感消失后起针	温灸膏灸法；3号艾炷行2级温灸法3壮
乳腺炎	刺第二针感层，使针感传至乳房，行针3分钟，留针至针感消失后起针	3号艾炷行2级温灸法，或1号艾炷行1度损伤性灸法；2号灸膏灸法
膈肌痉挛	刺第一针感层，行针2~4分钟，留针长达1小时，每隔10分钟行针1次	2号艾炷行Ⅰ度损伤性灸法

膻中穴位置及其针感层

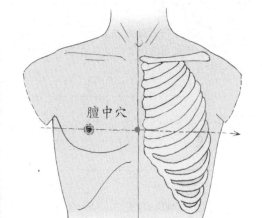

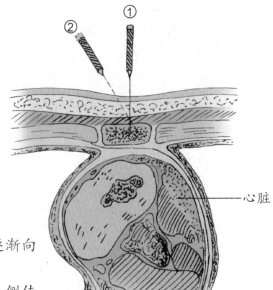

心脏

第一针感层：为局部沉重的胀感，逐渐向周围扩散，可达到直径6厘米的范围。

第二针感层：为酸麻感针感，可向一侧传至乳房区。

中脘穴

【别名】上纪、太仓、胃脘、三管。

【释义】上纪：上者为天，下者为地，纪者为纲；《灵枢·营气》说："营气之道，内谷为宝，谷入于胃，乃传上肺，流溢于中，布散于外，精专者，行于经隧，常营无已，终而复始，是胃天地之纪。"该穴位于胃部，故名上纪。太仓：太者为大，仓为米仓，意思为该穴位于胃部，胃为仓廪之本，故名太仓。胃脘：胃，胃腑；脘，空腔；胃脘名意指本穴气血直接作用于胃腑。

【位置】《标准针灸穴位图册》："在上腹部，前正中线上，脐中以上4寸。"《针灸甲乙经》："在上脘下一寸，居心蔽骨与脐之中。"

【经属】任脉。手太阳小肠经、手少阳三焦经、足阳明胃经交会于此。

【穴位层次】皮肤、皮下组织、腹白线。

【穴位性质】系腑之会穴，通治腑病。为胃之募穴，主治胃病。

【主治疾病】腹痛、腹胀、腹泻、胃酸、反胃、呕吐、便秘、黄疸、食欲不振、心膨胀、目眩、耳鸣、面黄、青春痘、精力不济、神经衰弱、治疗恶心、治疗烧心、嗳气、慢性肝炎、慢性胃炎、胃痛等。

【针法】患者取仰卧位，用垂直快速刺入法，也可用捻转进针法，在捻转过程中通过对皮肤的刺激也有治疗作用。针通过皮肤及脂肪层，抵达腹肌腱膜，会

中脘穴位置及其针感层

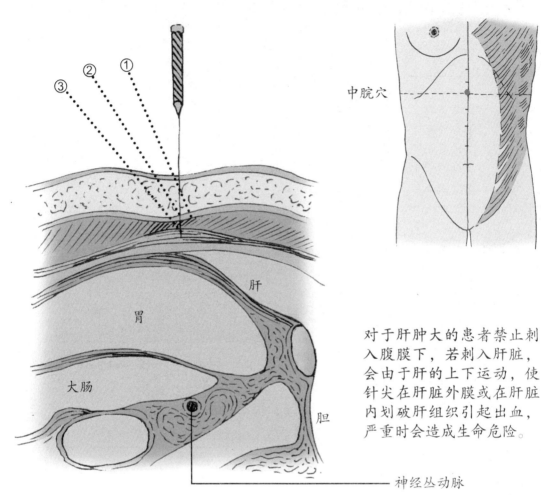

中脘穴

对于肝肿大的患者禁止刺入腹膜下，若刺入肝脏，会由于肝的上下运动，使针尖在肝脏外膜或在肝脏内划破肝组织引起出血，严重时会造成生命危险。

肝

胃

大肠

胆

神经丛动脉

第一针感层：在刚产生时多为刺痛，随后则为胀痛，并有沉重感，向周围扩散的直径约6厘米。

第二针感层：以胀痛和沉重的胀痛为主，多数会产生压力感，扩散范围的直径约10厘米。

第三针感层：以闷胀和明显的沉重感为主，可扩散到整个上腹部，此层易出现热感。

产生较强的阻力感。刺入膜内有沉紧感，此为第一针感层。运用压法穿过阻力感层，当阻力减弱时，即为腹白线的底层膜组织，又会出现针感，此针感扩散范围较大，为第二针感层。再进针遇到较为明显的阻力时，即为硬腹膜，是最强的一层针感，此时松手观察针柄，由于呼吸时腹膜的运动使针柄随之上下摆动，为第三针感层。

【应有针感】第一针感层：在刚产生时多为刺痛，随后则为胀痛，并有沉重感，向周围扩散的直径为6厘米左右。第二针感层：以胀痛和沉重的胀痛为主，多数会产生压力感，扩散范围的直径为10厘米左右。第三针感层：以闷胀和沉重感为主，针感可扩散到整个上腹部，此层易出现热感。

【灸法】适用于各种灸法。

中脘穴针法、灸法详解		
病症	**针治方法**	**灸治方法**
急性胃脘疼痛（胃痉挛疼痛、胆结石等症）	先在第一针感层行针1分钟，再刺第二针感层，行针1分钟，再刺至第三针感层，行针2分钟，留针至针感消失后起针	4号艾炷隔姜行2级温灸法，或2号艾炷行Ⅰ度损伤性灸法。适宜各种温灸器灸法
胃酸过多	刺第一针感层，行针2分钟，留针至针感消失后起针。刺激时间在上午10时30分及下午4时30分时疗效较理想	3号艾炷行2级温灸法，适宜各种温灸器灸法
上腹部胀气	刺第一针感层，行针2分钟起针	2号艾炷行Ⅰ度损伤性灸法，3号艾炷行2级温灸法
哮喘	刺第一针感层，缓慢行针2～5分钟，留针至针感消失后起针	1、2号艾炷行Ⅰ度损伤性灸法；3号艾炷行2级温灸法；2号灸膏灸法
头痛	刺第一针感层，行针2分钟起针	2号艾炷行2级温灸法
失眠由胃肠引起	刺第一针感层，缓慢行针3分钟，留针至针感消失后起针	4号艾炷行Ⅰ级温灸法
精神病	先刺第三针感层，行针3分钟，再刺第二针感层，行针2分钟，最后提至第一针感层，行针1分钟，留针30分钟起针	3号艾炷行Ⅱ度损伤性灸法
癔病	刺第一针感层，用刮柄、压法、拨柄、震动等法行针5分钟，留针1小时起针	2号艾炷行2级温灸法
惊风	刺第一针感层，行针20秒钟起针	线香灸5次；灯草灸第二种灸法2次
失血性休克	速刺第一针感层，行针1分钟，再刺第二针感层，行针1分钟，最后刺第三针感层，行针2分钟即起针	1号艾炷行Ⅰ度损伤性灸法

中医视频课

关元穴

【别名】下纪、次门、大海、丹田。

【释义】下纪：是对应上纪而来。上纪为中脘，在神阙之上第4穴。下纪为关元，在神阙之下第4穴，以明天地之纪。次门：次为停留，关为要塞，是穴为脉气所停留出入的重要位置，故名次关，次门。大海穴：大，巨大；海，大水；大海名意指穴内气血为天部大范围的水湿之气。丹田：《针灸资生经》云，"关元乃丹田也，诸经不言，惟《难经疏》云：丹田在脐下三寸，方圆四寸，此为道家术语，道家称此部位为丹田"。

【位置】腹下部，前正中线上，脐中下3寸，曲骨穴上2寸。

【经属】任脉。足少阴肾经、足太阴脾经、足厥阴肝经交会于此。

【穴位层次】皮肤、皮下组织、腹白线。

【穴位性质】大补元气，健肾固本，回阳救逆，温命养生。为小肠之募穴，生三焦之气处。

【主治疾病】小便不畅、遗尿、尿血、尿频、尿潴留、尿道痛、痛经、闭经、遗精、阳痿、头痛、神经衰弱、失眠、手脚冰冷、荨麻疹、生理不顺、精力减退。

【针法】可用速刺和捻转进针法垂直刺入皮下，当针通过脂肪层后阻力变小，其深度不等，瘦者只有0.5厘米，胖者可达8厘米，才能达到阻力感的筋膜层，在此膜行针可产生针感，为第一针感层；再刺入1厘米左右即到腹膜层，为第二针感层；刺穿腹膜，阻力感消失，再进针1厘米可刺到脐中韧带，阻力感较弱，可用左右密集探寻法，找到应有针感，此为第三针感层。

【应有针感】第一针感层：由刺痛感转为胀痛感，可向周围呈10厘米直径范围扩散。第二针感层：胀感为主，并有沉重感，可扩散至整个下腹部。第三针感层：除局部扩散外，可传导至阴茎及阴蒂。

【灸法】适用于各种灸法。

关元穴针法、灸法详解

病症	针治方法	灸治方法
尿闭症	先刺第一针感层，行针2分钟，再刺第二针感层，行针2分钟起针；如15分钟内不排尿，再按原法刺激1次	6号艾炷行2级温灸法
阳痿、早泄、遗精等证	先刺第一针感层，行针1分钟，再刺第二针感层，行针2分钟，再刺第三针感层，行针3分钟，均用缓和的刺激方法	6号艾炷行2级温灸法；2号艾炷行Ⅱ度损伤性灸法；温灸器灸法
外阴痛痒及阴囊疾痒	刺第三针感层，再刺第一针感层，各缓慢行针4分钟左右，留针至针感消失后起针	3号艾炷行2级温灸法
前列腺炎	刺第三针感层，行针3分钟左右，留针至针感消失后起针	5号艾炷行2级温灸法；或用2号艾炷行Ⅰ度损伤性灸法腹泻、痢疾
腹泻、痢疾	先刺第二针感层，行针1分钟，再刺第一针感层，行针2分钟，留针至针感消失后起针	5号艾炷行Ⅰ级灸法10壮；温灸器灸法
下腹部疼痛（肠痉挛、痛经等）	刺第二针感层，行针2～5分钟，留针至针感消失后起针	4号艾炷行2级温灸法；温灸器灸法
月经不调	刺第二针感层，缓慢行针1～3分钟，留针至针感消失后起针	2号艾炷行Ⅰ度损伤灸法；3号艾炷行2级温灸法；温灸器灸法
赤白带及产后恶露不尽	刺第二针感层，缓慢行针2～4分钟，留针至针感消失后起针	5号艾炷行2级温灸法
功能性子宫出血	先刺第二针感层，行针2分钟，再刺第一针感层，行针1分钟，留针至针感消失后起针	1号艾炷行Ⅰ度损伤性灸法
糖尿病（消渴证的下消）	刺第一针感层，行针2分钟，留针15分钟起针	3号艾炷行2级温灸法。患病初期可用2号艾炷行Ⅱ度损伤性灸法，灸伤将愈时再灸，灸至百壮

关元穴位置及其针感层

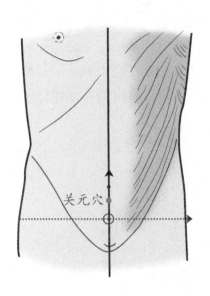

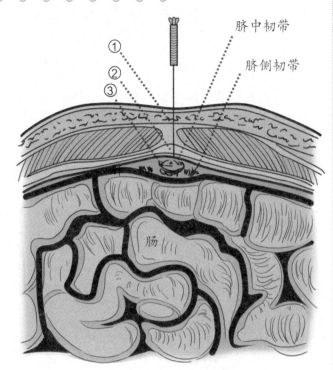

脐中韧带

脐侧韧带

肠

第一针感层：先由刺痛感转为胀痛感，可向周围呈10厘米直径范围扩散。

第二针感层：胀感为主，并有沉重感。可扩散至整个下腹部。

第三针感层：除局部扩散外，可传导至阴茎及阴蒂。

大赫穴

【别名】大赫。大，大也、盛也。赫，红如火烧，十分显耀也。大赫名意指体内冲脉的高温、高湿之气由本穴而出肾经。本穴物质为体内冲脉外出的高温、高压水湿之气，因其高温而如火烧一般显耀，因其高压而气强劲盛大，故名大赫。

阴维。此名是从本穴的特定功能而言。本穴物质为冲脉外传的高温、高压水气及横骨穴传来的寒湿水气，在冲脉强劲之气的带动下，横骨穴传来的寒湿水气由此输布胸腹各部，有维护胸腹阴面阴液的作用，故名阴维。

阴关。阴，阴液也。关，关卡也。阴关名意指冲脉外输的强劲热只能带动本穴天部的水湿之气上行，而对穴内流行的地部经水则无此作用，阴性水液只能循肾经下行。

冲脉足少阴之会。理同大赫名解。

【经络分布】足少阴肾经、冲脉、足厥阴肝经、足太阴脾经4条经脉。

【定位】在中极穴旁开0.5寸处，即耻骨联合外侧0.5寸，耻骨上缘上第一个等分线上。

【针法】用速刺进针法刺至皮下，再用捻转手法垂直进针。通过皮肤及脂肪层后，阻力感较为明显，此即筋膜层，产生的针感为第一针感层。刺达腹直肌内，针感不明显，阻力减弱，当阻力再次明显时，为腹直肌的下层筋膜和硬腹膜层，针感最为明显，为第二针感层。穿过腹膜手下有明显的阻力降低感觉，再进1厘米左右，阻力感稍增强时，即是脐侧韧带的结缔组织，可以用提插捻转法向左右密集探寻应有的针感，此为第三针感层。

【应有针感】第一针感层：由刺痛至胀痛，扩散范围直径在5厘米以上，多不超过正中线。第二针感层：以胀痛感为主，可扩散到半个下腹区，多不超过正中线。第三针感层：除局部扩散之外，传导至同侧的睾丸及大小阴唇区。

【灸法】适用于各种灸法。

【注意事项】此穴在第三针感层传向会阴区的针感，有一定的个体差异，有时要细心探寻才能找到，找到针感后，将针尖固定在针感组织中再行针。

大赫穴位置及其针感层

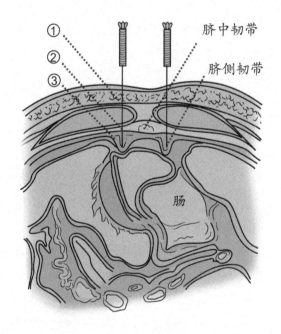

脐中韧带

脐侧韧带

① ② ③

肠

→ 大赫穴

第一针感层：由刺痛至胀痛，扩散范围直径在5厘米以上，多不超过正中线。

第二针感层：以胀痛感为主，可扩散到半个下腹区，多不超过正中线。

第三针感层：重点是传导至同侧的睾丸及大小阴唇区，除此还有局部针感扩散。

大赫穴针法、灸法详解		
病症	针治方法	灸治方法
痢疾及泄泻	先刺第二针感层，行针1分钟，再刺第一针感层，行针2分钟，留针至针感消失后起针	4号艾炷行2级温灸法
痛经	先刺第二针感层，行针2～5分钟；再刺第一针感层，行针1分钟，留针至针感消失后起针	6号艾炷行2级温灸法；温灸器灸法
月经不调	刺第二针感层，缓慢行针3分钟，留针15分钟起针	4号艾炷行2级温灸法；温灸器灸法
腹股沟病	刺第二针感层，再刺第一针感层，各行针1～2分钟起针	1号艾炷行Ⅰ度损伤性灸法；1号艾条行2级温灸法
子宫脱垂	刺第三针感层，再刺第一针感层，各行针3分钟起针	1号艾炷行Ⅰ度损伤性灸法
遗精、阳痿	先刺第二针感层，行针1分钟；再刺第一针感层，行针1分钟，留针至针感消失后起针	5号艾炷行1级温灸法20分钟
外阴瘙痒及阴囊湿痒症	刺第三针感层，再刺第一针感层，各缓慢行针4分钟，留针30分钟起针	2号艾炷行2级温灸法
外阴白斑	刺第三针感层，缓慢行针5分钟左右，留针至针感消失后起针，每天针1次，连针两个月	3号艾炷行2级温灸法
精子减少症	刺第三针感层，缓慢行针2分钟，留针15分钟起针	6号艾炷行1级温灸法6壮
不孕症（内分泌失调引起）	刺第二针感层，缓慢行针1分钟，留针至针感消失后起针	6号艾炷行1级温灸法10壮

期门穴

【释义】期门。期，期望、约会之意。门，出入的门户。期门名意指天之中部的水湿之气由此输入肝经。本穴为肝经的最上一穴，由于下部的章门穴无物外传而使本穴处于气血物质的空虚状态。但是，本穴又因其位于人体前正中线及侧正中线的中间位置，既不阴又不阳，既不高亦不低，因而既无热气在此冷降也无经水在此停住，所以，本穴作为肝经募穴，尽管其穴内气血空虚，但却募集不到气血物质，唯有期望等待，故名期门。

【位置】该穴位于胸部，当乳头直下，第6肋间隙，前正中线旁开4寸。

【主治疾病】胸胁胀满疼痛，呕吐，呃逆，吞酸，腹胀，泄泻，饥不欲食，胸中热，喘咳，奔豚，疟疾，伤寒热入血室。

【经属】足厥阴肝经、足太阴脾经、足厥阴肝经别络、阴维脉4条经脉。

期门穴位置及其针感层

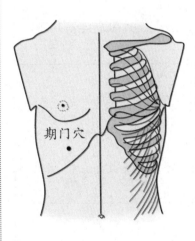

右侧期门穴下即是肝脏，禁止穿过膈肌腱膜，在进针时如有手下空虚感应立即将针退出，否则会有肝脏出血的危险。尽量不用提插手法。不适用于Ⅱ、Ⅲ度损伤性灸法。

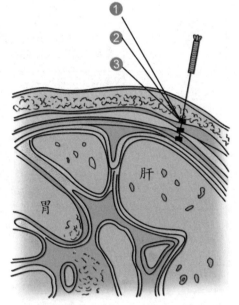

第一针感层：以刺痛和胀痛为主，扩散范围为直径5厘米左右。

第二针感层：以胀痛感为主，上下可扩散10厘米，左右可扩散15厘米以上，或扩散到乳下的半侧肋胁部。

第三针感层：为胀感，可扩散到半侧肋胁部，通常在15平方厘米范围之内，此层独有的针感会影响呼吸，针感随呼气吸气加重，并带有压力感，在针感较强的情况下，患者不可行腹式呼吸。

【针法】垂直进针，可用速刺及捻转法刺入皮下，用捻转慢进针法进针，通过脂肪层后即可出现阻力感，此为筋膜层，即第一针感层。再进针0.5厘米，达肋软骨与背部筋肌膜，阻力感增强，可产生较强的针感，为第二针感层。穿过此层，则达到膈肌腹膜，此处有较强的针感，为第三针感层。

【应有针感】第一针感层：以刺痛和胀痛为主，扩散范围为直径5厘米左右。第二针感层：以胀痛感为主，上下可扩散10厘米，左右可扩散15厘米以上，或扩散到乳下的半侧肋胁部。第三针感层：为胀感，可扩散到半侧肋胁部，通常在15平方厘米范围之内，此层独有的针感会影响呼吸，针感随呼气吸气加重，并带有压力感，在针感较强的情况下，患者不可行腹式呼吸。

期门穴针法、灸法详解		
病症	针治方法	灸治方法
慢性肝炎	刺第一针感层，缓慢行针3分钟左右，留针30分钟起针	2号艾炷行2级温灸法
胆道结石及胆道蛔虫疼痛	先刺第三针感层，行针1分钟，再刺第二针感层，行针5分钟左右，再刺第一针感层，行针1分钟，留针至针感消失后起针	2号艾炷行Ⅰ度损伤性灸法；2号艾条行2级温灸法
腹胀（对肝脏疾病引起的腹胀疗效最佳）	先刺第二针感层，行针2分钟，退至第一针感层，行针1分钟起针	2号艾炷行2级温灸法
肝区疼痛	先刺第二针感层，缓慢行针2分钟，再刺第一针感层，缓慢行针2分钟，留针至针感消失后起针	2号艾炷行2级温灸法；2号灸膏灸法
黄疸	先刺第二针感层，行针1分钟；再刺第一针感层，行针3分钟，留针至针感消失后起针	1号艾炷行Ⅰ度损伤性灸法；2号艾炷行2级温灸法；1、2号灸膏灸法
胃酸过多	先刺第一针感层，行针1分钟；再刺第二针感层，行针2分钟起针。刺激时间在上午10时30分及下午4时30分效果较佳	2号艾炷行2级温灸法

跟着视频学针灸技法

天枢穴

【别名】长溪、谷门、循际、补元。

【释义】长溪：长，源源不断；溪，水流的路径；长溪名意指本穴的气血强盛，向外输出源源不断。谷门：谷，胃气；门，出入的门户；谷门名意指胃气由本穴源源不断地输送大肠经。循际：循，遵循固有道路运行；际，际会；循际名意指本穴的气血强盛，循气血物质的固有通路外输大肠经。补元：补，补充；元，本元；补元名意指本穴的气血强盛，为人体后天之气的充补之元。

【位置】《标准针灸图册》："在中腹部，距脐中2寸，即神阙穴外2寸。"《针灸甲乙经》："去肓俞一寸五分，侠脐两旁各二寸，陷者中。"《备急千金要方》："去肓俞一寸半，直脐旁二寸。"《针灸大成》："去肓俞一寸，侠脐中两旁各二寸陷中。"

【经属】足阳明胃经。

【穴位层次】皮肤、皮下组织、腹直肌鞘前叶、腹直肌。

【穴位性质】居神阙之侧，疗虚损之体。处阳明胃经，医发狂之患。为大肠募穴，能治传导之病。

【主治疾病】肠鸣、腹痛、腹胀、便秘、腹泻、呕吐、急慢性胃炎、急慢性肠炎、月经不调、痛经、阑尾炎、肠麻痹、霍乱、细菌性痢疾、消化不良等。

【针法】垂直进针，用速刺法将针刺至皮下，用捻转慢进针法进针，当针下阻力感较明显时，表明穿过脂肪层（脂肪层厚度各不相同），到达腹外斜肌腱膜，此层膜较坚韧，刺入时有沉紧感，为第一针感层。通过此层腱膜，进入腹内斜肌腱膜，手感同样坚韧，为第二针感层。通过第二针感层时阻力减弱，若再前进会遇到弹性阻力手感，为腹横肌腱膜及腹膜，所产生的针感也不同，为第三针感层。

【应有针感】第一针感层：针感比较强烈，由刺痛转变为胀痛，扩散范围直径达10厘米左右，也有可能出现半侧腹部胀痛。第二针感层：胀痛性针感可向腹侧扩散。第三针感层：主要为深部发生胀痛，可扩散半侧腹部。有时会遇到传向背部及下肢内侧的针感，疗效相同。

在刺第三针感层时，由于刺激位置不同，有时会出现难忍的刺痛感，此时应变换针尖的位置。如继续进针，则会有明显的穿透感，穿透后几乎无阻力感，说明穿透腹膜。如治疗腰大肌劳损，可以深刺腰大肌，但应当用直径0.4毫米的针，针尖钝而无芒，进针前左手压向腰大肌，将肠管分开，针尖通过腹膜后，用推进法刺向腹动脉外1.5厘米处腰大肌椎体部位。禁止使用有芒的针尖刺入腹腔，以免刺入肠管引起腹腔感染。动物的腹腔实验，表明没芒的钝针尖用推进进针法，无法刺入肠壁，而有芒的针尖却不可避免地刺入肠管。

【灸法】适用于各种灸法。

天枢穴位置及其针感层

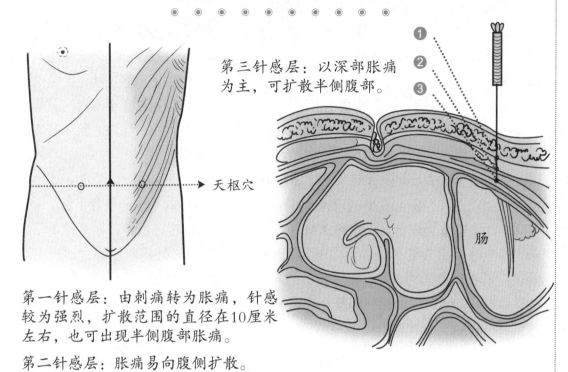

第三针感层：以深部胀痛为主，可扩散半侧腹部。

→ 天枢穴

肠

第一针感层：由刺痛转为胀痛，针感较为强烈，扩散范围的直径在10厘米左右，也可出现半侧腹部胀痛。

第二针感层：胀痛易向腹侧扩散。

天枢穴针法、灸法详解		
病症	针治方法	灸治方法
痢疾及泄泻	刺第一针感层，再刺第二针感层，各行针2分钟，留针至针感消失起针	3号艾炷行2级温灸法；温灸器灸法
阑尾炎	先刺第三针感层，行针2~4分钟；再刺第一针感层，行针5分钟左右，留针至针感消失后起针	3号艾炷行2级温灸法，一日2次；或2号艾炷行Ⅰ度损伤性灸法
腹部胀气	刺第一针感层，再刺第二针感层，各行针1~2分钟起针	3号艾炷行2级温灸法
脐区腹痛	刺第二针感层，行针2~4分钟，留针至针感消失后起针	3号艾炷行2级温灸法。温热灸膏灸法及各种温灸器灸法
习惯性便秘	刺第二针感层，行针1分钟，留针15分钟起针	4号艾炷行2级温灸法；2号灸膏灸法
水肿	刺第一针感层，行针1分钟，留针10分钟左右起针	4号艾炷行1级温灸法20分钟；温热灸膏；2号灸膏灸法

腹哀穴

【别名】腹哀、肠哀、肠屈、足太阴阴维之会。

【释义】腹，腹部也，脾土也；哀，悲哀也；该穴名意指本穴地部脾土受水之害。本穴物质为大横穴传来的天部水湿云气，至本穴后，水湿云气化雨降之于地部，脾土受湿而无生气之力，因而悲哀，哀其子金气不生也，故名。肠，大肠也，此指大肠所主的金气。哀，悲哀也。屈，亏缺也。肠哀、肠屈名意指本穴的天部之气虚少，脾土生发之气不足。理同腹哀名解。本穴的地部经水为满溢之状并散流脾经之外，表现出阴维脉的气血特性，故为足太阴阴维之会。

【经络分布】足大阴脾经、阴维脉两条经脉。

【位置】在上腹正中线7个等分的第4等分线旁开4寸的第十肋软骨下缘。

【针法】垂直进针，用速刺法将针刺入皮下，用捻转法进针，如果针下阻力较明显则表明为腹腱膜层，再向下刺入0.5厘米，则为腹外斜肌筋膜，即产生针感，再刺入0.5厘米为腹外斜肌腱膜，同样会产生针感，两层针感相似，故统称第一针感层。针通过腹内斜肌筋膜至腹横肌筋膜为第二针感层。刺至腹膜为第三针感层。

腹哀穴位置及其针感层

第一针感层：由刺痛转为胀痛，针感较为强烈，扩散范围的直径在10厘米左右，也可出现半侧腹部胀痛。

第二针感层：胀痛易向腹侧扩散。

→ 腹哀穴

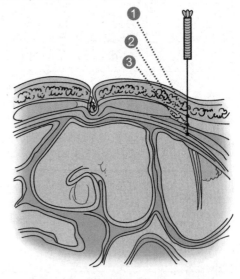

第三针感层：以深部胀痛为主，可扩散半侧腹部。有时会遇到传向背部及下肢内侧的针感，疗效相同。

注意事项：右侧穴位腹内为肝脏，左侧为脾脏，非特殊治疗一律不应刺入腹腔。

【应有针感】第一针感层：针感由刺痛转为胀感，扩散范围在肋下，直径为6厘米左右，如同时刺两层肌膜，针感可扩散半侧上腹部。第二针感层：较强烈，为胀感，可扩散半侧上腹部，有时会传导至腰背区。第三针感层：胀痛感，扩散半侧腹部，比第二针感层深，可向腹股沟部扩散。

【灸法】适用于1号艾炷行Ⅰ度损伤性灸法；2、3号艾条行1、2级温灸法；灸膏灸法。

腹哀穴针法、灸法详解		
病症	针治方法	灸治方法
肝脾肿大	先刺第二针感层，缓慢行针1分钟，再刺第一针感层，缓慢行针3分钟，留针至针感消失后起针	3号艾炷行2级温灸法；2号灸膏灸法
上腹胀气	先刺第一针感层，行针1分钟，再刺第二针感层，行针1分钟起针	3号艾炷行2级温灸法
消化不良	在第一针感层缓慢行针1分钟，留针至针感消失后起针	4号艾炷行1级温灸法20壮
肋胁胀痛	先刺第一针感层，行针2分钟左右，再刺第二针感层，行针4分钟左右，留针至针感消失后起针	2号艾炷行2级温灸法；温热灸膏及1、2号灸膏灸法

腹结穴

【别名】腹结、腹屈、临窟。

【释义】腹，腹部也，脾也。结，集结也。该穴名意指脾经的气血在此集结。本穴物质为府舍穴传来的地部泥水混合物，因本穴位处肉之陷，泥水混合物流至本穴为聚集之状，故名。

腹，腹部也，脾也。屈，亏也。腹屈名意指脾经气血在此亏缺。本穴为脾经的地部泥水混合物集结沉降之处，脾之气不足，如亏缺之状，故名腹屈。肠结、肠窟名意与腹屈同，肠指大肠金性之气，窟，空窍也，皆指本穴的气亏之意。

临，至也，到也。窟，空窍也。临窟名意指本穴所处为气血物质空虚之处，理同腹结名解。

【位置】腹结穴位于人体的下腹部，大横穴下1.3寸，距前正中线4寸。

【经属】足太阴脾经、阴维脉两条经脉。

【气血特征】气血物质为地部的脾土和经水混合物以及气化的天部之气，气化之气量少。

【穴性】祛湿健脾。

【主治】腹痛，泄泻，疝气。

【针法】用快速进针法垂直进针直刺至皮下，用捻转法进针，通过脂肪层后为筋膜层，此时阻力感稍强，继续下刺，则通过腹外斜肌、腹内斜肌及腹横肌，在各筋膜层都会产生针感，统称为第一针感层。刺到腹膜时为第二针感层。

【应有针感】第一针感层：由刺痛转为胀痛感，扩散范围直径达6厘米以上。第二针感层：为胀痛感，扩散范围在整个下腹侧部，有时可达腹股沟下的股内侧。

【灸法】适用于各种灸法。

腹结穴位置及其针感层

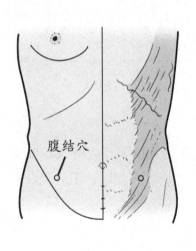

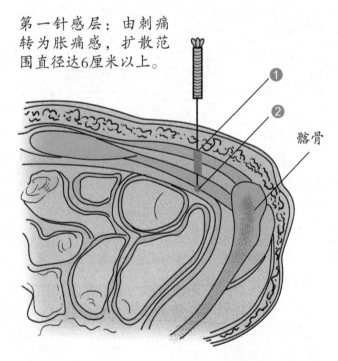

第一针感层：由刺痛转为胀痛感，扩散范围直径达6厘米以上。

① ②

髂骨

第二针感层：为胀痛感，扩散范围在整个下腹侧部，有时可达腹股沟下的股内侧。

腹结穴针法、灸法详解		
病症	针治方法	灸治方法
腹股沟疝	先刺第一针感层达腹外斜肌层，行针1分钟，再刺至第二针感层，行针1分钟即可起针	1号艾炷行Ⅰ度损伤性灸法
盆腔炎	先刺第一针感层（达腹内斜肌），行针2分钟左右，再刺第二针感层，行针4分钟左右，留针30分钟起针	2号艾炷行Ⅰ度或Ⅱ度损伤灸法
阑尾炎	先刺第二针感层，行针2分钟，再刺第一针感层（在各肌层提插），行针4分钟，留针30分钟起针	2号艾炷行Ⅰ度损伤性灸法
泄泻及痢疾	刺第一针感层（达腹外斜肌即可），行针3分钟左右，留针15分钟起针	3号艾炷行2级温灸法；温灸器灸法

五枢穴

【定位】在侧腹部，当髂前上棘的前方，横平脐下3寸处。

【解剖】有腹内、外斜肌及腹横肌；有旋髂浅、深动静脉；布有髂腹下神经。

【主治】阴挺，赤白带下，月经不调，疝气，少腹痛，便秘，腰痛。

【配伍】五枢透维道、气海俞、阳陵泉对子宫全切术针麻。

【刺灸法】直刺0.8~1.5寸；可灸。

【经络分布】足少阳胆经、带脉、足厥阴肝经、阳跷脉、足少阳胆经别络5条经脉。

【针法】患者取仰卧位或侧卧位，斜向脊椎方向进针。采用速刺法刺入皮下，用捻转法进针，穿过脂肪即筋膜层，可产生针感，为第一针感层。再进针1厘米，可刺到腹内斜肌及腹横肌的筋膜，阻力感稍弱，针感较强，为第二针感层。再向下深刺1~2厘米，即为腰腹股沟神经，为第三针感层。

【应有针感】第一针感层：由刺痛转为胀痛，沿髂前上棘扩散直径为10厘米左右，向腹部扩散直径为6厘米左右。第二针感层：以胀感为主，以穴位为中心向下腹部扩散，直径达10厘米以上。第三针感层：除向周围扩散以外，着重向腹股沟区扩散，直扩散至阴囊、大阴唇区和股内侧。

【灸法】1、2号艾炷行Ⅰ度损伤性灸法；3号艾炷行2级温灸法。

五枢穴位置及其针感层

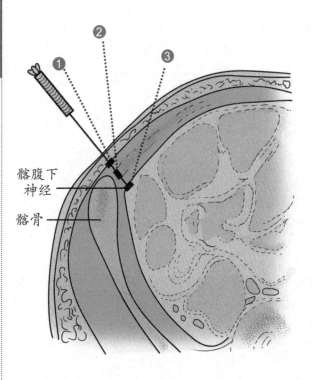

髂腹下
神经

髂骨

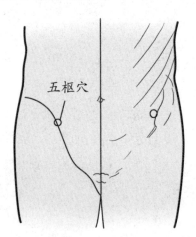

五枢穴

第一针感层：由刺痛转为胀痛，沿髂前上棘扩散直径为10厘米左右，向腹部扩散直径为6厘米左右。

第二针感层：主要是胀感，以穴位为中心向下腹部扩散，直径达10厘米以上。

第三针感层：除向周围扩散以外，重点是向腹股沟区，直扩散至阴囊、大阴唇区和股内侧。

注意：此穴各针感层的深度根据体形及脂肪层的厚薄而定，如第三针感层，有的2厘米即可达到，有的5厘米深才出现应有的针感，故刺激腰腹股沟神经，多数需要向左右探寻才能刺到，但不能因刺不到向腹股沟扩散的针感而盲目深刺。不适用于Ⅲ度损伤性灸法。

五枢穴针法、灸法详解		
病症	针治方法	灸治方法
子宫脱垂	先刺第一针感层，行针2分钟，再刺第二针感层，行针3分钟起针	1号艾炷行Ⅰ度损伤性灸法
盆腔炎	先刺第一针感层，行针1分钟，再刺第二针感层，行针2分钟，最后刺第三针感层，行针3分钟，留针至针感消失后起针	2号艾炷行Ⅰ、Ⅱ度损伤性灸法
腹股沟疝	刺第三针感层，行针3分钟起针。严重者，可留针30分钟，再行针3分钟起针	1号艾炷行Ⅰ度损伤性灸法
睾丸炎	刺第三针感层，行针2分钟，留针30分钟，每间隔10分钟行针1分钟	2号艾炷行Ⅰ度或Ⅱ度损伤性灸法
腹股沟淋巴结肿	刺第三针感层，行针4分钟，留针至针感消失起针	3号艾炷行2级温灸法
月经不调	先刺第一针感层，行针1分钟，再刺第二针感层，行针1分钟，留针15分钟起针	3号艾炷行2级温灸法
第二、三腰椎疼痛	刺第三针感层，行针3分钟，留针15分钟起针	4号艾炷行2级温灸法

第 **3** 节

中医视频课

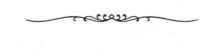

背腰部穴位

大椎穴、命门穴、大杼穴、肺俞穴、膈俞穴、胃俞穴、肾俞穴、上髎穴、膏肓穴。

大椎穴

【别名】百劳、平肩、大顾。

【释义】大为大小之大，椎为脊椎之椎，是穴在第一胸椎棘突（古称大椎）之上方，故名大椎。该穴主治五劳七伤，故名百劳。此穴位置与肩相齐，故曰平肩。该穴主治颈项强不得回顾，故曰大顾。

【位置】《标准针灸图册》："在背上部，在后正中线上，当第1胸椎棘突与第7颈椎棘突之间的凹陷处。"

【经属】督脉，手足三阳经交会于此。

【穴位层次】皮肤，皮下组织，棘上韧带，棘间韧带，斜方肌起始部。

【穴位性质】祛风解表，通阳活络，降逆止痛，补虚抗劳，镇静安神。

【主治疾病】肺胀、胁满、呕吐、五劳七伤、乏力、温疟、颈项强不得回顾、食气、骨热、前板齿燥、温病、气短不语、瘰疬、虚汗、小儿急慢惊风。

【针法】患者取抱膝俯位，或俯卧位，将头放低，使第七颈椎与第一胸椎棘突拉开。在棘突之间项韧带中线进针，可用捻转及速刺法将针刺入皮下，通过脂肪层即项韧带（又称棘上韧带），有较轻的刺痛感，刺激韧带则产生较明显的针感，为第一针感层。刺入韧带后有明显的沉紧感，再刺0.5厘米，阻力感稍减弱，即棘间韧带，针感较明显，如将针偏向上或下，刺至棘突的骨面，则会产生明显的针感，称为第二针感层。再向下刺3.5厘米左右，即可通过棘间韧带到达黄韧带，手感较松，为第三针感层。再向下刺有穿透感，则是硬脊膜，称第四针感层。

【应有针感】第一针感层：由较轻的刺痛感转为局部胀痛感，直径范围不超过5厘米。第二针感层：局部胀感较强，并有一种压力感，向周围扩散范围直径超过5厘米，刺到骨面时会产生酸感或酸胀感。第三针感层：除局部胀感扩散

大椎穴位置及其针感层

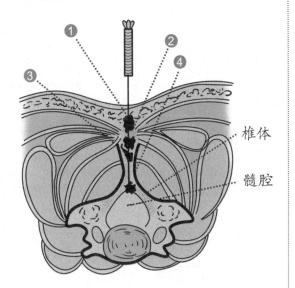

大椎穴

第一针感层：由较轻的刺痛感转为局部胀痛感，直径范围不超过5厘米。

第二针感层：局部胀感较强，并有一种压力感，向周围扩散范围直径超过5厘米，刺到骨面时会产生酸感或酸胀感。

椎体

髓腔

第三针感层：除局部胀感扩散之外，重点是沿椎体向下扩散，多达腰部，最远可扩散至尾椎区。

第四针感层：出现背、胸、腰、腹、下肢肌肉的收缩。

注意事项

1.应在棘突之间的韧带中线垂直进针，如发现针感传向一侧，说明进针偏向，要将针尖提至韧带上调整方向。

2.当垂直刺入遇到骨面不能进时，应调整进针方向至针尖斜向上15°左右。

3.若刺第四针感层，应选用针尖较钝、无芒、不易刺破血管的针；在进入硬脊膜后，应用慢按进针法；在发现肢体肌肉抽动后，应立刻将针提至第二针感层，禁止采用提插与捣动法，避免刺破蛛网膜动脉，引起脊髓腔出血，否则会有生命危险。

外，重点是沿椎体向下扩散，多达腰部，最远可扩散至尾椎区。第四针感层：出现背、胸、腰、腹、下肢肌肉的收缩。

【灸法】适用于1、2、3号艾炷行Ⅰ、Ⅱ度损伤灸法。2、3、4号艾炷行1、2级温灸法；温热灸膏，1、2号灸膏及发疱药物灸法。

大椎穴针法、灸法详解

病症	针治方法	灸治方法
退热（包括各种传染性疾病引起的体温升高或自觉性全身发热）	先刺第三针感层，行针3分钟，再刺第二针感层，行针3分钟，最后刺第一针感层，行针2分钟后起针	2号艾炷行Ⅰ度损伤性灸法；2号灸膏灸法
疟疾	在发作前1小时，刺第三针感层行针3～5分钟，留针30分钟或60分钟起针	2号艾炷行Ⅰ度损伤性灸法；各种发疱药物灸法
哮喘	刺第二针感层，行针3分钟，留针至针感消失后起针	3号艾炷行Ⅰ、Ⅱ度损伤性灸法；各种发疱药物灸法
中暑	刺第一针感层，行针4分钟左右起针	1号艾炷行Ⅰ度损伤性灸法3壮
癫痫及精神病症	先刺第一针感层，行针2分钟，再刺第二针感层，行针2分钟，再刺第三针感层，行针2分钟，最后刺第四针感层起针	2号艾炷行Ⅱ、Ⅲ度损伤性灸法
小儿惊风	先刺第一针感层，行针10秒钟，再刺第二针感层，行针10秒钟起针	3号艾炷行2级温灸法
腰背强直及角弓反张	在第三、第二、第一针感层，各行针2分钟起针	2号艾炷行Ⅱ度损伤性灸法
神经衰弱	先刺第二针感层，缓慢行针2分钟，留针15～30分钟起针	灯心草灸，第二种灸法或线香灸法，连灸3次
免疫功能低下	由第一针感层至第三针感层，每层行针2分钟，留针30分钟左右起针	4号艾炷行2级温灸法；2号艾炷行Ⅰ度或Ⅱ度损伤性灸法
各种慢性病症及体质衰弱	先刺第一针感层，缓慢行针1分钟，再刺第二针感层，缓慢行针1分钟起针	3、4号艾炷行2级温灸法；2号艾炷行Ⅰ度损伤性灸法；5号艾炷行Ⅰ级温灸法

命门穴

【别名】属累、精宫

【释义】属，归属、类别；累，堆迭；属累名意指本穴气血由督脉之气堆迭而成。精宫：精，指穴内气血来自脊骨；宫，宫殿；精宫名意指穴内物质来源于脊骨。

【位置】《标准针灸穴位图册》："在腰部，后正中线上，当第2腰椎棘突与第3腰椎棘突之间的凹陷处。"

【经属】督脉，本穴被击中后，会冲击脊椎破气机，易造成截瘫。

【穴位层次】皮肤，皮下组织，棘上韧带，棘间韧带，腰背筋膜。

【穴位性质】壮腰固精、滋阴补肾。

【主治疾病】头痛、头眩、寒热、汗不出、身热腰痛、肾脏疾病、精力减退、老人斑、青春痘、肾虚、腰痛、遗尿、尿频、泄泻、遗精、白浊、阳痿、早泄、赤白带下、五劳七伤、癫痫、惊恐。

【针法】患者取俯卧位，或俯坐位，使腰椎完全后弓。垂直进针，可用快速和捻转进针，将针刺至皮下，通过脂肪层即可遇到硬橡皮感的棘突韧带，刺激韧带可发生针感，为第一针感层。刺入棘间韧带后出现沉紧感，当针尖靠近骨面时，其针感较明显，为第二针感层。再刺3厘米左右达到黄韧带，可出现上下传导的针感，为第三针感层。如针感偏向一侧，则说明针的方向有偏差，应调整进针方向。

【应有针感】第一针感层：由刺痛感转为胀痛感，扩散范围直径约6厘米。第二针感层：为胀感，主要在椎体周围，此种针感多用来治疗局部性病变。第三针感层：胀感较为明显，扩散范围较大，直径达10厘米以上，并可沿经向上扩散至第四胸椎处，向下直至尾椎。

【灸法】1、2号艾炷行Ⅰ、Ⅱ度损伤性灸法；3、4号艾炷行2级温灸法；5、6号艾炷行1级温灸法；温热灸膏，1、2号灸膏灸法。

命门穴位置及其针感层

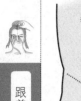

命门穴

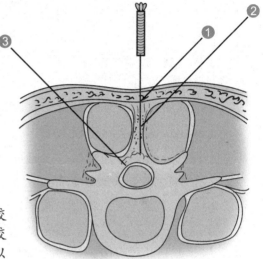

第一针感层：
由刺痛感转为
胀痛感，扩散
范围直径约6
厘米。

第二针感层：为胀感，主要在椎体周围，此种针感多用来治疗局部性病变。

第三针感层：胀感较明显，扩散范围较大，直径达10厘米以上，并可沿经向上扩散至第四胸椎处，向下直至尾椎。

跟着视频学针灸技法

命门穴针法、灸法详解		
病症	针治方法	灸治方法
腰痛	适用于第二、三腰椎棘突间的韧带损伤及无明显压痛点的腰痛。先刺第一针感层，行针1分钟，再刺第二针感层，行针2～3分钟，留针至针感消失后起针	6号艾炷行2级温灸法；各种温灸器灸法；灸膏灸法
痛经	刺第三针感层，行针3分钟左右，留针至针感消失后起针	3号艾炷行2级温灸法
阳痿、遗精	刺第一针感层，缓慢行针3分钟起针	6号艾炷行1级温灸法5～10壮
遗尿	刺第一、二针感层，各缓慢行针2分钟起针	5号艾炷行1级温灸法10壮
尿频早泄	刺第二针感层，行针1分钟左右，留针至针感消失后起针	4号艾炷行1级温灸法5壮
白带过多	刺第二针感层，缓慢行针4分钟，留针15分钟左右起针	5号艾炷行1级温灸法10壮

命门穴针法、灸法详解		
病症	针治方法	灸治方法
头晕耳鸣	刺第一针感层，行针1分钟，再刺第二针感层，行针2分钟起针	2号艾炷行2级温灸法
身体虚寒证	刺第一针感层，缓慢行针1分钟，再刺第三针感层，行针后退至第一针感层，留针至针感消失后起针	6号艾炷行1级温灸法10壮
角弓反张	刺第三针感层，行针3～5分钟起针；再刺第一针感层，行针1分钟起针	2号艾炷行Ⅰ度或Ⅱ度损伤性灸法
腰背强直证	先刺第一针感层，行针2分钟，再刺第二针感层，行针3分钟左右起针	3号艾炷行Ⅰ度损伤性灸法；6号艾炷行1级温灸法15壮；温灸器灸法
癫痫	刺第三针感层，行针约3分钟，留针至针感消失后起针	2号艾炷行Ⅰ度损伤性灸法

大杼穴

【别名】背俞、本神、百旁、百劳。

【释义】背俞：背，穴内气血来自于背部；俞，转输；背俞名意指本穴气血来自背部各个俞穴。本神：本，根本；神，与鬼相对，指穴内气血为天部之气也；本神名意指本穴为头部气血的来源根本。百旁：百，数量词，多的意思；旁，侧；百旁名意指背俞各穴上行至本穴的阳热之气不走督脉正中路线，而是走膀胱经的旁侧路线上行头部。百劳：百，数量词，多的意思；劳，劳动；百劳名意指本穴气血来自背俞诸穴。

【位置】《标准针灸穴位图册》："在背上部，陶道穴（第1与第2胸椎棘突之间的凹陷处）的外侧1.5寸处。"《针灸聚英》："项后第一椎下，两旁相去脊中各一寸五分陷中。"

【经属】足太阳膀胱经。

【穴位层次】皮肤，皮下组织，斜方肌，小菱形肌，上后锯肌。

【穴位性质】温阳补虚，清热除燥，主治骨病。

【主治疾病】腰痛、腹痛、头眩、身热、咳嗽、目眩、胸闷。

【针法】患者取俯卧位，用垂直快速和捻转进针法刺入皮下，穿过脂肪层，即斜方肌的筋膜，可遇到阻力感，为第一针感层。穿过阻力层，阻力感降低，继续刺入1.6厘米左右时，为斜方肌与头长肌之间的筋膜，可出现阻力感，为第二针感层。再进针深刺约1.7厘米，此阻力感较前两层强，即头长肌、夹肌、肋提肌、菱形肌之间的筋膜组织，为第三针感层。

【应有针感】第一针感层：为轻微刺痛和胀感，可沿经上下扩散。向周围扩散范围直径为4厘米左右。第二针感层：为局部胀感，扩散范围直径为6厘米左右，可沿上下扩散。第三针感层：有强烈的胀感，扩散范围较大，直径多在10厘米左右，向上传至枕骨下，向下传至十二肋，向外传至肩后区。

【灸法】适用于各种灸法。

【注意事项】此穴进针最深不超过5厘米。注意手感，以防刺入胸腔，刺伤肺，发生气胸。

中医视频课

大杼穴位置及其针感层

第一针感层：感觉有轻微刺痛和胀感，向周围扩散范围直径为4厘米左右，可沿经上下扩散。

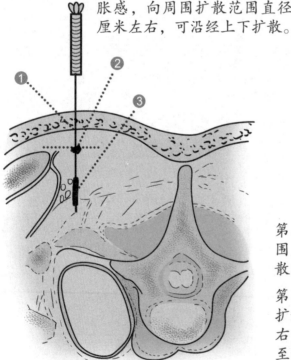

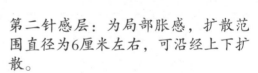

大杼穴

第二针感层：为局部胀感，扩散范围直径为6厘米左右，可沿经上下扩散。

第三针感层：出现强烈的胀感，扩散范围较大，直径多在10厘米左右，向上可传至枕骨下，向下可传至十二肋，向外可传至肩后区。

大杼穴针法、灸法详解		
病症	针治方法	灸治方法
哮喘	先刺第一针感层，行针3分钟，再刺第三针感层，行针2分钟，退至第一针感层再行针15分钟，留针至针感消失后起针	3号艾炷行Ⅰ度或Ⅱ度损伤性灸法；2号灸膏灸法
咳嗽（对反射性咳嗽及咳而无痰者疗效较好）	先刺第二针感层，行针3分钟左右，再刺第一针感层，行针3分钟左右，留针至针感消失后起针	2号艾炷行Ⅰ度损伤性灸法；3号艾炷行2级温灸法
发热	刺第一针感层，缓慢行针5分钟左右起针	1、2号艾炷行Ⅰ、Ⅱ度损伤性灸法
头痛	刺第二针感层，缓慢行针3分钟左右，留针至针感消失后起针（治疗由伤风引起的头痛效果显著）	3号艾炷行2级温灸法
咽喉炎	刺第二针感层，缓慢行针2分钟左右，留针至针感消失后起针	1号艾炷行Ⅰ度损伤性灸法；3号艾炷行2级温灸法
颈项强直症	由第二针感层插至第三针感层，再由第三针感层提至第二针感层，缓慢捻转提插2分钟起针。插时应注意手感，不要刺透胸膜	5号艾炷行2级温灸法
颈背区疼痛	先刺第二针感层，行针2分钟；再刺第三针感层，行针2分钟起针	5号艾炷行1级温灸法

肺俞穴

【释义】肺为肺脏。俞为转输。肺俞：因穴位于背上能转输肺脏之气而得名，归属于足太阳膀胱经。

【位置】《标准针灸穴位图册》："在背上部，当身柱穴（第3与第4胸椎棘突之间的凹陷处）的外侧1.5寸处。"《针灸甲乙经》："在第三椎下一，两旁各一寸五分。"《针灸聚英》："第三椎下，去脊中各二寸，又以手搭背，左取右，右取左，当中指末处是穴。"《针灸大成》："第三椎下，两旁相去脊中各一寸五分，《千金》对乳，引绳度之。"

【经属】足太阳膀胱经。

【穴位层次】皮肤，皮下组织，斜方肌，大、小菱形肌，骶棘肌。

【穴位性质】肺之俞穴，主治肺病、皮毛病、气病。

【主治疾病】咳嗽，胸闷气短，寒热，口干舌燥，癫狂，呕吐，瘿气困乏，肺经及呼吸道疾病，如肺炎、支气管炎、肺结核等。

【针法】采用速刺法垂直进针直至皮下，通过脂肪层，抵达筋膜，出现阻

中医视频课

肺俞穴位置及其针感层

第一针感层：为胀感及较轻的刺痛感，扩散范围的直径为5厘米左右，可沿经上下传导。

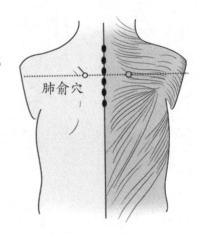
肺俞穴

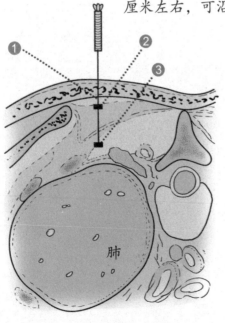
肺

第二针感层：为胀感，扩散范围的直径达5厘米以上，可沿经上下传导。

第三针感层：为胀感，针感较为强烈，扩散范围的直径为10厘米左右，并有沉重感，可沿经上下传导。

力感，为第一针感层。穿过阻力感层，继续深刺1厘米左右，即斜方肌与菱形肌之间的筋膜，又出现阻力感，为第二针感层。穿过阻力感层，继续进针1厘米左右，即菱形肌与竖脊肌之间的筋膜，又会遇到阻力感，为第三针感层。

【应有针感】第一针感层：为胀感及较轻的刺痛感，扩散范围的直径为5厘米左右，可沿经上下传导。第二针感层：为胀感，扩散范围的直径达5厘米以上，可沿经上下传导。第三针感层：为胀感，针感较为强烈，扩散范围的直径为10厘米左右，并有沉重感，可沿经上下传导。

【灸法】适用于各种灸法。身体消瘦者因脂肪肌肉较薄，应根据实际情况进针，不宜太深，并注意手感，以避免刺入肺脏发生气胸。

肺俞穴针法、灸法详解		
病症	针治方法	灸治方法
肺结核病	先刺第一针感层，缓慢行针30秒钟；再刺至第二针感层，缓慢行针1分钟，进针至第三针感层，缓慢捻转行针2分钟；提针至第一针感层，留针至针感消失后起针。在长期治疗中，可采用针灸交替法	2号艾炷行Ⅰ、Ⅱ度损伤性灸法
肺气肿	先刺第二针感层，缓慢行针1分钟；提至第一针感层，行针1分钟起针	3号艾炷行2级温灸法
哮喘	先刺第三针感层，行针1分钟；提至第二针感层，行针1分钟；提至第一针感层，行针2分钟，留针至针感消失后起针	3号艾炷行Ⅰ、Ⅱ度损伤性灸法
咯血	刺第一针感层，行针3分钟起针	2号艾炷行Ⅰ度损伤性灸法
脊背痛	先刺第三针感层，行针2分钟；提至第二针感层，行针3分钟，留针15分钟左右起针	5号艾炷行2级温灸法
心悸	刺第一针感层，缓慢行针2分钟起针	1号艾炷行Ⅰ度损伤性灸法
胸闷	刺第二针感层，行针1分钟，留针15分钟起针	1号艾炷行Ⅰ度损伤性灸法
老年性肺炎	先刺第二针感层，行针1分钟；再刺第一针感层，行针2分钟，留针15分钟起针。配合药物治疗，疗效比单用药物好	1号艾炷行Ⅰ度损伤性灸法

膈俞穴

【别名】血会。

【释义】血会，意指本穴物质来自心之下、脾之上的膈膜之中，为血液所化之气。

【位置】《标准针灸穴位图册》："在背部，当至阳穴（第7与第8胸椎棘突之间的凹陷处）外侧1.5寸处。"《针灸甲乙经》："在第七椎下，两旁各一寸五分。"《针灸聚英》："七椎下，两旁相去脊中各一寸五分。"

【经属】足太阳膀胱经。

【穴位层次】皮肤，皮下组织，斜方肌，背阔肌，骶棘肌。

【穴位性质】主治血病，四花（二胆俞、二膈俞为四花穴）位此，亦可治疗劳伤。能通于膈肌，调理肠胃。

【主治疾病】呕吐、吐血、心痛、汗不出、盗汗、肿胀、血热、咽肿。

【针法】患者取俯卧位或俯坐位，以垂直速刺或捻转慢进针法刺入皮肤，通过脂肪层后抵达斜方肌、竖脊肌及背阔肌等筋膜，为第一针感层。继续进针1厘米左右，抵达竖脊肌及肋间肌之间的筋膜，为第二针感层。

【应有针感】第一针感层：多为胀感，可出现酸胀感，其针感比第二层强烈，针感层的厚度在0.5厘米左右，扩散范围直径达10厘米以上，可沿经向下传

膈俞穴位置及其针感层

● ● ● ● ● ● ● ● ● ● ●

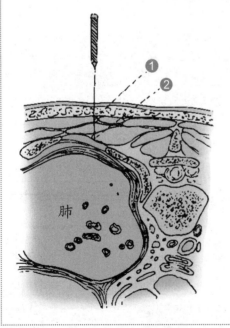

肺

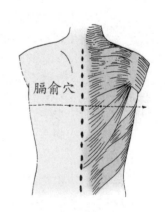

膈俞穴

第二针感层：有胀感，也会出现酸麻感及局部沉重感。可沿经向下传导。

第一针感层：以胀感为主，可出现酸胀感。比第二层针感强，针感层的厚度为0.5厘米左右，扩散范围直径达10厘米以上，可沿经向下传导。

膈俞穴针法、灸法详解		
病症	针治方法	灸治方法
慢性肝炎及胆囊炎	刺第一针感层，缓慢行针2分钟，留针至针感消失后起针	3号艾炷行2级温灸法
慢性胃炎及胃十二指肠溃疡	刺第一针感层，缓慢行针3分钟，留针30分钟以上	5号艾炷行1级温灸法10～20分钟
呃逆	先刺第二针感层，行针1分钟，再刺第一针感层，行针2～5分钟起针	2号艾炷行Ⅰ度损伤性灸法
咳喘	刺第一针感层，行针2～5分钟起针	2号艾炷行Ⅰ度损伤性灸法
呕吐	刺第一针感层，行针1～2分钟起针	2号艾炷行2级温灸法

导。第二针感层：主要为胀感，可出现酸麻感及局部沉重感，可沿经向下传导。

【灸法】适用于各种灸法。

【注意事项】此穴到达胸膜的厚度较薄，故进针深度不能超过2.5厘米。体型消瘦的患者应采取俯坐位，针刺时应谨慎掌握手感，以免刺入肺脏引发气胸。

胃俞穴

【释义】胃为胃腑，俞为转输。胃俞：因穴位于背的下部能转输胃腑经气而得名，归属于足太阳膀胱经。

【位置】《标准针灸穴位图册》："在背下部，第12胸椎棘突与第1腰椎棘突之间的凹陷处的外侧1.5寸处。"《针灸甲乙经》："在第十二椎下两旁各一寸五分"。《针灸聚英》："十二椎下，两旁相去脊中各一寸五分。"《类经图翼》："在十二椎下，去脊中二寸。"

【经属】足太阳膀胱经。

【穴位层次】皮肤，皮下组织，腰背筋膜，骶棘肌。

【穴位性质】胃腑之俞穴，主治湿病、胃病。健脾调中，醒胃利肠，消食化滞。

【主治疾病】胃寒、胃酸、胃胀、胃炎、胃溃疡、胃扩张、呕吐、脱肛、霍乱、腹泻、腮腺炎、肠炎、痢疾、失眠等。

【针法】患者取俯卧位或俯坐位，垂直进针直刺皮肤，通过脂肪层，出现阻力感，即背阔肌筋膜，为第一针感层。继续进针1厘米又出现阻力感，即背阔肌及胸腰筋膜，为第二针感层。继续进针2厘米左右，又出现阻力感，即竖脊肌及肋间肌之间的筋膜，为第三针感层。

【应有针感】第一针感层：由刺痛转为胀痛感，扩散范围直径达5厘米，可沿经传导。第二针感层：主要为胀感，可出现酸胀感，并向周围扩散，直径可达10厘米，可沿经向下扩散。第三针感层：为胀感及沉重感，扩散范围直径达10厘米以上，易向下传导到骶骨区。

【灸法】适用于各种灸法。

【注意事项】此穴深部为肾脏，有的人右侧为肝脏，标准体型进针深度不能超过4厘米。肥胖者应注意手感，避免刺入腹腔伤害肝脏。

中医视频课

胃俞穴位置及其针感层

● ● ● ● ● ● ● ● ● ● ●

第一针感层：由刺痛转为胀痛感，扩散范围直径达5厘米，可沿经传导。

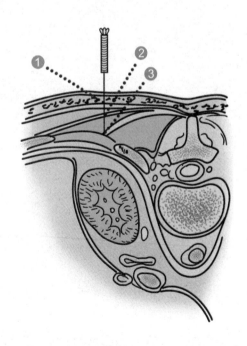

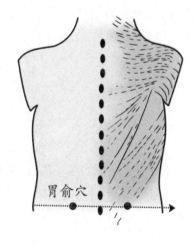

胃俞穴

第二针感层：以胀为主，可出现酸胀感，并向周围扩散，直径达10厘米，可沿经向下扩散。

第三针感层：为胀感与沉重感，扩散范围直径达10厘米以上，多向下传导到骶骨区。

胃俞穴针法、灸法详解		
病症	针治方法	灸治方法
胃脘痛 （包括胃、胆、十二指肠、胰脏等疼痛）	先刺第二针感层，行针3分钟；提针至第一针感层，行针2分钟，留针至疼痛消失后起针；如果疼痛不止，可再操作1次	5号艾炷行2级温灸法
胸胁痛 （包括胸膜炎、肋间神经痛等）	先刺第二针感层，行针2分钟左右；再刺第三针感层，缓慢行针2分钟左右；退至第二针感层，留针20分钟左右起针	3号艾炷行2级温灸法
呕吐	刺第一针感层，行针2分钟起针	2号艾炷行2级温灸法；温热灸膏；2号灸膏灸法
上腹胀气	刺第一针感层，行针2～5分钟起针	3号艾炷行2级温灸法
食欲欠佳及厌食症	刺第一针感层，行针1分钟，留针15分钟，再行针1分钟起针	6号艾炷行1级温灸法5～15壮；温灸器灸法
胃酸过多症	刺第一针感层，缓慢行针3分钟，留针至针感消失后起针，治疗时间宜在上午10时30分与下午4时30分	5号艾炷行1级温灸法10壮左右，温灸器灸法

篇三 针灸法病例讲解

肾俞穴

【别名】高盖。

【释义】肾为肾脏；俞为转输。肾俞：因穴位于腰部能够传输肾脏经气而得名，归属于足太阳膀胱经。高，天部之气；盖，护盖；高盖名意指肾脏外输膀胱经的气血物质为天部的水湿之气。

【位置】《标准针灸穴位图册》："在腰部，当命门穴（第2与第3腰椎棘突之间的凹陷处）的外侧1.5寸处。"《针灸甲乙经》："在第十四椎下，两旁各一寸五分。"《针灸大成》："十四椎下两旁，相去脊中各一寸五分，前与脐平。"《类经图翼》："在十四椎下，与脐平，去脊中二寸。"

【经属】足太阳膀胱经。

【穴位层次】皮肤，皮下组织，腰背筋膜，骶棘肌。

【穴位性质】肾脏之腧穴，温肾培元，壮腰补髓，益聪明目。

【主治疾病】肾炎、肾绞痛、阳痿、早泄、遗精、膀胱肌麻痹及痉挛、遗尿，尿路感染、胃出血、肠出血、痔疮、肝肿大、腰痛、月经不调等。

【针法】患者取俯卧位或俯坐位，垂直进针。用速刺法穿过皮肤，通过脂肪层即达背阔肌、竖脊肌及胸腰筋膜浅层，此处阻力感较强，针感厚度在0.5厘米左右，为第一针感层。穿过阻力层，有时仍有针感，进针约4厘米有明显的针感，手感阻力较第一层弱，即竖脊肌与腰方肌之间的筋膜，为第二针感层。

【应有针感】第一针感层：由轻刺痛转为胀痛或胀感，针感明显，易于掌握，手感扩散范围直径可达10厘米左右，可沿经向下传导至骶骨区，向上可扩散至胃俞穴。第二针感层：为沉重胀感及酸胀感，有时有麻感；向周围扩散直径可达10厘米左右，可沿经向骶骨扩散，针感较强。如刺到横突多为酸麻感。

【灸法】适用于各种灸法。

中医视频课

肾俞穴位置及其针感层

第一针感层：由轻刺痛转为胀痛，针感易于掌握，手感扩散范围直径可达10厘米左右，可沿经向下传导至骶骨区，向上可扩散至胃俞穴。

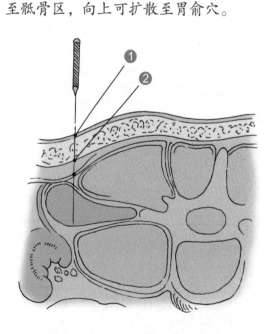

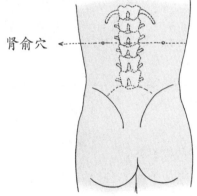

肾俞穴 ←

第二针感层：出现沉重胀感及酸胀感，有时也出现麻感，向周围扩散直径可达10厘米左右，可沿经向骶骨扩散，针感较强。如刺到横突多为酸麻感。

肾俞穴针法、灸法详解

病症	针治方法	灸治方法
腰痛症由腹腔疾病引起	刺第一针感层，行针1～3分钟，留针30分钟左右起针	
腰痛症由疲劳引起	先刺第二针感层，缓慢行针30秒钟左右，提至第一针感层，缓慢行针2分钟，留针至针感消失后起针	
损伤性腰痛	先刺第一针感层，行针1分钟；再刺第一针感层，行针2分钟，留针至针感消失后起针	6号艾炷行1、2级温灸法；2号艾炷行Ⅰ、Ⅱ、Ⅲ度损伤性灸法；温热灸膏，1、2号灸膏灸法；温灸器灸法
遗精及阳痿	刺第一针感层，缓慢行针3分钟后起针；再刺第二针感层，留针10分钟起针	6号艾炷行1、2级温灸法；温热膏灸法；温灸器灸法
遗尿	先刺第一针感层，行针1分钟，再刺第二针感层，行针1分钟起针	6号艾炷行1、2级温灸法
尿频及早泄	刺第二针感层，行针2分钟左右起针	6号艾炷行1级温灸法
慢性肾炎	先刺第一针感层，行针1分钟左右；再进针至第二针感层，行针30秒钟左右；再提针至第一针感层，待针感消失后起针	2号艾炷行Ⅰ度损伤性灸法
急性肾炎	刺第一针感层，行针3分钟起针并配合药物治疗	2号艾炷行Ⅰ度损伤性灸法
月经不调	刺第一针感层，缓慢行针2分钟左右，留针至针感消失后起针	4号艾炷行2级温灸法
泄泻	刺第一针感层，行针2分钟左右起针	4号艾炷行2级温灸法
便秘	刺第一针感层，行针4分钟左右起针	2号艾炷行2级温灸法
哮喘	先刺第一针感层，缓慢行针2分钟；再刺第二针感层，行针2分钟，留针30分钟左右起针	3号艾炷行2级温灸法；2号艾炷行Ⅰ度损伤灸法

上髎穴

【别名】无。

【位置】《标准针灸穴位图册》："在骶部，当骶中嵴的外侧，适对第1骶后孔处。"《针灸甲乙经》："在第一空，腰髁下一寸，侠脊陷者中。"《类经图翼》："在腰髁骨下一寸，夹骨两旁第一空陷中。"

【经属】足太阳膀胱经。

【穴位层次】皮肤，皮下组织，腰背筋膜，骶棘肌。

【穴位性质】八穴之上，主治腰膝之病。为盆腔部之要穴，通疗生殖之病症。

【主治疾病】腰痛、膝冷、呕吐、不孕、阴部瘙痒、子宫脱垂、遗精白浊、寒热。

【穴位配伍】配三阴交穴、中极穴，治小便不利。

上髎穴位置及其针感层

中医视频课

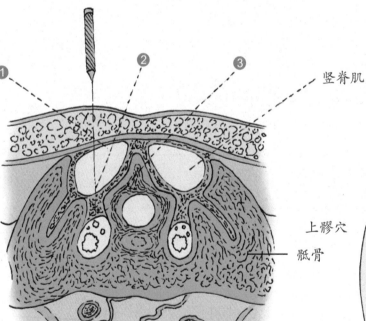

竖脊肌

上髎穴

骶骨

第一针感层：由刺痛转为胀感，多在局部范围，直径为6厘米左右，不会出现沿经传导。

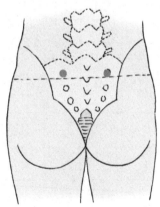

第二针感层：为酸胀感及酸麻感，可扩散至半侧的骶区。

第三针感层：除产生第二层针感外，可传导至臀部与会阴部等。

【针法】患者取俯卧位，垂直捻转进针，刺入皮肤，即出现阻力感，为臀大肌、胸腰筋膜浅层，此为第一针感层。继续进针易刺到骨面和韧带组织，也会出现针感，为第二针感层。将针向内侧斜15°左右，以针尖探寻刺入骶骨孔内，为第三针感层。

【应有针感】第一针感层：多在局部范围，由刺痛转为胀感，直径为6厘米左右，不出现沿经传导。第二针感层：为酸胀感及酸麻感，可扩散至半侧的骶区。第三针感层：除产生第二层针感外，可传导至臀部与会阴部等。

【灸法】适用于各种温灸法及Ⅰ度损伤性灸法。

【注意事项】筋骨背面的形态个体有明显的差异，脂肪层厚的患者不易摸准其孔位，可根据手感及针感判断所刺部位的准确度。骶孔斜度不同，一般只能刺入外孔，不易刺入内孔。不适用于Ⅲ度损伤性灸法。

上髎穴针法、灸法详解		
病症	针治方法	灸治方法
月经不调	先刺第一针感层，缓慢行针2分钟；再刺第二针感层，缓慢行针2分钟，留针至针感消失后起针	6号艾炷行2级温灸法，各种温灸器灸法
精子减少症	先刺第一针感层，缓慢行针1分钟；再刺第二针感层，缓慢行针2分钟；再提至第一针感层，缓慢行针2分钟起针	6号艾炷行1级温灸法；各种温灸器灸法
阳痿	刺第一针感层，缓慢行针1分钟；再刺第三针感层，针感传至会阴，行针20秒钟起针	6号艾炷行1级温灸法；各种温灸器灸法
白带	刺第一针感层，行针2分钟；再刺第二针感层，行针1分钟，留针至针感消失后起针	3号艾炷行2级温灸法
睾丸炎	刺第三针感层，使针感传向会阴区，行针3分钟起针	3号艾炷行2级温灸法
痔核及痔疮	刺第三针感层，针感传至会阴部，行针2分钟起针	1、2号艾炷行Ⅰ度损伤性灸法
腰骶部疼痛	刺第二针感层，行针2分钟，留针至针感消失后起针	6号艾炷行1级温灸法

膏肓穴

【经络分布】足太阳膀胱经1条经脉。

【定位】在第4胸椎棘突下旁开3寸处。患者两手交叉抱肩，将肩胛骨外展，在第4、5胸椎棘突之间平开，肩胛骨脊侧缘较为敏感的凹陷处。

【针法】患者取伏俯位或俯卧位，用垂直捻转慢进针法，当针尖通过皮肤及脂肪层时，抵达斜方肌筋膜，可遇到明显的阻力感，为第一针感层。再继续进针深达0.5厘米左右，即菱形肌及肋间肌筋膜，阻力感再次出现，针感厚度为0.4厘米左右，为第二针感层。

【应有针感】第一层针感：最初为轻度刺痛，微进针则产生胀感，扩散面积在10平方厘米以上。可沿经向腰骶部传导，也可向颈后至枕骨传导。第二层针感：为胀感，扩散范围直径可达10厘米以上，会影响半侧背部及侧胸部，可沿经传导至腰骶部及项部。

【灸法】适用于各种灸法。

【注意事项】此穴进针深度，标准体型者不能超过3.5厘米；体型瘦小者不宜超过3厘米，以免刺入肺脏发生气胸。

膏肓穴针法、灸法详解		
病症	针治方法	灸治方法
神经衰弱	刺第一针感层，缓慢行针2分钟，留针至针感消失后起针	3号艾炷行2级温灸法
消化不良	刺第二针感层，行针1分钟，提至第一针感层，留针15分钟左右起针	2号艾炷行Ⅰ度损伤性灸法，3、4号艾炷行2级温灸法
体质虚弱	刺第一针感层，缓慢行针1分钟起针	2号艾炷行Ⅰ、Ⅱ度损伤性灸法；6号艾炷行2级温灸法
肺结核	刺第一针感层，缓慢行针3分钟起针	2、3号艾炷行Ⅰ、Ⅱ度损伤性灸法；4号艾炷行2级温灸法
肺气肿	先刺第一针感层，缓慢行针15秒钟；再刺第二针感层，行针30秒钟，将针提至第一针感层，待针感消失后起针	1号艾炷行Ⅰ度损伤性灸法
肩胛背区疼痛	刺第二针感层，行针3分钟，留针15分钟左右起针	5号艾炷行2级温灸法

膏肓穴位置及其针感层

中医视频课

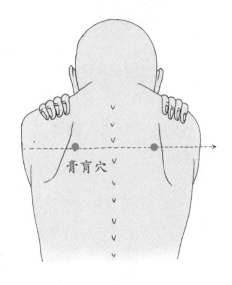

膏肓穴

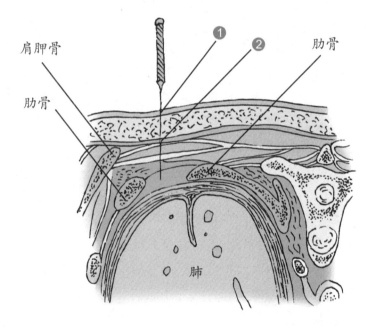

肩胛骨

肋骨

① ②

肋骨

肺

第一针感层：由刺痛至胀痛，扩散范围直径在5厘米以上，多不超过正中线。

第二针感层：以胀痛感为主，可扩散到半个下腹区，多不超过正中线。

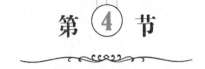

第 4 节

上肢穴位

肩髃穴、极泉穴、曲池穴、尺泽穴、曲泽穴、天井穴、内关穴、外关穴、列缺穴、神门穴、合谷穴。

肩髃穴

【经络分布】手阳明大肠经、手太阳小肠经络脉、阳跷脉、手阳明大肠经络脉 4 条经脉。

【定位】在肩峰端下缘，肩峰与肱骨大结节之间，三角肌上部中央，肩平举时，肩部出现两个凹陷，前方凹陷处即为穴位。可从肩胛的肩峰端及锁骨肩端触摸，在两骨之间下方有一较敏感的凹陷，即肩穴。

【针法】采用速刺法垂直刺入皮下，通过脂肪层，即出现阻力感，为三角肌的筋膜，刺激三角肌的筋膜可产生针感，为第一针感层。从三角肌筋膜至骨面都有针感，中间经过冈上肌、冈下肌筋膜，肩峰下滑囊，肱二头肌腱膜，关节韧带膜等组织，刺激这些组织的间隙及韧带附着处都会出现针感，根据不同部位的病症，所采用的进针方向、刺激组织不同，所产生的针感也不同，总称为第二针感层。

【应有针感】第一针感层：在三角肌筋膜的上下，多在局部产生酸胀感，扩散范围在直径 5 厘米左右。有的可沿经扩散至颈侧或肘部，但不易掌握。第二针感层：针尖偏向肩前，针感向肩前扩散。第三针感层：针尖偏向肩后，针感向肩后扩散。第四针感层：针尖偏向下，可沿三角肌向肱外侧扩散。二至四层针感的扩散，多在三角肌覆盖区内，很少扩散到三角肌区之外。

【灸法】适用于 1、2、3 号艾炷，2、3 号艾条，行 1、2 级温灸法及 I 度损伤灸法，灸膏灸法。

【注意事项】治疗肩关节病症的主穴为肩穴。根据临床经验，并不一定要在此穴直刺 1.6 ～ 2.6 厘米深发生针感才可，而应根据不同的病症变换刺激方位，寻找有效的针感。

肩髃穴位置及其针感层

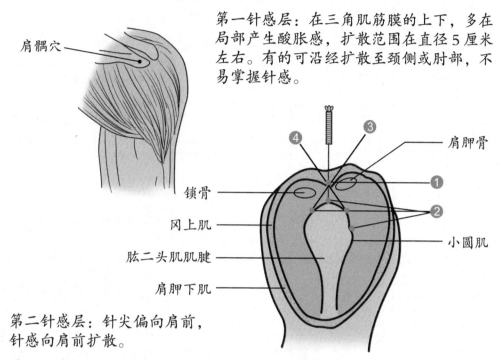

肩髃穴

第一针感层：在三角肌筋膜的上下，多在局部产生酸胀感，扩散范围在直径5厘米左右。有的可沿经扩散至颈侧或肘部，不易掌握针感。

肩胛骨

锁骨
冈上肌
肱二头肌肌腱
肩胛下肌

小圆肌

第二针感层：针尖偏向肩前，针感向肩前扩散。

第三针感层：针尖偏向肩后，针感向肩后扩散。

第四针感层：针尖偏向下，可沿三角肌向肱外侧扩散。二至四种针感的扩散，多在三角肌覆盖区内，很少扩散到三角肌区之外。

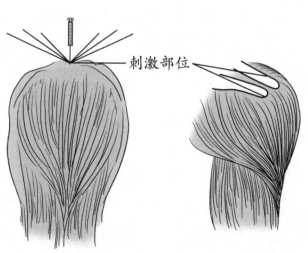

刺激部位

三角肌外侧损伤及炎症刺法

肩髃穴针法、灸法详解

病症	针治方法
三角肌肩峰外侧部分肌肉损伤性慢性炎症	刺第一针感层，在此层中，针尖向肩后斜45°刺入，穿过三角肌腱膜，每隔0.2厘米刺1针，逐渐向肩前方移，直至针尖向肩前斜45°为止，每次行针20秒钟，且不留针
肩峰下滑囊炎	针尖穿过三角肌筋膜，阻力感较明显，下面即是滑囊，滑囊下面是硬橡皮感的冈上肌腱。可在刺穿三角肌腱膜后直达冈上肌腱，再将针提至三角肌腱膜层，再插至冈上肌腱，反复提插5～10次，每次插入时，都要稍微偏离进针方向，即在囊上穿5～10个针孔后起针
冈上肌肱骨结节附着点炎症	针尖应刺入硬橡皮感组织内至骨面，在硬橡皮感层进行提插行针，1分钟后起针。每次插的部位应稍加变动
冈下肌、小圆肌及三角肌、肩峰后侧部分劳损	应在肩后1.5厘米的肩峰下缘进针，刺至硬橡皮感时，用提插法行针1分钟起针，每次提的部位均有所不同
肱二头肌长头肌腱鞘炎及三角肌肩峰前侧部分劳损	深刺肩达2.5厘米左右，行针30秒钟，将针提至皮下，针尖向前斜45°或30°角，进针至3厘米左右，刺入软橡皮感组织中，提插2分钟左右起针
肩胛下肌炎症	在肩前2厘米左右喙突外缘进针，刺到有沉紧感，用提插法行针1～2分钟后起针
背阔肌及大圆肌炎症	在肩前沿肱骨向下刺5～6厘米，如刺入软橡皮内，则沉紧感较明显，用大幅度提插法行针1～2分钟，留针至针感消失后起针

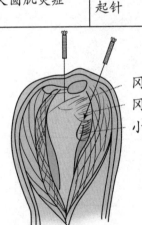

冈上肌、冈下肌、小圆肌损伤刺法

冈上肌
冈下肌
小圆肌

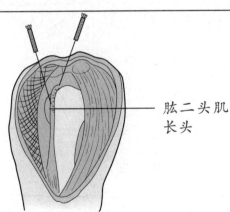

肱二头肌长头腱损伤刺法（右肩）

肱二头肌长头

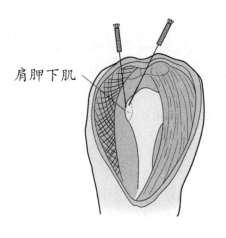

肩胛下肌

肩胛下肌损伤刺法

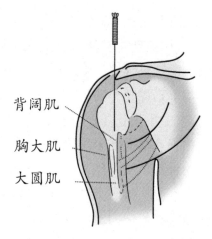

背阔肌

胸大肌

大圆肌

背阔肌、胸大肌、大圆肌损伤刺法

极泉穴

【位置】位于腋窝顶点，腋动脉搏动处。

【解剖】在胸大肌的外下缘，深层为喙肱肌，外侧为腋动脉，布有尺神经、正中神经、前臂内侧皮神经及臂内侧皮神经。腔内除大量的脂肪（内含有淋巴结及其相连的淋巴管）外，围绕腋动脉有臂丛神经的三个束及其五条支配上肢肌的终支。而针经臂丛内侧，可深达腋腔后壁肌肉之一——大圆肌，该肌由肩胛下神经支配。

【取穴方法】曲肘，手掌按于后枕，在腋窝中部动脉搏动处取穴。

【穴性】宽胸理气，通经活络。

【主治疾病】心痛、胸闷、四肢不收、肩周炎、腋下瘰疬（颈淋巴结核）、腋臭、悲愁不乐、咽干、烦渴、干呕、目黄、臂肩不举、肘臂挛痛、冠心病、心绞痛、心包炎、脑血管病后遗症、肋间神经痛、癔病、乳汁分泌不足。弹拨本穴可预防冠心病、肺心病。

【刺灸法】刺法：避开腋动脉，直刺0.3～0.5寸，整个腋窝酸胀，有麻电感向前臂、指端放散，或上肢抽动，以3次为度。灸法：艾炷灸或温针灸3～5壮，艾条灸5～10分钟。

【注意事项】①本穴一般不灸。②避开腋动脉：以一手按住搏动的动脉，在动脉的内后缘进针。③不宜大幅度提插。因为腋腔内组织疏松，且腋静脉与深筋膜愈着，保持扩张状态，如不慎刺中血管，会造成血肿。避免刺伤腋窝部血管，引起腋内出血。意外及处理：形成血肿应立即退针，先冷敷后热敷，以促进血肿消散。

【经络分布】手少阴心经。

【针法】患者取卧位或坐位，刺法分两种：

（1）用捻转进针法进至肱三头肌内侧头的筋膜，阻力感具有弹性，为第一针感层。继续进针接近骨面时，会出现软橡皮感，针感较强，为第二针感层。两种针感都不是神经纤维组织。

（2）左手拇指压住动脉，将动脉固定，使其不能前后滑动，用速刺法穿过皮肤，根据病情需要采用捻转法向动脉前或动脉后进针，主要刺动脉两侧的桡神经、正中神经、尺神经，此处的神经游离在结缔组织中，应当用缓慢的捻转提插法探寻神经干。神经干有一种软橡皮条状感，刺到后针应当固定，然后缓慢地行针。刺激桡神经应向动脉的背侧进针和探寻，刺激尺神经应靠近动脉后缘进针和探寻；刺激正中神经应向动脉前进针，在尺神经的前面探寻，总称第三种针感。

【应有针感】第一针感层：以痛胀或酸胀感为主，只在局部扩散，不向手指传导，范围向上向下约10厘米，向前后左右为4～6厘米，有时可扩散到胸及肘关节。第二针感层：以麻酸感为主，探寻到敏感点时为胀麻感，可向腋窝内扩散，并可沿经扩散到胸及肘关节。第三针感层：如刺到神经，会出现闪电样麻感，刺到桡神经可传向拇指及食指的桡侧；刺到尺神经可传向小指及无名指的尺侧；刺

极泉穴位置及其针感层

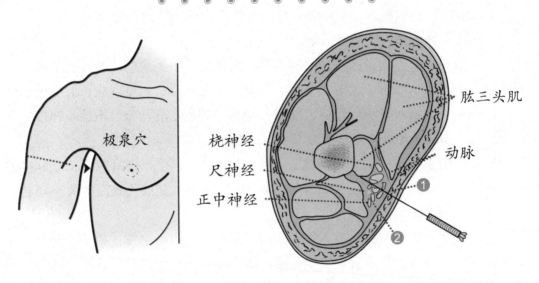

第一针感层：为痛胀或酸胀感，不向手指传导，只在局部扩散，范围向上向下约10厘米左右，向前后左右为4～6厘米，有时可扩散到胸及肘关节。

第二针感层：为麻酸感，针尖探寻到敏感点时会出现胀麻感，可向腋窝内扩散，并可沿经扩散到胸及肘关节。

到正中神经，可传向中指及食指、无名指的中指侧。

神经干有一种软橡皮条状感，刺到后针应当固定，然后缓慢地行针。刺激桡神经应向动脉的背侧进针和探寻，尺神经应靠近动脉后缘进针和探寻；刺激正中神经应向动脉前进针，在尺神经的前面探寻，总称第三针感层。

【注意事项】禁止使用有芒的针尖，钝为宜，因为产生针感的组织都在肱动脉、肱静脉、肱深动脉、贵要静脉周围，容易将血管刺破，引起严重的血肿。

刺神经干的方法

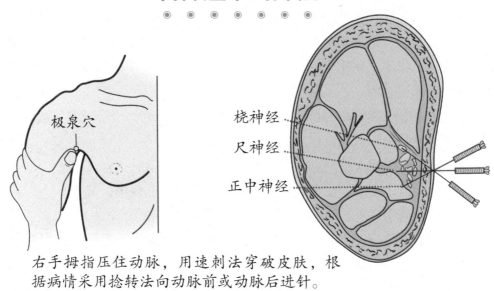

极泉穴

桡神经
尺神经
正中神经

右手拇指压住动脉，用速刺法穿破皮肤，根据病情采用捻转法向动脉前或动脉后进针。

极泉穴针法详解	
病症	**针治方法**
桡、尺、正中神经麻痹，神经炎及疼痛等症	刺第三针感层，刺准后缓慢行针20～40秒钟，则可起针
肱三头肌外侧头、内侧头及肱肌劳损	刺第二针感层，从三头肌进针刺向肱骨的内后方达骨面，刺肱肌应针刺肱骨的前面，在软橡皮感层上下提插行针1分钟左右起针
心悸	刺第一针感层，行针1分钟起针
心痛	先刺第一针感层，行针1分钟，再刺第二针感层，行针1分钟起针
肘下肌肉萎缩	刺第二针感层，缓慢行针1分钟起针

曲池穴

【别名】鬼臣、洪池、阳泽。

【释义】曲通屈，弯曲。池为水池。曲池：因穴位于肘部横纹的凹陷处，取穴时须屈肘，故而得名，归属于手阳明大肠经。

鬼臣：风停无风，名意指本穴的气血物质无风的横向运动。洪池：洪，盛大；池，水的围合之处、汇合之所；洪池名意指本穴气血物质包含大量水湿。阳泽：阳，气，指本穴物质为气态物；泽，聚水的洼池；阳泽名意指本穴物质为富含水湿的天部气态物。

【位置】《标准针灸穴位图册》："在肘部的桡侧，当尺泽穴与肱骨外上髁之间的中点处。"

【经属】手阳明大肠经。

【穴位层次】皮肤，皮下组织，桡侧腕长伸肌，肱桡侧，肱肌。

【穴位性质】属土，清热解毒，通经活络。

【主治疾病】手臂痹痛、上肢不遂、热病、高血压、癫狂、咽喉肿痛、齿痛、瘾疹、湿疹、荨麻疹、肩肘关节疼痛、上肢瘫痪、流行性感冒、扁桃体炎、甲状腺肿大、急性胃肠炎、腹痛等。

【针法】取仰卧位或坐位，掌心向上，双臂伸直，垂直进针。当针尖通过皮肤进针0.5厘米左右时，即可遇到阻力感层，即桡侧腕长伸肌及肱桡之间的筋膜，为第一针感层。再进针0.5厘米左右，可出现较强的针感，即沉紧感，此处在外上髁内缘及肱骨头之间，为旋后肌、桡侧腕短伸肌、指伸肌的附着点，是第二针感层。

【应有针感】第一针感层：以胀或酸胀感为主，局部扩散范围的直径在3厘米以内，沿经向下可扩散至列缺穴，向上扩散至肩。第二针感层：以酸胀感或胀麻感为主，其针感令人难以忍受，可沿经扩散至肩上或至颈，向下扩散至合谷穴。

【灸法】适用于1号艾炷行I度损伤性灸法，Ⅱ、Ⅲ号艾炷2级温灸法。

【注意事项】此穴应避免强刺激手法，如提插与有力的捣臼法等，易出现后遗感或产生运动障碍。不适用于Ⅱ、Ⅲ度损伤性灸法。

曲池、尺泽、曲泽穴位置及其针感层

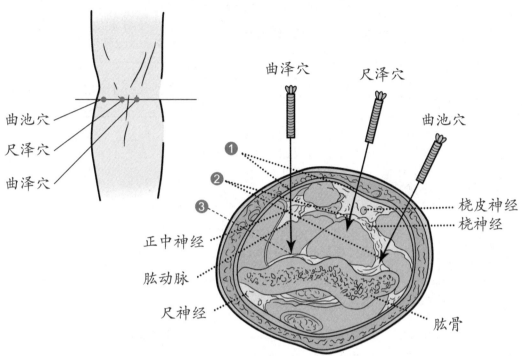

第一针感层：以胀或酸胀感为主，局部扩散范围的直径在3厘米以内，沿经向下可扩散至列缺穴，向上扩散至肩。

第二针感层：为酸胀感或胀麻感，强刺激可产生难以忍受的针感，可沿经扩散至肩上或至颈，向下扩散至合谷穴。

曲池穴针法详解		
病症	针治方法	·
退热	先刺第二针感层，行针10秒钟，再提针刺第一针感层，行针2分钟起针	2号艾炷行2级温灸法
中暑	刺第一针感层，行针3分钟起针	
咽喉肿痛	刺第一针感层，行针2分钟，留针10分钟左右起针	
齿痛	刺第二针感层，缓慢行针至基本停止疼痛后起针	2号艾炷行Ⅰ度损伤性灸法；3号艾炷行2级温灸法，温热膏灸法

曲池穴针法详解		
病症	针治方法	
慢性结膜炎	刺第一针感层，行针1分钟起针	2号艾炷行Ⅰ度损伤性灸法；3号艾炷行2级温灸法
颈部淋巴结核	先刺第一针感层，行针2分钟；再刺第二针感层，行针2分钟起针	2号艾炷行Ⅰ度损伤性灸法
荨麻疹	先刺第二针感层，缓慢行针2分钟，提针至第一针感层，缓慢行针3分钟，留针1小时。每隔10分钟行针1次。在发疹前1小时治疗	
中耳炎	先刺第二针感层，行针30秒钟左右，再刺第一针感层，行针2分钟起针	
手臂肿痛	刺第二针感层，缓慢行针2~3分钟起针	3号艾条行2级温灸法
舞蹈病	刺第二针感层，行针3~4分钟起针	
上肢运动性病症	刺第二针感层，用提插和捣刺法缓慢行针2分钟，刺激范围在外上髁内缘上方和下方，为3厘米长的区域	3号艾炷行2级温灸法

尺泽穴

【别名】鬼受，鬼堂。

【释义】尺泽。尺，小也；泽，池也。尺泽名意指侠白穴浊降之雨在地部形成的小泽。何以侠白穴降地之雨在地部只形成小泽而非大泽？这是因为人体的不同经脉分属不同的方位、不同的区域。肺应秋，属西方，为经过长夏之后的时序，土地干燥（脾部肌肉要比其他经脉所属区域的干燥），侠白穴天部的雨降大部分为脾土吸收，故而在地部只能形成小泽。

【经属】手太阴肺经1条经脉。

【穴性】肺经浊降的阴液在此汇聚而成小泽。

【定位】肺经合穴，属水。在肘横纹的肱二头肌桡侧缘。曲肘时，肘窝内有一硬肌腱，即肱二头肌腱，伸直后在此外缘按压，较为敏感处即为此穴。

【针法】垂直进针，多用速刺法，针尖通过皮肤后，进针0.5厘米左右，可遇到阻力感，即肱二头肌腱及肱桡肌的筋膜，在此深度可探寻到前臂外侧皮神经，刺入肱桡肌膜可发生针感，此层针感可达脑前肌筋膜，为第一针感层。刺入肱桡肌筋膜至桡骨环状韧带时，阻力感较强并有沉紧感，为第二针感层，在此层可以探寻到桡神经。

【有效针感】

1.第一针感层：为局部胀感，可沿经向上扩散至腋前，向下至腕关节区，如刺到前臂外侧皮神经，可出现前臂内面外侧至腕关节以上的麻感。

2.第二针感层：局部胀感较强，扩散在整个肘关节区，可沿经向上传导至胸，向下传导至腕关节区。如刺到桡神经，拇指及食指会产生麻感。

【灸法】适用于2、3号艾炷及1、2号艾条行1、2级温灸法。

尺泽穴针法、灸法详解

病症	针治方法	
乳腺炎	刺第二针感层，行针约1分钟，尽量使针感向胸部扩散，留针至针感消失后起针	
气喘	先刺第二针感层，缓慢行针20秒钟左右，再刺第一针感层，行针2分钟起针	
胸闷腹胀	先刺第一针感层，缓慢行针2分钟，再刺第二针感层，缓慢行针1分钟，留针10分钟左右起针	1号艾条行2级温灸法
小儿惊风	刺第一针感层，行针30秒钟左右起针	
桡侧神经麻痹（拇指不动或麻木）	刺第二针感层的桡神经，缓慢行针15秒钟左右起针	
肘关节炎	刺第二针感层，行针2分钟左右，留针至针感消失后起针	3号艾条行2级温灸法
腹部脏器疼痛	先刺第一针感层，行针1分钟，再刺第二针感层，行针2分钟左右，留针20分钟起针	1号艾条行2级温灸法
呕吐腹泻	先刺第二针感层，行针约1分钟，再提针至第一针感层，行针约1分钟起针	1号艾条行2级温灸法

273

尺泽穴针法、灸法详解		
病症	针治方法	
咽喉肿痛	刺第一针感层,行针2分钟起针	
桡侧肌肉疼痛或痉挛等	刺第二针感层,缓慢行针3分钟,留针60分钟左右起针	
桡侧皮肤麻木和疼痛	刺第一针感层的前臂外侧皮神经,行针1～2分钟起针。疼痛者应留针至针感消失后起针	

曲泽穴

【释名】曲为曲折,泽为水泽(八卦本位为兑),此穴位于曲肘凹陷之处,如同水流池泽,故名曲泽。

【表面位置】《标准针灸穴位图册》:"在肘部,当肘掌侧横纹中点处,亦即当尺泽穴与少海穴之间,相当于肱二头肌腱的尺侧缘,可摸到肱动脉搏动。"

【经络分布】手厥阴心包经、手厥阴心包经络脉两条经脉。

【定位】在肘横纹、肱二头肌膜的尺侧。曲肘时可摸到肱二头肌腱,在其尺侧还可摸到较小的由肱二头肌分支的较硬的腱膜,在此腱膜的尺侧,伸直时,桡侧是腱膜,尺侧为旋前圆肌,其间有陷隙,按压较为敏感,即是穴位。

【针法】选择动脉的尺侧作垂直进针,针尖通过皮肤后用捻转进针法,遇到有阻力的腱膜,可产生针感,为第一针感层。穿过此阻力层,即为结缔组织,疏松,柔软而有弹性,此针感层深度在0.3～1厘米,如沿旋前圆肌进针,在穿过筋膜时,手感沉紧。达旋前圆肌与肱前间膜,会产生较强的针感,可探寻到正中神经,为第二针感层。刺入肱桡肌达阻力感较强的韧带,针感也较强,为第三针感层。

【应有针感】第一针感层:刺痛且有胀感,扩散范围直径为2厘米,缓慢行针易沿经向上传导至胸。第二针感层:以胀感或胀痛感为主,多向尺侧扩散,上下约5厘米,可沿经传导至胸和腕关节,如刺准正中神经,则会产生闪电麻感,并可传导至中指。第三针感层:局部胀感较强,可扩散至整个肘关节区,可沿经扩散至腋下和腕关节。

【灸法】适用于2、3号艾炷及1、2号艾条行1、2级温灸法。

【注意事项】在第三针感层有肱动脉、尺侧副动脉及肱静脉。应避免刺入动脉血管引起出血或血肿。非正中神经的病症,不必刺激正中神经干。

跟着视频学针灸技法

曲泽穴针法、灸法详解

病症	针治方法	
胃脘痛	刺第二针感层，行针1分钟起针，止痛速度强于足三里穴	1号艾条行2级温灸法10分钟
呕吐	先刺第一针感层，行针20秒钟左右，再刺第二针感层，行针1分钟起针	2号艾条行2级温灸法5分钟
泄泻	先刺第一针感层，缓慢行针20秒钟左右，再刺第二针感层，缓慢行针1分钟左右，留针20分钟左右起针	2号艾条行2级温灸法10分钟
心悸	刺第一针感层，缓慢行针1分钟，留针30分钟左右起针	2号艾条行2级温灸法10分钟
心痛及心绞痛	先刺第二针感层，行针1分钟，再提针至第一针感层，行针1分钟，留针至针感消失后起针	1号艾条行2级温灸法10分钟
胸闷	刺第一针感层，缓慢行针1分钟左右，留针至针感消失后起针	2号艾条行2级温灸法10分钟
退热	刺第一针感层，缓慢行针2分钟左右起针	1号艾条行2级温灸法5分钟
正中神经麻痹或疼痛	刺第二针感层的正中神经，缓慢行针1～2分钟起针，疼痛者应留针至针感消失后起针	
肘关节炎	刺第三针感层，行针3分钟，留针至针感消失后起针	

天井穴

【释义】天为天部，井为水井。该穴因位于肘尖状如水井的凹陷处而得名，归属于手少阳三焦经。

【位置】《标准针灸穴位图册》："在臂外侧，当肘尖（尺骨鹰嘴）上1寸之凹陷处。"《针灸大成》："肘外大骨后，肘上一寸，辅骨上两筋叉骨罅中。"《类经图翼》："在肘外，大骨尖后，肘上一寸，两筋间陷中。"

【经属】手少阳三焦经。

【穴位层次】皮肤、皮下组织、肱三头肌。

【穴位性质】属土，五输合穴。宽胸理气，安神通络。

【主治疾病】心痛、胸痛、偏头痛、颈项痛、眼睑炎、外眼角红肿、咽喉疼痛、扁桃腺炎、卒中、忧郁症、精神分裂症、支气管炎、颈淋巴结核、肘关节及上肢软组织损伤、落枕。

【定位】屈肘时鹰嘴上方凹陷中，即肱三头肌韧带与肱骨外上踝之间的凹陷中。

【针法】患者屈肘，采用垂直捻转慢进针法，针尖通过皮肤和脂肪层后，阻力感较为明显，即肱三头肌腱膜，为第一针感层。穿过肱三头肌腱膜便遇到硬橡皮阻力感，即鹰嘴窝韧带组织，从韧带至骨面为第二针感层。

【应有针感】第一针感层：由轻刺痛转为局部胀酸感，扩散范围直径约3厘米，向上可扩散10厘米左右。第二针感层：为酸胀麻混合感，有时为酸麻感，扩散范围以肘关节腔内为主，向上可扩散达10厘米。

【灸法】适用于1、2号艾炷行Ⅰ、Ⅱ度损伤灸法；3号艾炷行2级温灸法；2号灸膏灸法。

【注意事项】治疗肘关节炎症时，在第二针感层向左右探，可探到扩散至关节内的针感。如针尖向桡侧倾斜45°进针，针感可偏向桡侧；针尖向尺侧斜45°进针，针感可偏向尺侧。应根据病变位置应用针感。

天井穴位置及其针感层

第一针感层：由轻刺痛转为局部胀酸感，扩散范围直径约3厘米，向上可扩散约10厘米。

天井穴

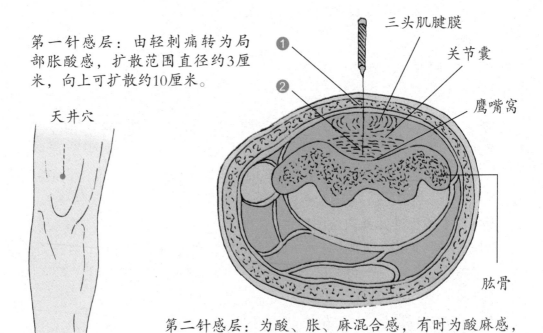

第二针感层：为酸、胀、麻混合感，有时为酸麻感，扩散范围以肘关节腔内为主，向上可扩散10厘米。

天井穴针法、灸法详解

病症	针治方法	
甲状腺肿	刺第一针感层，行针3分钟，留针至针感消失后起针	3号艾炷行2级温灸法
肘关节炎	刺第二针感层，缓慢行针2分钟，行针时可向左右探寻扩散到整个关节的针感或传导至病区的针感	3号艾条行2级温灸法
颈部肌肉损伤疼痛	先刺第一针感层，行针1分钟；再刺第二针感层，行针2分钟起针	3号艾炷行2级温灸法
颈淋巴结核	刺第一针感层，行针3分钟起针，或留针15分钟左右	2号艾炷行Ⅰ度或Ⅱ度损伤性灸法
肱三头肌劳损	先刺第一针感层，行针2分钟；再刺第二针感层，行针2分钟；或在第一、二针感层中提插2分钟起针	3号艾炷行2级温灸法

中医视频课

内关穴

【别名】阴维穴。

【释义】内关。内，内部也；关，关卡也。内关名意指心包经的体表经水由此注入体内。本穴物质为间使穴传来的地部经水，流至本穴后由本穴的地部孔隙从地之表部注入心包经的体内经脉，心包经体内经脉经水的气化之气无法从本穴的地部孔隙外出体表，如被关卡阻挡一般，故而得名。

阴维。阴，阴液也；维，维持也。阴维名意指本穴有维护与调节人体内外经脉阴液的作用。本穴物质为间使穴传来的地部经水，是从体表注入体内，当体表经水空虚之时，心包经体内经脉的高温高湿水气会由本穴外出体表，外出体表的高湿水气则能生发地部的经水，而在体表经水过剩时它能起疏导排泄的作用，也就是本穴有维护与调节人体内外阴液使之趋于正常的作用，故名阴维。

手厥阴阴维之会，理同阴维名解。

【穴位层次】在桡侧腕屈肌腱与掌长肌腱之间，有指浅屈肌，深层为指深屈肌；有前臂正中动、静脉，深层为前臂掌侧骨间动、静脉；布有前臂内侧皮神经，下为正中神经掌皮支，最深层为前臂掌侧骨间神经。

【穴性】疏导水湿。

【取穴方法】该穴位于前臂掌侧，当曲泽穴与大陵穴的连线上，腕横纹上2寸，掌长肌腱与桡侧腕屈肌腱之间。

【主治】心痛，心悸，胸痛，胃痛，呕吐，呃逆，失眠，癫狂，痫证，郁证，眩晕，卒中，偏瘫，哮喘，偏头痛，热病，产后血晕，肘臂挛痛。

【刺灸法】直刺0.5～1寸；可灸。

【针法】使用长1.5厘米的针，垂直进针。刺入皮肤通过脂肪层，阻力感出现，即掌长肌与桡侧腕屈肌之间的筋膜及屈指浅肌的肌筋膜，在此层行针可产生针感，其深度在0.6厘米左右，为第一针感层。继续通过指浅屈肌，直达指浅屈肌与指深屈肌之间，针感较强，在此层左右探寻容易找到正中神经，为第二针感层，其深度为1～2厘米，脂肪较厚者，可刺2.5厘米。

【应有针感】第一针感层：由刺痛转为局部胀痛，行针时可沿经向上传导至胸，向下传导至手指。第二针感层：局部胀麻感较第一针感层强，多向手指传导，尤其是刺到正中神经时，针感可像闪电般地传到中指。经调整手法，针感可传导至胸部。

【灸法】2、3号艾炷行2级温灸法；2号艾炷行I度损伤灸法；温热膏灸法。

【注意事项】在内关穴的前臂横断面，由内关穴的前臂内面皮肤至背面皮肤，标准人体直径很少超过6厘米，多数在4厘米左右，内关穴应有深度应为0.3～2.5厘米，如超过3厘米深度，针感易向背面传导，表明达到外关的刺激范围，其疗效不同。如出现应有针感后，再刺至外关穴区，用提插或捻转增强应有针感，同时也出现外关穴的针感，可有两个穴位的共同作用，但不易调整内关穴的应有针感。不适用于Ⅱ、Ⅲ度损伤灸法。

内关穴针法、灸法详解		
病症	针治方法	
失眠（脑部充血引起）	先刺第一针感层，缓慢行针2分钟，进针刺第二针感层，缓慢行针2分钟；提针至第一针感层，再缓慢行针2分钟；留针至针感消失后起针	3号艾条行1级温灸法15分钟
眩晕	刺第二针感层，行针1分钟起针	2号艾炷行2级温灸法
脑卒中后遗症	在第一、二针感层中提插行针2分钟起针	3号艾炷行2级温灸法
心绞痛	刺第一针感层，行针3分钟起针，或留针15分钟左右	2号艾炷行Ⅰ度或Ⅱ度损伤性灸法
胸闷	先刺第二针感层，缓慢行针2分钟；再提针至第一针感层，缓慢行针2分钟起针	2号艾炷行2级温灸法

内关穴位置及其针感层

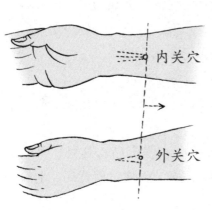

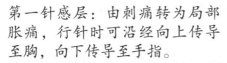

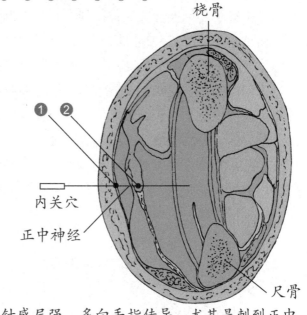

桡骨

❶ ❷

内关穴

正中神经

尺骨

第一针感层：由刺痛转为局部胀痛，行针时可沿经向上传导至胸，向下传导至手指。

第二针感层：局部胀麻感较第一针感层强，多向手指传导，尤其是刺到正中神经时，针感可像闪电般地传到中指。经手法处理，针感可传导至胸部。

内关穴针法、灸法详解		
病症	针治方法	
正中神经疼痛和麻痹症	刺第二针感层的正中神经，行针30秒钟，留针至针感消失后起针	3号艾炷行2级温灸法
乳腺炎	在第一、二针感层中，缓慢行针2分钟起针	2号艾炷行Ⅰ度损伤性灸法
乳腺增生	在第一、二针感层中，缓慢行针1分钟，留针至针感消失后起针	3号艾炷行2级温灸法
膈肌痉挛	刺第二针感层，缓慢捻转行针3~5分钟，留针至针感消失后起针	3号艾炷行2级温灸法
心包积液	先刺第二针感层，缓慢行针2分钟；提至第一针感层，行针1分钟，留针约15分钟起针	3号艾炷行Ⅰ度损伤性灸法
胃痛	在第一、二针感层中缓慢提插行针2分钟，留针15分钟左右起针	3号艾炷行2级温灸法
呕吐	先刺第一针感层，行针1分钟，再刺第二针感层，行针1分钟起针	2号艾炷行Ⅰ度损伤性灸法

外关穴

【别名】无。

【位置】《标准针灸穴位图册》："在前臂背侧，当阳池与肘尖的连线上，腕背横纹（阳池穴）上2寸处，尺骨与桡骨之间。"

【经属】手少阳三焦经。别走手厥阴心包经，通于阳维脉。

【穴位层次】皮肤，皮下组织，指总伸肌。

【穴位性质】三焦经之络穴。八脉交会之穴。与临泣合于目锐眦、耳后、颊部、颈肩部。舒筋活络，清热解表，理气止痛。

【主治疾病】手臂疼痛、手脚麻痹、肘部酸痛、偏头痛、耳聋、耳鸣、落枕、风湿疼痛、肋间神经痛、热病、颊痛、目赤肿痛、胁痛、肩背痛、肘臂屈伸不利、手指疼痛、手颤。

【应有针感】第一针感层：先有刺痛感，稍微进针则产生胀痛感，扩散范围直径约3厘米，可沿经向上扩散至关节及肩关节，向下扩散至腕关节及手背部。第二针感层：针感比第一针感层强，以胀感为主，一般沿经扩散，采用激发、针向、阻断等法，多能扩散到肩关节及掌心或手指，此层最易向心性扩散。第三针感层：为胀感，针感较明显，在两骨之间上下各扩散10厘米以上。使用促使传导的方法，也可扩散到肩关节；如刺到掌骨间神经，可传导至第4、5掌骨之间。

中医视频课

外关穴位置及其针感层

● ● ● ● ● ● ● ● ● ●

桡骨

正中神经

外关穴

尺桡骨间膜

尺骨

第一针感层：先有刺痛感，稍微进针则产生胀痛感，扩散范围直径约为3厘米，可沿经向上扩散至关节及肩关节，向下扩散至腕关节及手背面。

第二针感层：针感比第一针感层强，主要是胀感，较易出现沿经扩散，经过激发、针向、阻断等法，多能扩散到肩关节及掌心或手指，此层最易向心性扩散。

第三针感层：为胀感，针感较明显，在两骨之间上下各扩散10厘米以上。使用促使传导的方法，也可扩散到肩关节；如刺到掌骨间神经，可传导至第4、5掌骨之间。

【灸法】1、2号艾炷行Ⅰ度损伤性灸法；3号艾炷或2号艾条行2级温灸法。

【注意事项】治疗远距离病症，不能超过第三针感层，远距离病症使用透刺，不易掌握应有针感，其疗效不佳。如治疗前臂肌肉运动障碍，则不受此限制，可以用内外关透刺法。

外关穴针法、灸法详解		
病症	针治方法	
退热	先刺第一针感层，行针1分钟；进针至第二针感层，行针1分钟；再进针至第三针感层，行针1分钟；再提至第一针感层，行针1分钟起针	2号艾炷行2级温灸法
颈淋巴结核	刺第二针感层，使针感扩散至肩关节或至颈，行针1分钟，留针至针感消失后起针	2号艾炷行Ⅰ度损伤性灸法
甲状腺肿大	先刺第二针感层，使针感扩散至肩关节，行针2分钟；提针至第一针感层，行针1分钟，留针至针感消失后起针	2号艾炷行Ⅰ度损伤性灸法
炎症性耳鸣及耳聋	先刺第一针感层，行针2分钟；再刺第二针感层，行针1分钟，留针15分钟左右起针	2号艾炷行Ⅰ度损伤性灸法
偏头痛	先刺第三针感层，行针3分钟；提针至第二针感层，行针2分钟；再提针至第一针感层，行针1分钟，留针至针感消失后起针	3号艾炷行2级温灸法
颈部疼痛（对落枕的疗效最为显著）	刺第一针感层，行针30秒钟左右；进针刺第二针感层，行针30秒钟左右；再进针刺第三针感层，行针1分钟左右；提针至第二针感层，行针1分钟；提针至第一针感层，行针1分钟起针。在行针中，患者应不断将头左右摆动	1号艾炷行Ⅰ度损伤性灸法，3号艾炷或2号艾条行2级温灸法
手指伸直无力、手不能前旋、指间运动障碍等	刺第三针感层，探寻掌骨间神经，行针1分钟	3号艾炷行2级温灸法

列缺穴

【别名】童玄。

【释义】列为分裂，缺为残缺。因穴位于桡骨茎突的凹陷开裂处而得名，归属于手太阴肺经，任脉、手阳明大肠经交会于此。

童，少儿，少为阴，老为阳，此处代指本穴的气血物质为水液；玄，带赤的黑色，即暗红色，赤为火为热，意指穴内气血有温热的特性；童玄的名意为穴内气血为温性水液。

【位置】在前臂桡侧缘，桡骨茎突上方，太渊穴斜上1.5寸，肱桡肌与拇长展肌腱之间。

【经属】手太阴肺经。

【穴位层次】皮肤，皮下组织。

【穴位性质】疏风活络，主治肺病。

【主治疾病】半身不遂、咳嗽、口眼㖞斜、健忘、偏风、身热、四肢肿胀、手臂痛、呕吐、胸背热、气喘、咽喉肿痛、头痛等。

【穴位配伍】配照海可治咽喉疼痛；配风池、风门可治感冒、咳嗽、头痛等；配合谷、外关可治项强等。

【针法】患者曲肘或直臂，垂直进针。此穴适用于捻转慢进针法。针刺皮肤层会出现痛痒感（如蚊虫叮咬）为第一针感层；通过皮肤后，即抵达筋膜层，行针时可产生明显的针感，为第二针感层；向下探寻到桡神经的浅支，为第三针感层；再向下可刺到拇长展肌与肱肌之间的结缔组织，其针感较强，为第四针感层。

【应有针感】第一针感层：针刺皮肤层有刺痛感，疗效明显。第二针感层：针刺入筋膜所出现的酸胀感，为主要针感，可沿大肠经或肺经扩散到肘或肩，向下至合谷穴。第三针感层：刺到桡神经的浅支，可由手背面传至拇指及食指。第四针感层：与第二针感层相似，但可出现麻酸感觉，针感比第二针感层强。

【灸法】适用于2号艾炷及1号艾条行2级温灸法，1号艾炷行Ⅰ度损伤性灸法。禁止Ⅱ、Ⅲ度损伤性灸法。

【注意事项】此穴较浅，最深不超过1厘米，针感层较薄，不宜使用有芒的针尖，其针感很难掌握。而古人用粗针尖钝的针，易掌握有效针感。

列缺穴位置及其针感层

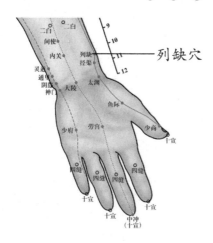

第一针感层：针刺皮肤层有刺痛感，疗效明显。

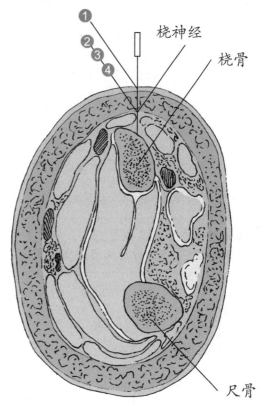

桡神经

桡骨

尺骨

第二针感层：针刺入筋膜所出现的酸胀感，为主要针感。可沿大肠经或肺经扩散到肘或肩，向下至合谷穴。

第三针感层：刺到桡神经的浅支，可由手背面传至拇指及食指。

第四针感层：与第二针感层相似，但可出现麻酸感，针感比第二针感层强。

列缺穴针法、灸法详解		
病症	针治方法	
咳嗽	用捻转慢进针法，通过皮肤的时间为2分钟；再刺第二针感层，缓慢行针3分钟起针	1号艾炷行Ⅰ度损伤性灸法
咽喉肿痛	通过皮肤的时间为2分钟，缓慢刺激第二针感层，行针3分钟左右起针	1号艾炷行Ⅰ度损伤性灸法
牙痛	通过皮肤的时间为2分钟，刺第四针感层，行针3分钟左右起针	1号艾炷行Ⅰ度损伤性灸法
面神经麻痹	通过皮肤的时间为2分钟，刺第二针感层，缓慢行针1分钟左右起针	线香第二种灸法，连灸5次

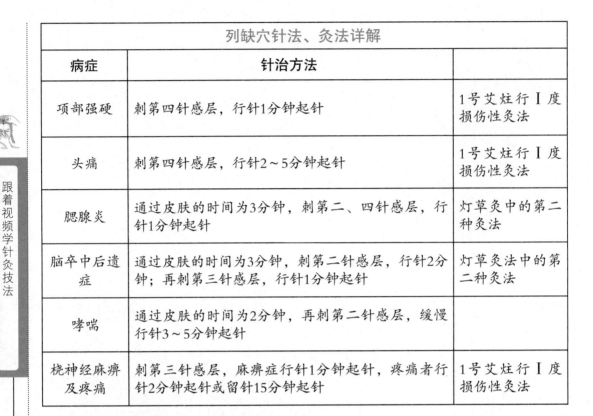

列缺穴针法、灸法详解		
病症	针治方法	
项部强硬	刺第四针感层，行针1分钟起针	1号艾炷行Ⅰ度损伤性灸法
头痛	刺第四针感层，行针2~5分钟起针	1号艾炷行Ⅰ度损伤性灸法
腮腺炎	通过皮肤的时间为3分钟，刺第二、四针感层，行针1分钟起针	灯草灸中的第二种灸法
脑卒中后遗症	通过皮肤的时间为3分钟，刺第二针感层，行针2分钟；再刺第三针感层，行针1分钟起针	灯草灸法中的第二种灸法
哮喘	通过皮肤的时间为2分钟，再刺第二针感层，缓慢行针3~5分钟起针	
桡神经麻痹及疼痛	刺第三针感层，麻痹症行针1分钟起针，疼痛者行针2分钟起针或留针15分钟起针	1号艾炷行Ⅰ度损伤性灸法

神门穴

【别名】兑冲、中都、锐中。

【释义】神为神明。门为门户。穴的气血物质为心经体内经脉的外传之气，其气性与心经气血的本性相同，为人之神气，故而得名，归属于手太阴心经。兑冲：兑，八卦中的口；冲，突；兑冲名意指心经体内经脉的气血由本穴的地部孔隙向体表冲出。中都：中，内部；都，都市；中都穴名意指心经的气血物质由此聚散。锐中：锐，尖细之物；中，与外相对，内部；锐中名意指心经的气血物质外出体表时是冲射之状。

【位置】《标准针灸穴位图册》："在腕部，当腕掌侧横纹尺侧1/3段的中点处，即豌豆骨之后，尺侧腕屈肌腱桡侧之凹陷处。"《针灸甲乙经》："在掌后兑骨之端陷者中。"《明堂灸经》："在掌后锐骨端陷者中。"

【经属】手少阴心经。

【穴位层次】皮肤，皮下组织，指深屈肌，腕掌侧韧带。

【穴位性质】属土，解表清热、补益心气。

【主治疾病】心痛、心烦、惊悸、少气、心烦、掌中热、怔忡、健忘、失眠、痴呆、癫痫、高血压、胸胁痛、目黄。

【针法】选择靠近腕屈肌腱的位置，采用捻转进针法垂直刺入（皮肤的刺痛感有一定的治疗作用）。针尖通过皮肤，即遇到有弹性的阻力感，为韧带层，在此层行针可产生针感，为第一针感层。穿过韧带可探寻到尺神经掌支，为第二针感层。进针1厘米左右，可出现硬橡皮感，即尺侧副韧带，为第三针感层。

【应有针感】第一针感层：局部刺痛感。第二针感层：刺到尺神经时，针感可传至掌心区。第三针感层：为局部胀痛或酸胀感，可沿经向上扩散至肘部，也可达腋下，向下扩散可传至手指。

【灸法】适用于1、2号艾条行1、2级温灸法。

【注意事项】对神门穴位的刺激，不宜使用速刺及动作粗糙的操作方法，应当用捻转慢进针法边操作边探寻敏感点。其敏感点较薄，范围较小，动作过大，不易掌握有效针感。

神门穴位置及其针感层

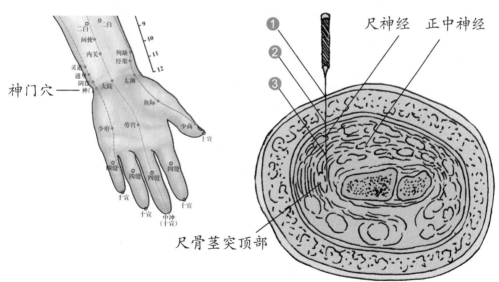

第一针感层：局部刺痛感。

第二针感层：刺到尺神经时，针感可传至掌心区。

第三针感层：为局部胀痛或酸胀感，可沿经向上扩散至肘部，也可达腋下，向下扩散可传至手指。

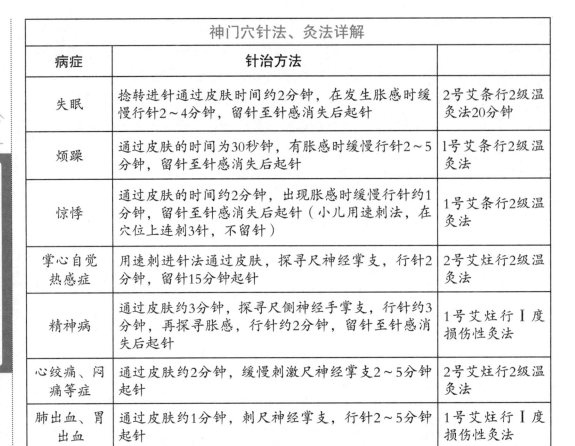

神门穴针法、灸法详解		
病症	针治方法	
失眠	捻转进针通过皮肤时间约2分钟，在发生胀感时缓慢行针2～4分钟，留针至针感消失后起针	2号艾条行2级温灸法20分钟
烦躁	通过皮肤的时间为30秒钟，有胀感时缓慢行针2～5分钟，留针至针感消失后起针	1号艾条行2级温灸法
惊悸	通过皮肤的时间约2分钟，出现胀感时缓慢行针约1分钟，留针至针感消失后起针（小儿用速刺法，在穴位上连刺3针，不留针）	1号艾条行2级温灸法
掌心自觉热感症	用速刺进针法通过皮肤，探寻尺神经掌支，行针2分钟，留针15分钟起针	2号艾炷行2级温灸法
精神病	通过皮肤约3分钟，探寻尺侧神经手掌支，行针约3分钟，再探寻胀感，行针约2分钟，留针至针感消失后起针	1号艾炷行Ⅰ度损伤性灸法
心绞痛、闷痛等症	通过皮肤约2分钟，缓慢刺激尺神经掌支2～5分钟起针	2号艾炷行2级温灸法
肺出血、胃出血	通过皮肤约1分钟，刺尺神经掌支，行针2～5分钟起针	1号艾炷行Ⅰ度损伤性灸法

合谷穴

【别名】虎口、容谷、含口。

【释义】虎口：虎，风；口，出入之所；虎口名意指穴内的气血物质运动形式为风木的横向运动。容谷：容，容纳、包容；谷，两山之间的空隙；容谷名意指三间穴传来的气血物质在本穴被包容、聚集。含口：含，包含；口，脾胃；含口名意指本穴的气血物质有脾土的长养特性。

【位置】《标准针灸穴位图册》："在手背，当第1掌骨间隙之中点处，或第2掌指关节与阳溪穴之间的中点处。稍靠近食指侧。"

【经属】手太阳大肠经。

【穴位层次】皮肤，皮下组织，第1掌骨间背侧骨。

【穴位性质】镇静止痛，通经活络，清热解表。

【主治疾病】发热恶寒、头痛脊强、耳聋、下齿龋、喉痹、面肿、口噤不开、偏风、风疹、腰脊内痛、牙痛、眼睛疲劳、喉咙疼痛、耳鸣、面部神经麻痹、打嗝、目赤肿痛、鼻出血、腹痛、便秘。

合谷穴位置及其针感层

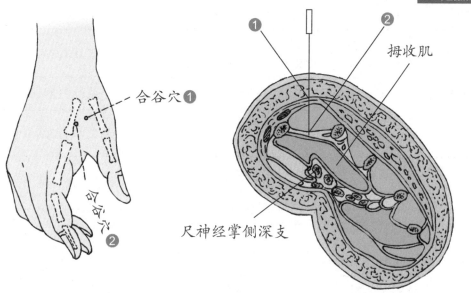

合谷穴❶

合谷穴❷

拇收肌

尺神经掌侧深支

第一针感层：由刺痛转为胀痛或酸胀感，多在局部，经缓慢探寻，可找到敏感点，多向上扩散至肘或肩部。刺到指背侧固有神经，可传到拇指及食指。

第二针感层：局部酸胀较强，扩散在整个虎口区，探寻到敏感点后行针，使针感扩散至肘及肩关节或到耳及下齿，食指和拇指针感不明显。

【针法】弯曲食指，拇指与食指两两相对，选择凹陷部位进针，采用捻转进针和速刺进针法。针尖通过皮肤后，即可出现阻力感，即骨间肌后侧筋膜，在此膜探寻可出现针感，在此层可刺到指背侧固有神经，为第一针感层。继续进针2厘米，刺到骨间肌与拇收肌之间，此层的阻力感较强，为第二针感层。

【应有针感】第一针感层：由刺痛转为胀痛或酸胀感，多在局部，经缓慢探寻，可找到敏感点，多向上扩散至肘或肩部；刺到指背侧固有神经，可传到拇指及食指。第二针感层：局部酸胀较强，扩散在整个虎口区，探寻到敏感点后行针，使针感扩散至肘及肩关节或到耳及下齿，食指和拇指针感不明显。

【灸法】适用于1、2号艾条及2、3号艾炷行2级温灸法及线香灸法。

【注意事项】合谷穴最深不会超过2.5厘米，如深达3厘米即刺入拇收肌，针感在掌侧，并可刺到尺神经掌深支，从经络分布和神经分布看，都不属于合谷穴的有效范围。

合谷穴针法、灸法详解

病症	针治方法	
下齿痛	刺第二针感层，使针感尽量向上扩散，缓慢行针2～5分钟；再刺第一针感层，行针1分钟起针	2号艾炷行2级温灸法
目赤肿痛	刺第一针感层，使针感尽量向上扩散1分钟；再刺第二针感层，行针1分钟起针	2号艾炷行2级温灸法
鼻出血	刺第一针感层，行针2分钟起针	2号艾炷行2级温灸法
口眼㖞斜	刺第一针感层，行针1分钟；再刺第二针感层，行针1分钟起针	2号艾炷行2级温灸法
腮腺炎	刺第一针感层，使针感尽量向上扩散，行针2分钟起针	线香灸法，连灸2～5次
咽喉肿痛	刺第一针感层，使针感尽量向上传导，行针2分钟；再刺第二针感层，行针2分钟，留针至针感消失后起针	灸法：线香灸4次
牙关紧闭	刺第二针感层，行针2～4分钟，边行针边作张口运动，留针30分钟左右	2号艾炷行Ⅰ度损伤性灸法
炎症性失音	刺第二针感层，行针2分钟；再刺第一针感层，行针2分钟起针	2号艾炷行Ⅰ度损伤性灸法
面部半侧炎症性肿胀	刺第一针感层，行针1分钟；再刺第二针感层，行针1分钟起针	2号艾炷行Ⅰ度损伤性灸法
炎症性耳聋	刺第一针感层，行针3分钟左右起针	线香灸3次
过敏性鼻炎	刺第一针感层，行针30秒左右；进针刺第二针感层，行针30秒钟左右；提针再刺第一针感层，行针1分钟左右起针	线香灸5次
眩晕	刺第一针感层，行针1～2分钟起针	2号艾炷行2级温灸法
腹部疼痛	刺第二针感层，行针2～5分钟，待疼痛停止后起针	2号艾炷行2级温灸法
小儿惊风	刺第一、二针感层，提插行针10秒钟左右起针	线香灸3次
荨麻疹	刺第一针感层，行针2分钟左右，再刺第二针感层，留针1小时，每隔10分钟缓慢行针30秒钟左右	

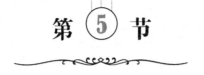

下肢穴位

足五里穴、鹤顶穴、委中穴、阳陵泉穴、足三里穴、三阴交穴、悬钟穴、然谷穴、金门穴、内庭穴、涌泉穴。

足五里穴

【别名】五里穴。

【释义】足，指穴在足部。五里，指本穴气血的作用范围如五里之广。本穴物质为阴廉穴传来的冷降水湿及水湿风气中的脾土尘埃，至本穴后由天部归降地部，覆盖的范围如五里之广，故名。五里名意与足五里同。

【定位】传统定位："气冲下三寸，阴股中动脉应手。"气冲穴在耻骨干线的股动脉外缘，沿股动脉向下6.5厘米左右的动脉外缘，即是足五里穴。

【主治疾病】少腹胀痛，小便不通，阴挺，睾丸肿痛，嗜卧，四肢倦怠，颈痛，阴囊湿疹，睾丸肿痛，尿潴留，遗尿，股内侧痛，少腹胀满疼痛，倦怠，胸闷气短。

【解剖】穴下为皮肤、皮下组织、长收肌、短收肌。皮肤由髂腹股沟神经和生殖股神经的股支分布。大腿深筋膜又称阔膜，是全身最厚而坚韧的筋膜，但在大腿的前内侧比较薄弱，形成隐藏静脉裂孔或称卵圆窝。该部深筋膜有大隐静脉穿过。在窝的外侧缘和下缘形成镰刀形的镰状缘。覆盖该窝的深筋，由于血管神经的穿过呈筛状，称为筛状筋膜，其深面由内向外排列有股表脉、股动脉和股神经。

【穴性】固化脾土，除湿降浊。

【经络分布】足厥阴肝经、足厥阴肝经别络、足厥阴肝经络脉3条经络。

【针法】用速刺法刺入皮下，通过脂肪层，抵达阔肌筋膜，出现阻力感，并有刺痛胀感，为第一针感层。穿过筋膜进入内收肌及缝匠肌两肌之间筋膜，手感柔软且富有弹性，会有明显的胀感，可探寻到隐神经、股肌神经支及股动、静脉，为第二针感层。

【应有针感】第一针感层：第一种针感为胀痛感，局部扩散范围直径约4厘米，可沿经向上扩散至腹股部，向下扩散至膝关节；第二种针感为刺股神经支，有明显麻感传向膝关节区。第二针感层：第一种针感为胀感或酸胀感，可沿经扩散至腹及膝关节内侧；第二种针感为刺到隐神经干，出现明显的麻感，可传向膝关节内侧胫骨内下缘及内踝前面达太白穴处，向上可传导至下腹内；第三种针感为刺动脉壁时，有局部胀痛感，可向下扩散至足。

【灸法】适用于 2、3号艾炷及 1、2号艾条行 1、2级温灸法，6号艾炷行1级温灸法。

【注意事项】足五里穴的深度较难界定，因此处的脂肪层厚薄随个体差异较大，应有深度主要依靠手感。刺第二针感层所使用的针尖钝而无芒，刺激神经干

足五里穴位置及其针感

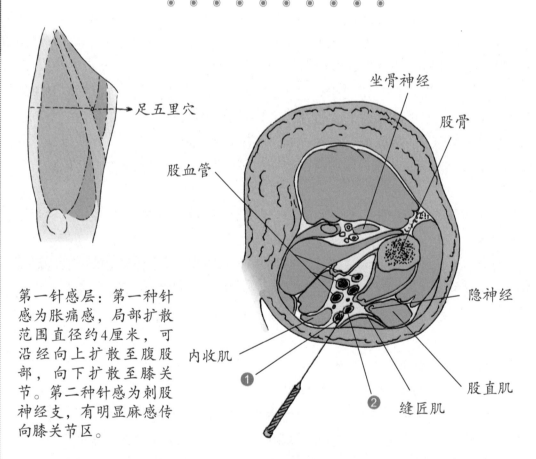

足五里穴

坐骨神经

股骨

股血管

隐神经

内收肌

股直肌

缝匠肌

①

②

第一针感层：第一种针感为胀痛感，局部扩散范围直径约4厘米，可沿经向上扩散至腹股部，向下扩散至膝关节。第二种针感为刺股神经支，有明显麻感传向膝关节区。

第二针感层：刺到隐神经干，出现明显的麻感，可传向膝关节内侧胫骨内下缘及内踝前面达太白穴处，向上可传导至下腹内。第三种针感，刺动脉壁时，多为局部胀痛感，可向下扩散至足。

时，左手固定动脉，刺激动脉壁时，左手食指与中指压住动脉，针尖在动脉壁外柔和缓慢地捣刺及捻转，禁止提插，避免刺入动脉内。若刺入动脉则手有穿透感，应压紧针尖部位将针提出，左手应连续压3～5分钟，再慢慢放松，否则会造成出血，导致严重的血肿。不适用于损伤性灸法。

足五里针法、灸法详解		
病症	针治方法	
膀胱炎	刺第一针感层的第一种针感，行针2分钟，再刺第二针感层的第一种针感，行针2分钟起针	3号艾炷行2级温灸法
盆腔炎	刺第一针感层的第一种针感，行针2分钟，再刺第二针感层的第一种针感，行针2分钟，再刺第二种针感，行针1分钟起针	3号艾炷行2级温灸法
睾丸肿痛	刺第一针感层的第一种针感，行针3分钟左右起针	2号艾炷行2级温灸法
子宫脱垂	刺第一针感层的第一种针感，行针2分钟；再刺第二针感层的第一种针感，行针2分钟起针	2号艾炷行2级温灸法
痛经	刺第一针感层的第一种针感，行针2～5分钟起针	3号艾炷行2级温灸法
月经不调	刺第二针感层的第二种针感，缓慢行针2分钟；再提针至第一针感层，刺第一种针感，缓慢行针1分钟起针	3号艾炷行2级温灸法
腹股疝	刺第一针感层的第一种针感，行针20秒钟；再刺第二针感层的第一种针感，行针1分钟起针	2号艾条行2级温灸法
阳痿	刺第一针感层的第一种针感，行针1分钟左右；再刺第二针感层的第二种针感，行针30秒钟左右起针	3号艾炷行2级温灸法
腹股沟淋巴结肿大	刺第一针感层的第一种针感，行针2～5分钟起针	2号艾炷行2级温灸法
遗尿	刺第一针感层的第一种针感，行针30秒钟；再刺第二针感层的第一种针感，行针1分钟起针	2号艾炷行2级温灸法
下肢脉管炎	刺第二针感层的第三种针感，缓慢行针2分钟起针	6号艾炷行1级温灸法15～20分钟

鹤顶穴

【位置】在膝上部，髌底的中点上方凹陷处。患者屈膝取穴，屈膝90°，在髌骨上方约1寸凹陷稍偏外侧。

【穴体层次】穴下有皮肤、皮下组织和股四头肌腱，分布有股前皮神经和膝关节的动、静脉网。

【经络分布】足阳明胃经、足阳明胃经络脉2条经络。

【穴性】通利关节。

【主治】各种膝关节病，脑血管病后遗症。

【刺灸法】直刺0.5~0.8寸，可灸。

【针法】患者取坐位或仰卧，屈膝90°，采用快速进针法通过脂肪层，抵达筋膜，所出现的阻力感比较明显，此针感为第一针感层。继续进针0.3厘米左右，可遇到硬橡皮感，阻力较强，捻转时沉紧，此为股四头肌腱，针感不明显，穿过肌腱，向下刺即达膝关节肌，此为第二针感层。穿过第二针感层，针尖接触骨面时为第三针感层。

【应有针感】第一针感层：起初感到刺痛，稍进针多在局部，则产生胀或胀痛感，行针时会向上扩散约6厘米。第二针感层：关节上部有较强的胀感。第三针感层：除局部胀感之外，在此层可完全寻找到扩散至整个关节腔内的纯酸感或酸麻感。

【灸法】适用于3~6号艾炷行1、2级温灸法；1、2号灸膏，温热灸膏灸法。

【注意事项】刺第三针感层时，如没有出现扩散至关节腔内的针感可以用针尖轻缓地探寻；如针感仍未出现，刺激穴位应向后移动约1厘米，再左右探寻。刺激部位在股内侧肌及股外侧肌之间，底部在关节腔的上方。不适用于损伤性灸法。

鹤顶穴针法、灸法详解		
病症	针治方法	灸治方法
膝关节滑囊炎	刺第三针感层，找到扩散到关节腔的针感后，缓慢行针1~5分钟，留针30分钟左右起针	6号艾炷行1级温灸法
膝关节肿大（鹤膝风）	刺第一针感层，每隔10分钟，行针2分钟，留针40分钟起针	6号艾炷行1级温灸法
急性膝关节炎（关节红肿）	刺第一针感层，行针2分钟，留针30分钟左右起针	3号艾炷行2级温灸法

鹤顶穴位置及其针感层

第三针感层
除局部胀感之外，在此层可完全寻找到扩散至整个关节腔内的纯酸感或酸麻感。

第二针感层
关节上部有较强的胀感。

第一针感层
初为刺痛，稍进针则产生胀或胀痛感，多在局部，行针时会向上扩散6厘米左右。

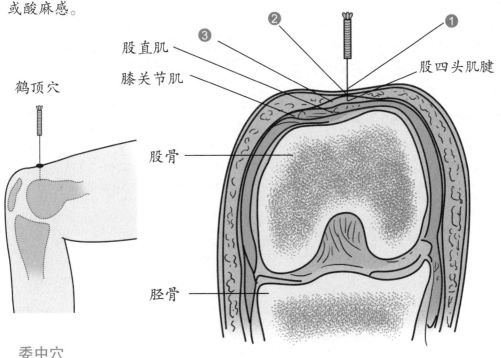

鹤顶穴

股直肌
膝关节肌
股骨
胫骨
股四头肌腱

委中穴

【别名】郄中、血郄。

【释义】郄中：郄，孔隙；中，指穴内气血所在为天人地三部的中部；郄中名意指膀胱经气血在此聚集，出入缓慢，如从孔隙中出入一般。

【位置】《标准针灸穴位图册》："在膝关节的后面，窝横纹外侧，股二头肌的内侧缘处，约在委中穴外1寸处。"

【经属】足太阳膀胱经。

【穴位层次】皮肤，皮下组织，腓肠肌外侧头。

【穴位性质】属土，舒筋活络，醒神泄热，凉血解毒，强利腰膝。

【主治疾病】急性腰扭伤、腰背疼痛、下肢痿痹、转筋、腰背痛、半身不遂、丹毒、疔疮、发背、腹痛、吐泻、衄血不止、自汗盗汗、疟疾、癫疾。

【穴位配伍】配大肠俞穴治腰痛。

【针法】患者取俯卧位，用速刺法垂直刺入皮肤后，运用捻转慢进针法，穿过脂肪层，遇到有阻力的筋膜时即产生针感，并可探寻到腓肠内侧皮神经，为第一针感层。再进针1.5厘米左右，可出现较明显的针感，在此层可探寻到胫神经，为第二针感层。再进针1厘米左右，可遇到硬橡皮感，可产生较强的针感，为第三针感层。

【应有针感】第一针感层：局部刺痛或胀痛，探寻到腓肠内侧皮神经时，可向下传导至外踝后方及足外侧。第二针感层：胀痛范围直径约4厘米，当探寻到胫神经时，可有麻感传导至足底。第三针感层：为胀感或酸胀感，可扩散到整个膝关节的区。

刺小隐静脉出血量：根据不同的病症及患者的体质来决定出血量的多少。身体强壮或下肢有痉挛，腰臀部软组织损伤严重、静脉充盈者，出血直射可达2～5秒钟，出血量可达20毫升；身体较弱，损伤较轻者，出血量为2～5毫升。古代对出血的要求是：由乌血变红为止。

【灸法】适用于2～4号艾炷及1至3号艾条行1、2级温灸法。

【注意事项】在刺第二、三针感层时，针尖应无芒，操作应缓慢柔和，禁止速刺猛捣，以防刺破内动脉，引起血肿。刺小隐静脉时应防止晕针。不适用于损伤性灸法。

委中穴位置及其针感层

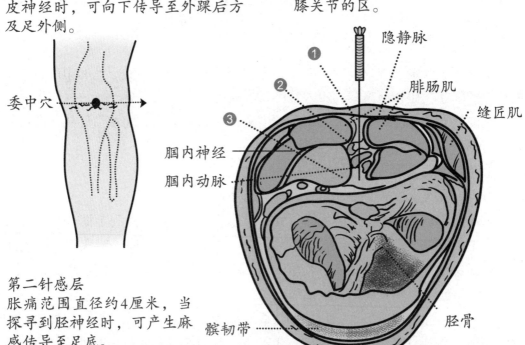

第一针感层
局部刺痛或胀痛，探寻到腓肠内侧皮神经时，可向下传导至外踝后方及足外侧。

第三针感层
为胀感或酸胀感，可扩散到整个膝关节的区。

委中穴

隐静脉
腓肠肌
缝匠肌
腘内神经
腘内动脉
髌韧带
胫骨

第二针感层
胀痛范围直径约4厘米，当探寻到胫神经时，可产生麻感传导至足底。

委中穴针法、灸法详解		
病症	针治方法	灸治方法
急性腰扭伤	①刺小隐静脉放血。②刺第一针感层，行针3分钟左右起针	
肌肉、韧带、筋膜劳损腰痛	刺第一针感层，行针1分钟左右；再刺第二针感层，行针2分钟左右起针	2号艾炷行2级温灸法
根性腰痛症	刺第二针感层，行针2~5分钟起针（可以起到临时镇痛及消炎作用）	3号艾炷行2级温灸法
牵连性腰痛	先刺第一针感层，缓慢行针2分钟，再刺第二针感层，缓慢行针3分钟左右起针（疗效较为理想）	2号艾炷行2级温灸法
风湿性腰痛	先刺第一针感层，行针2分钟左右，再刺第二针感层，缓慢行针2分钟左右，留针至针感消失后起针	2号艾炷行2级温灸法
退热	①刺小隐静脉放血。②刺第三针感层，行针2分钟；提针至第一针感层，行针2分钟起针	
中暑	①刺小隐静脉放血。②刺第一针感层，行针2~4分钟起针	
膝关节炎	刺第三针感层，缓慢行针2分钟左右，留针至针感消失后起针	4号艾炷行2级温灸法
下肢丹毒	刺第一针感层，行针1分钟；再探寻到腓肠内侧皮神经，行针2分钟起针	3号艾炷行2级温灸法
下肢末梢神经炎	刺第二针感层的胫神经，缓慢行针约3分钟起针	3号艾炷行2级温灸法
腓肠肌痉挛	刺第二针感层，行针1分钟；再探寻到腓神经，缓慢行针3分钟，留针至针感消失后起针	3号艾炷行2级温灸法
遗尿	刺第一针感层，行针2分钟起针	2号艾炷行2级温灸法
脉管炎	刺第一针感层的腓肠内侧皮神经，缓慢行针2分钟左右；再刺第二针感层的胫神经，缓慢行针约2分钟起针	6号艾炷行1级温灸法20分钟

阳陵泉穴

【别名】筋会。

【释义】阳，阴阳的阳；陵，山堆、山岭；泉，泉水。阳陵泉：因穴位于膝下外廉凹陷之中，犹如山岭下的泉水，又居于阳侧，故而得名。

筋，肝胆所主之风；会，交会；筋会名意指胆经的天部风气在此汇合。

【位置】在小腿前外面的上部，腓骨小头前下方的凹陷处。

【经属】足少阳胆经。

【穴位层次】皮肤，皮下组织，趾长伸肌。

【穴位性质】属土，五输合穴，八会穴，能够舒筋活络，疏肝利胆。

【主治疾病】黄疸、口苦、呃逆、呕吐、胁肋疼痛、下肢痿痹、膝膑肿痛、胆囊炎、胆石症、肝炎、口苦、坐骨神经痛、下肢瘫痪、膝关节病变、肩关节周围炎、肋间神经痛、筋疼、小儿舞蹈病、脚气等。

【穴位配伍】配支沟主治胁肋痛；配日月主治胆囊炎；配环跳、委中、悬钟等主治下肢痿痹。

【针法】患者取仰卧位，垂直进针直刺向胫骨前，穿过皮肤到达脂肪层，即遇到筋膜层，产生明显的阻力感，为第一针感层。再进针即肌间组织，在1~2厘米处可产生明显的针感，为第二针感层。进针到3厘米时，又遇到明显的阻力感，即腓骨肌、趾长伸肌及股骨后肌之间筋膜，针感较强，在此层可探寻到腓浅神经，为第三针感层。

【应有针感】第一针感层：针尖刚抵达筋膜时有刺痛感，穿过筋膜则产生酸胀感，可沿经向下扩散至踝关节，向上扩散多至关节外侧，经过激发和诱发可扩散到髂前上棘。第二针感层：为胀感及酸胀感，比第一针感层强，向下多沿经扩散至踝关节，向上至膝关节，使用激发和诱发可扩散至肩前或肩后。第三针感层：针感较强，多向下扩散，刺至腓浅神经会出现麻感，并传导至足背及足趾端。

【灸法】适用于1、2、3号艾炷行Ⅰ、Ⅱ度损伤性灸法；3、4号艾炷及2、3号艾条行2级温灸法。

【注意事项】此穴深度一般不会超过4厘米，如超过4厘米，则刺入股后肌或胫神经及胫后动、静脉，其针感不在胆经分布区，而在胫后的膀胱经分布区，则无本穴治疗作用。治疗下肢麻痹症可以不受深度的限制。胆囊炎及胆结石症患者，在此穴下有明显的压痛点，又名胆囊穴，属于阳陵泉穴范围。不适用于Ⅲ度损伤性灸法。

阳陵泉穴位置及其针感层

第一针感层
针尖刚抵达筋膜时有刺痛感，穿过筋膜产生酸胀感，可沿经向下扩散至踝关节，向上扩散多至关节外侧，经过激发和诱发可扩散到髂前上棘。

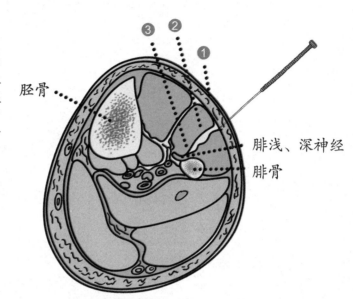

胫骨

腓浅、深神经
腓骨

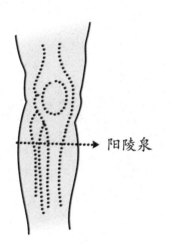

→ 阳陵泉

第二针感层
为胀感及酸胀感，比第一针感层强，向下多沿经扩散至踝关节，向上至膝关节，使用激发和诱发可扩散至肩前或肩后。

第三针感层
针感较强，多向下扩散，刺至腓浅神经会出现麻感，并传导至足背及足趾端。

阳陵泉穴针法、灸法详解		
病症	**针治方法**	**灸治方法**
胆结石疼痛	选择压痛点进针，先刺第一针感层，行针3分钟左右；再刺第二针感层，行针3分钟左右，留针至针感消失后起针	2号艾炷行Ⅰ度损伤性灸法
急慢性胆囊炎	先刺第二针感层，缓慢行针1分钟；提针至第一针感层，缓慢行针2分钟，留针至针感消失后起针	2号艾炷行Ⅰ度损伤性灸法
慢性肝炎	先刺第一针感层，缓慢行针3分钟；再刺第三针感层，找到腓浅神经后，缓慢柔和地行针2分钟，留针至针感消失后起针	3号艾炷行2级温灸法
胸膜炎	刺第一针感层，缓慢行针5分钟，留针至针感消失后起针	3号艾炷行Ⅰ度损伤性灸法

阳陵泉穴针法、灸法详解		
病症	针治方法	灸治方法
肝癌疼痛	刺第一针感层，行针5分钟；再刺第二、三针感层，各行针5分钟；提针至第一针感层，再行针3分钟起针	2号艾炷行Ⅱ度损伤性灸法
呕吐	刺第一针感层，行针2分钟起针	3号艾炷行2级温灸法
急性膝关节炎	先刺第一针感层，行针1分钟；再刺第二针感层，行针1分钟，留针15分钟左右起针	4号艾炷行2级温灸法
下肢及足趾等运动障碍性病症	刺第三针感层的腓浅神经，缓慢行针2分钟起针	
末梢神经炎	刺第三针感层的腓浅神经，缓慢行针1分钟左右，留针30分钟，每隔10分钟行针1分钟	4号艾炷行1级温灸法20分钟
下肢溃疡	刺第一针感层，行针20秒钟；再刺第三针感层的腓浅神经，缓慢行针1分钟起针	3号艾炷行2级温灸法

足三里穴

【别名】下陵、胃管、鬼邪。

【释义】下陵：下，下部；陵，土丘；下陵名意指本穴为胃经气血物质中的脾土微粒沉积之地，脾土微粒也因之停驻，形成了本穴大范围的脾土堆积之状。胃管：胃，土；管，管道；胃管名意指本穴为脾土微粒运送的通道。鬼邪：鬼，与神相对，指地部的经水；邪，水；鬼邪名意指本穴气血中地部经水偏多使胃经湿热之性无存。

【位置】在小腿前外侧面的上部，犊鼻穴下3寸，距胫骨前缘1横指（中指）。

【经属】足阳明胃经。

【穴位层次】皮肤，皮下组织，胫骨前肌，趾长伸肌。

【穴位性质】属土，燥化脾湿，生发胃气。

【针法】患者取仰卧位或坐位，垂直进针。针尖通过皮肤后，即可遇到筋膜，有明显的阻力感，为第一针感层。穿入胫前肌内2.5厘米左右，又可遇到轻微的阻力感，为胫前肌间筋膜组织，可产生针感，此即第二针感层。进针4厘米左右，又出现明显阻力感，会产生较强的针感，并能探寻到腓深神经，为第三针感层。将针向内侧斜15°，可刺在胫骨的胫前肌附着处，并产生针感，属于第三针感层。

【应有针感】第一针感层：针尖接近筋膜时有刺痛感，再进针0.1～0.3厘米则产生胀痛感，易出现上下沿经扩散的现象。第二针感层：以胀感为主，扩散范围上至膝关节，下至足面区，运用激发和诱发可扩散至腹部。第三针感层：以酸胀感或胀感为最强的针感层，可扩散至整个小腿的前半部，向上至膝关节，向下可达足面，运用激发和诱发，可扩散至胸。刺到腓深神经，可产生明显的麻感，并传导到足面及第一、二趾。如刺在胫骨的胫前肌附着处，会出现酸感或酸麻感，扩散范围多在胫前肌附着区内。

【灸法】适用于1、2、3号艾炷行Ⅰ、Ⅱ、Ⅲ度损伤性灸法；3、4号艾炷及2、3号艾条行2级温灸法及1、2号温热灸膏等灸法。

【注意事项】古代各家记载，足三里的深度有"五分""八分""一寸"，按照标准体型，一般多在3.5厘米左右，不会超过4.5厘米，超过4.5厘米则刺入胫后肌，其针感多在膀胱经分布区扩散。刺激胫骨面虽然也有针感，但对内脏病症的疗效不如应有针感层。

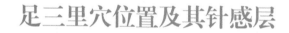

足三里穴位置及其针感层

中医视频课

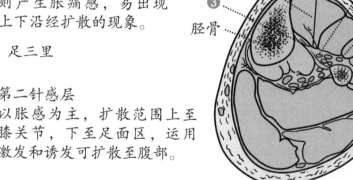

第一针感层
针尖接近筋膜时有刺痛感，再进针0.1～0.3厘米则产生胀痛感，易出现上下沿经扩散的现象。

→ 足三里

第二针感层
以胀感为主，扩散范围上至膝关节，下至足面区，运用激发和诱发可扩散至腹部。

腓深神经
腓浅神经
胫骨

第三针感层
以酸胀感或胀感为最强的针感层，可扩散至整个小腿的前半部，向上至膝关节，向下可达足面，运用激发和诱发，可扩散至胸。刺到腓深神经，可产生明显的麻感，并传导到足面及第一、二趾。如刺在胫骨的胫前肌附着处，会出现酸感或酸麻感，扩散范围多在胫前肌附着区内。

足三里穴针法、灸法详解

病症	针治方法	灸治方法
秋季泄泻	刺第二针感层，缓慢行针2～4分钟，留针15分钟左右起针	3号艾炷行2级温灸法
冬季肠胃虚寒性疼痛	刺第三针感层，缓慢行针3～6分钟，留针至针感消失后起针	4号艾炷行2级温灸法
手术后肠麻痹	刺第二针感层，行针2分钟；提针至第一针感层，行针3分钟起针。15分钟后不排便再刺激1次	1号艾炷行Ⅰ度损伤性灸法
退热	刺第三针感层，行针10秒钟左右；再刺第二针感层，行针10秒钟左右；再刺第一针感层，缓慢行针3分钟左右起针	2号艾炷行Ⅰ度损伤性灸法
呕吐	刺第二针感层，行针2分钟起针	2号艾炷行Ⅰ度损伤性灸法
泄泻	刺第一针感层，缓慢行针3～5分钟起针	3号艾炷行2级温灸法；温热膏及2号灸膏灸法
消化不良	刺第一针感层，行针2分钟起针	3号艾炷行1级温灸法10壮；温热灸膏灸法
便秘	刺第二针感层，行针1分钟；再刺第三针感层，行针1分钟，留针30分钟左右起针	3号艾炷行2级温灸法；1号灸膏灸法
胃痛	刺第二针感层，行针2分钟；再刺第三针感层，行针2分钟，留针至针感消失后起针	3号艾炷行2级温灸法
胃酸缺乏	刺第一针感层，行针2分钟起针	2号艾炷行Ⅰ度损伤性灸法
胃酸过多	刺第二针感层，缓慢行针3分钟，留针至针感消失后起针。刺激时间在上午10时30分及下午4时30分为佳	3号艾炷行2级温灸法
腹部胀气	刺第一针感层，行针1分钟；再刺第二针感层，缓慢行针2分钟起针	3号艾炷行Ⅰ度损伤性灸法
腹股沟病	刺第一针感层，行针1分钟；再刺第二针感层，行针1分钟起针	1号艾炷行Ⅰ度损伤性灸法

三阴交穴

【别名】太阴、下三里。

【释义】太阴：太，大；阴：阴阳的阴；本穴物质为足三阴经气血交会而成，位处足部，总体表现出较强的阴寒特性，故而称为太阴。下三里：下，下部；三里，穴内气血场的范围；下三里名意指本穴的气血场范围较大，如三里之广。

【位置】在小腿内侧，当足内踝尖上3寸，胫骨内侧缘后方。

【经属】足太阴脾经，本穴被击中后，会导致下肢麻木、失灵，伤及丹田之气。

【穴位层次】皮肤、皮下组织、趾长屈肌（腱）、（踇）长屈肌（腱）。

【穴位性质】健脾益肝。

【针法】患者取仰卧位，用手摸到胫骨内缘1厘米处，垂直进针，针尖通过皮肤及脂肪层后，即遇到有明显阻力感的筋膜组织，并产生针感，在筋膜上左右探寻可找到隐神经，为第一针感层。再进针1.5厘米左右，遇到较为沉紧的阻力感，即趾长屈肌与胫骨后肌之间的筋膜组织，为第二针感层。

【应有针感】第一针感层：接近筋膜时有刺痛感，刺入筋膜行针会产生胀痛感或麻感，易出现沿经向上扩散，可直达胸部，但多数沿肾经扩散至喉部；刺到隐神经时麻感可从足内侧面传导到踇趾。第二针感层：为胀感或酸胀感，针感较强，多沿经上下扩散，运用诱发、激发、针向等法，多能扩散到腹部、胸部或沿肾经至喉部，向下到足底或足内侧面，此针感层约0.5厘米厚。

【灸法】适用于1、2号艾炷行I度损伤性灸法；3号艾炷，2、3号艾条行2级温灸；线香灸法；温热灸膏灸法。

【注意事项】此穴深度标准体型者为1.5～2厘米，脂肪层肥厚的人也不会超过3厘米，针刺过深并没有好的治疗效果。如穿过第一针感层，即刺到硬橡皮感组织，疼痛较重，多因穴位偏下，结果刺入胫后趾长屈肌的肌腱，应起针上移1～2厘米，否则很难掌握针感。不适用于III度损伤性灸法。

三阴交穴位置及其针感层

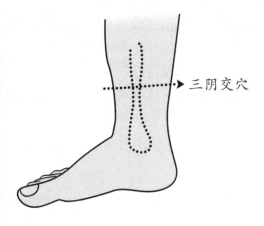

→ 三阴交穴

第一针感层

当针尖接近筋膜时有刺痛感，刺入筋膜行针会产生胀痛感或麻感，易出现沿经向上扩散，可直达胸部；多数沿肾经扩散至喉部。刺到隐神经时麻感可从足内侧面传导到踇趾。

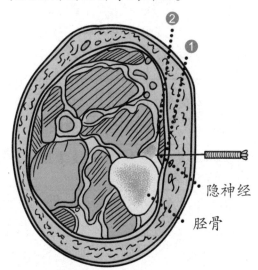

隐神经

胫骨

第二针感层

以胀感或酸胀感为主，有较强的针感，多沿经上下扩散，运用诱发、激发、针向等法，多能扩散到腹部、胸部或沿肾经至喉部，向下到足底或足内侧面，此针感层约0.5厘米厚。

足三里穴针法、灸法详解

病症	针治方法	灸治方法
产后恶露不尽	刺第一针感层，缓慢行针2～4分钟起针	2号艾炷行Ⅰ度损伤性灸法
月经不调	刺第二针感层，缓慢行针3分钟左右，留针至针感消失后起针	3号艾炷行Ⅱ度损伤性灸法
慢性盆腔炎	刺第二针感层，缓慢行针2分钟左右；提针至第一针感层，缓慢行针3分钟左右，留针30分钟左右起针	2号艾炷行Ⅱ度损伤性灸法
更年期综合征	刺第一针感层，缓慢行针3分钟左右；再刺第二针感层，缓慢行针3分钟左右，留针至针感消失后起针	3号艾炷行2级温灸法
内分泌型不孕症	刺第一针感层，缓慢行针1分钟；再刺第二针感层，缓慢行针1分钟，留针至针感消失后起针	3号艾炷行2级温灸法

三阴交穴针法、灸法详解

病症	针治方法	灸治方法
滞产	刺第一针感层，行针1~2分钟起针	1号艾炷行Ⅰ度损伤性灸法1~2壮；线香灸法3~5次
梦交	刺第一针感层，行针4分钟左右；再刺第二针感层，行针5分钟，留针至针感消失后起针	2号艾炷行Ⅱ度损伤性灸法
子宫脱垂	刺第一针感层，行针1分钟；再刺第二针感层，行针1分钟	2号艾炷行Ⅰ度损伤性灸法
膀胱尿道炎及前列腺炎	刺第一针感层，行针1分钟；刺第二针感层，行针2分钟；再刺第一针感层，行针1分钟起针	3号艾炷行2级温灸法，2号艾炷行Ⅰ度损伤性灸法
遗精	刺第一针感层，缓慢行针2分钟左右；再刺第二针感层，缓慢行针3分钟左右，留针至针感消失后起针	3号艾炷行2级温灸法
阳痿	刺第二针感层，行针1分钟；再刺第一针感层，行针2分钟起针	3号艾炷行2级温灸法
遗尿	刺第一针感层，行针2分钟左右起针	2号艾炷行Ⅰ度损伤性灸法
白带	刺第二针感层，行针2分钟，留针15分钟左右起针	2号艾炷行Ⅰ度损伤性灸法
腹股沟病	刺第一针感层，行针1~2分钟起针	1号艾炷行Ⅰ度损伤性灸法1~2壮
失眠症内分泌引起	刺第一针感层，缓慢行针5分钟；再用捻转慢进针法刺达第二针感层，仍用前法行针3分钟，留针至针感消失后起针	4号艾炷行1级温灸法20分钟
臌肠	刺第一针感层，行针2分钟左右起针	3号艾炷行2级温灸法；2号艾炷行Ⅰ度损伤性灸法
荨麻疹	刺第一针感层，缓慢行针5~10分钟，留针1小时起针（在发作前30~60分钟治疗）	

悬钟穴

【别名】绝骨。

【释义】因穴位于绝骨下段而得名。

【位置】《标准针灸穴位图册》："在小腿外侧的下部，当外踝尖上3寸，近腓骨前缘处，亦即阳辅下1寸。"《针灸经》："寻摸尖骨者，乃是绝骨两分开。足三阳之大络，按之阳明脉绝，乃取之。前寻摸绝骨间尖如前离三分，高一寸许是阳辅穴。后寻摸绝骨间筋骨缝中是悬钟穴。"

【经属】足少阳胆经。

【穴位层次】皮肤，皮下组织，趾长伸肌。

【穴位性质】平肝熄风，舒肝益肾。

【主治疾病】坐骨神经痛、脑血管病、高脂血症、高血压、颈椎病、卒中后遗症、下肢痿痹、踝关节及周围软组织疾病、脊髓炎、腰扭伤、落枕、头痛、扁桃体炎、鼻炎、鼻出血。

【穴位配伍】配天柱、后溪主治颈项强痛；配风池主治眩晕、耳鸣；配丰隆主治高脂血症。

【针法】患者取仰卧位，采用垂直进针法通过皮肤和脂肪层，即可遇到筋膜，有明显阻力感，筋膜上下为第一针感层，在筋膜上可探寻到腓浅神经。进针1.5厘米左右时，又出现针感，直至接近骨面，为第二针感层。从第二针感层向后刺，可刺到胫肌腱，也会出现较为明显的针感。

【应有针感】第一针感层：有刺痛感，沿经向下扩散至外踝，转为酸胀感或胀痛感，向上至膝关节。如刺到腓浅神经，麻感可传至足趾。第二针感层：胀痛或胀感及酸胀感，针感比第一层要强，沿经扩散至膝关节及踝关节。

【灸法】适用于1、2号艾炷行Ⅰ、Ⅱ度损伤性灸法；3号艾炷及1、2号艾条行2级温灸法；温热灸膏灸法。

【注意事项】从胫骨的外侧进针，针感可沿胆经分布区扩散，如在前沿深刺，可刺到腓深神经及胫前动、静脉，底层为胫骨外侧面，针感多沿胃经分布区扩散，但其治疗作用不相同。

然谷穴

【位置】在足内侧缘，足舟骨粗隆下方，赤白肉际处。可从内踝下缘向前摸，凸起骨下缘，按压较敏感处则是穴位。

【穴位层次】有拇趾外展肌，有跖内侧动脉及跗内侧动脉分支；布有小腿内侧皮神经末支及足底内侧神经。

【主治】月经不调，阴挺，阴痒，白浊，遗精，阳痿，小便不利，泄泻，胸

悬钟穴针法、灸法详解

病症	针治方法	灸治方法
胸膜症	先刺第一针感层，行针2分钟；再刺第二针感层，行针3分钟，留针至针感消失后起针	2号艾炷行Ⅰ度损伤性灸法
落枕	先刺第二针感层，行针4分钟左右，边行针边嘱患者作转颈运动；再刺第一针感层，行针2分钟起针	2号艾炷行Ⅰ度损伤性灸法
腰部扭伤	先刺第二针感层，行针3分钟左右，边行针边运动腰部；再刺第一针感层，行针3分钟左右，方法同上。行针后即可起针	2号艾炷行Ⅰ度损伤性灸法
急性扁桃体炎及咽喉炎	先刺第一针感层，行针2分钟；再刺第二针感层，行针2分钟，留针至针感消失后起针	2号艾炷行Ⅰ度损伤性灸法
炎症性耳聋	先刺第一针感层，行针1分钟左右；再刺第二针感层，行针3分钟左右，留针至针感消失后起针	1号艾炷行Ⅰ度损伤性灸法
目赤肿痛	刺第一针感层，行针3分钟左右起针2号艾炷行Ⅰ度损伤性灸法	2号艾炷行Ⅰ度损伤性灸法
下肢外侧及足面部疼痛	刺第一针感层的腓浅神经，行针2分钟，留针30分钟起针	3号艾炷行2级温灸法
足背及足趾脉管炎	刺第一针感层的腓浅神经，行针1分钟起针	4号艾炷行1级温灸法20分钟
末梢神经炎	刺第一针感层的腓浅神经，行针2分钟起针	4号艾炷行1级温灸法15分钟
足内翻	针尖向后斜15°，刺激胫骨长肌及短肌，在长肌腱及短肌腱处各行针2分钟起针	3号艾炷行2级温灸法
偏头痛	在第一、二针感层中，各行针3秒钟，反复行针5分钟，留针至针感消失后起针	2号艾炷行Ⅰ度损伤性灸法

悬钟穴位置及其针感层

第一针感层
有刺痛感沿经向下扩散至外踝，转为酸胀感或胀痛感，向上至膝关节。如刺到腓浅神经，麻感可传至足趾。

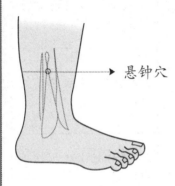

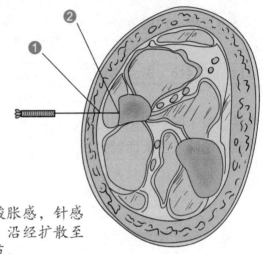

→ 悬钟穴

第二针感层
胀痛或胀感及酸胀感，针感比第一层要强，沿经扩散至膝关节及踝关节。

胁胀痛，咳血，小儿脐风，口噤不开，消渴，黄疸，下肢痿痹，足跗痛。

【刺灸法】直刺0.5～0.8寸；可灸。

【经络分布】足少阴肾经、阴跷脉两条经脉。

【针法】患者取仰卧位或侧卧位，垂直进针。此穴刺针时较痛，可用速刺进针法，通过皮肤后，用捻转进针法。进针到0.5厘米左右，可遇到阻力感较明显的筋膜组织，在筋膜上下行针可产生针感，为第一针感层。再进针1厘米，针尖会刺入胫骨后肌及𧿹短屈肌间筋膜，为第二针感层。如针尖向着足底，手感较松，针感较弱；直刺或针尖稍微向足面偏斜，手感如刺入软橡皮，为胫后肌腱，则针感较强；针感层厚约0.5厘米，为第三针感层。

【应有针感】第一、二针感层：由刺痛转为胀痛，可沿经扩散，扩散范围直径约4厘米。第三针感层：为胀痛或酸胀感，有较强针感，可沿经扩散至足心及第五趾，向上可扩散至膝关节，经辅助手法处理可扩散至腹股部，但很少扩散到腹胸。

【灸法】适用于1号艾炷行I度损伤性灸法；线香灸法；2、3号艾炷及2、3号艾条行2级温灸法；药膏灸法。

【注意事项】此穴深度最深不超过3厘米，没有较粗的神经纤维，如针尖向下斜15°进入，通过𧿹短屈肌深达3厘米左右，可刺到𧿹内侧神经，其针感可从足底部麻向第一、二、三趾，很少向上沿经扩散。对末梢神经炎有较好的疗效。不适用于Ⅱ、Ⅲ度损伤性灸法。

然谷穴位置及其针感层

第一、二针感层
由刺痛转为胀痛，可沿经扩散，
扩散范围直径约为4厘米。

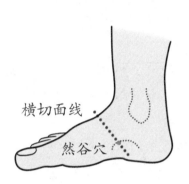

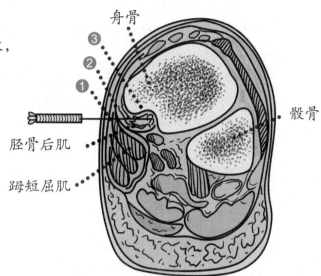

第三针感层
为胀痛或酸胀感，有较强针感，可沿经扩散至足心及第五趾，向上可扩散至
膝关节，经辅助手法处理可扩散至腹股部，但很少扩散到腹胸。

然谷穴针法、灸法详解		
病症	针治方法	灸治方法
咽喉肿痛	速刺至第二针感层，行针3秒钟；提至第一针感层，行针3秒钟；再插入第二针感层。如此反复行针2分钟左右，在第二针感层留针15分钟左右起针	1号艾炷行Ⅰ度损伤性灸法2壮
腹股沟疝	刺第一针感层，行针1分钟；进针刺第二针感层，行针1分钟；提针至第一针感层，再行针1分钟起针	1号艾炷行Ⅰ度损伤性灸法2壮
膀胱炎、尿道炎、前列腺炎	在第一、二针感层中进行缓慢的捻转提插，行针3分钟，在第二针感层留针至针感消失后起针	2号艾炷行Ⅰ度损伤性灸法
月经不调	刺第二针感层，缓慢行针3分钟；再刺第一针感层，行针1分钟，留针至针感消失后起针	3号艾炷行2级温灸法
糖尿病	刺第二针感层，缓慢行针2分钟；再刺第一针感层，行针3分钟，留针至针感消失后起针	3号艾炷行2级温灸法
子宫脱垂	刺第一针感层，行针1分钟起针	1号艾炷行Ⅰ度损伤性灸法

金门穴

【别名】关梁穴，梁关穴

【释义】金门。金，肺性之气也。门，出入的门户也。该穴名意指膀胱经气血在此变为温热之性。本穴物质为膀胱经下部经脉上行的阳气，性温热，与肺金之气同性，故名。

关梁。关，关卡也。梁，屋顶之横梁也。关梁名意指膀胱经的天部之气由此上行。本穴向上传输的是膀胱经下部经脉吸热蒸升的阳热之气，膀胱经滞重和寒湿水气则被关卡于下，故名关梁。梁关名意与关梁同。

膀胱经郄穴。郄，孔隙也。本穴物质为天部的水湿之气，性寒湿，只有少部分水湿气态物吸热上传并成为膀胱经经脉中的气血，此上传之气如从孔隙中传出一般，故为膀胱经郄穴。

【位置】金门穴位于人体的足外侧部，当外踝前缘直下，骰骨下缘处。

【穴位层次】在腓骨长肌腱和小趾外展肌之间；有足底外侧动、静脉；布有足背外侧皮神经，深层为足底外侧神经。

【穴性】补阳益气，疏导水湿。

【主治】头痛，癫痫，小儿惊风，腰痛，下肢痿痹，外踝痛。

【刺灸法】直刺0.3~0.5寸。

【针法】患者取侧卧位或仰卧位，垂直进针，针尖通过皮肤直达韧带，遇阻力感，在此韧带上下行针可以产生针感，为第一针感层。穿过韧带后，可遇到软橡皮及硬橡皮感，其针感不同，为第二针感层。

【应有针感】第一针感层：刺痛及胀痛感，可沿经扩散到小趾及窝的外侧。第二针感层：为胀痛感及麻胀感，可沿经扩散到小趾及外侧。

【灸法】1、2号艾炷行Ⅰ度损伤性灸法；3号艾炷及2、3号艾条行2级温灸法；灸膏灸法。

【注意事项】刺第二针感层时，应当上下探寻敏感点，刺到敏感点时再行针，进针深度不超过2厘米；如针尖向下方斜15°刺入，可刺到胫骨长肌腱及足外侧小趾肌，针感多从足底外侧向前传导，治疗运动性病症效果明显，但对金门穴治疗的内脏器官病症，疗效不如应有针感。不适用于Ⅱ、Ⅲ度损伤性灸法。

内庭穴

【位置】在足背当第2、3跖骨结合部前方凹陷处。

【主治】齿痛，咽喉肿痛，口歪，鼻衄，胃病吐酸，腹胀，泄泻，痢疾，便秘，热病，足背肿痛。

【经络分布】足阳明胃经1条经脉。

金门穴位置及其针感层

第一针感层
刺痛及胀痛感，可沿经扩散
到小趾及窝的外侧。

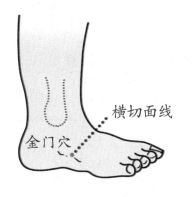

金门穴 横切面线

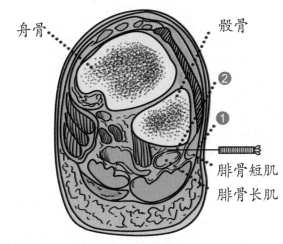

舟骨 骰骨

腓骨短肌
腓骨长肌

第二针感层
为胀痛感及麻胀感，可沿经扩散到小趾及外侧。

金门穴针法、灸法详解		
病症	针治方法	灸治方法
小儿惊厥（惊吓过度致昏睡不醒）	刺第一针感层，行针5秒钟起针	2号艾炷行Ⅰ度损伤性灸法1壮
头痛	先刺第一针感层，行针1分钟；再刺第二针感层，行针2分钟起针（对充血性头痛疗效较好）	2号艾炷行Ⅰ度损伤性灸法
偏头痛	先刺第一针感层，行针2分钟；再刺第二针感层，缓慢行针4～6分钟起针	2号艾炷行Ⅰ度损伤性灸法
落枕	刺第二针感层，行针3～5分钟，边行针边作颈项运动；再提针至第一针感层，行针2分钟起针	2号艾炷行Ⅰ度损伤性灸法
腰痛（对肌、筋性及牵连性腰痛或风湿性腰痛疗效较好）	先刺第一针感层，行针1分钟；再刺第二针感层，行针2～4分钟，留针至针感消失后起针	2号艾炷行Ⅰ度损伤性灸法

【针法】用垂直捻转进针法刺入0.5厘米，即可遇到阻力，在此阻力感层的上下行针为第一针感层。继续进针至1厘米左右，针下又遇到阻力，此阻力感层有0.5厘米左右的厚度，为第二针感层。

【应有针感】第一针感层：痛或胀痛感，可沿经向足面扩散，有时可扩散到膝关节。第二针感层：胀痛感向上扩散到踝关节或膝关节，比第一针感层要强。

【刺法】直刺或斜刺0.5~0.8寸。

【灸法】2、3号艾炷及1、2号艾条行1、2级温灸法；灯草灸法；线香灸法；灸膏灸法；1号艾炷行Ⅰ度损伤性灸法。

【注意事项】此穴深度不能超过2厘米，进针过深，针感会沿足底扩散，其疗效不如应有针感。

内庭穴针法、灸法详解		
病症	针治方法	灸治方法
牙痛	先刺第一针感层，行针1分钟；再刺第二针感层，行针约2分钟起针（对上牙疼痛效果较好）	1号艾炷行Ⅰ度损伤性灸法
头痛	刺第一针感层，行针约3分钟起针	1号艾炷行Ⅰ度损伤性灸法
咽喉肿痛	刺第二针感层，行针2分钟；再刺第一针感层，行针2分钟起针	1号艾炷行Ⅰ度损伤性灸法
三叉神经痛	先刺第一针感层，行针1分钟；进针刺第二针感层，行针3分钟；提针至第一针感层，再行针1分钟起针	1号艾炷行Ⅰ度损伤性灸法
胃痛	刺第二针感层，行针3分钟起针	3号艾炷行2级温灸法
泄泻	刺第一针感层，行针1分钟；再刺第二针感层，行针约3分钟起针	3号艾炷行2级温灸法
便秘	刺第二针感层，行针2分钟起针	3号艾炷行2级温灸法
消化不良	刺第一针感层，行针约I分钟起针	3号艾炷行2级温灸法
鼻出血	刺第一针感层，行针约3分钟起针	Ⅰ号艾炷行Ⅰ度损伤性灸法

内庭穴位置及其针感层

⚫ ⚫ ⚫ ⚫ ⚫ ⚫ ⚫ ⚫ ⚫ ⚫ ⚫

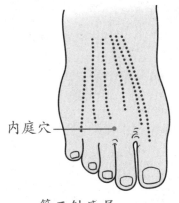

内庭穴

第一针感层
痛或胀痛感，可沿经向足面扩散，有时可扩散到膝关节。

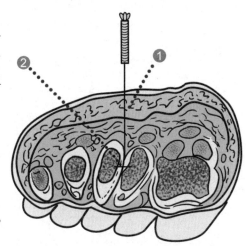

第二针感层
胀痛感向上扩散到踝关节或膝关节，比第一针感层要强。

涌泉穴

【别名】地冲。

【释义】地，地部；冲，冲突；意指体内肾经的经水由此外涌而出体表。

【位置】《标准针灸穴位图册》："在足底部，卷足时足前部凹陷处，约当足底第2、3趾趾缝纹头与足跟连线的前1/3与后2/3交点上，一法当对第2跖骨间隙的中点凹陷处。"

【经属】足少阴肾经。

【穴位层次】皮肤，跖腱膜，指短屈肌。

【穴位性质】属木，回阳救逆，补肾壮腰。

【主治疾病】神经衰弱、精力减退、倦怠感、烦心、妇女病、小儿惊风、失眠、多眠症、高血压、晕眩、焦躁、过敏性鼻炎、糖尿病、更年期障碍、怕冷症、小腹痛、肾脏病、头顶痛、头晕、眼花、嗜睡、咽喉痛、舌干、失音、小便不利、大便困难、足心热、癫痫、霍乱、昏厥等。

【针法】根据不同的病症，可选用捻转慢进针和垂直速刺进针两种手法。针尖通过皮肤会产生较强的痛感，起一定的治疗作用，为第一针感层。通过脂肪层后，可遇到硬橡皮阻力感的跖腱膜，此膜的上下为第二针感层。再进针1.5厘米左右，会经过多层肌肉及神经，由于刺激组织不同，其针感传导部位也不一致，总称为第三针感层。

【应有针感】第一针感层：为局部刺痛感。第二针感层：为胀痛感，可扩散至整个足心区，向上可扩散至会阴区。第三针感层：在足心深部出现胀痛或胀麻，针感较强，多向足趾端传导。

【灸法】适用于1、2号艾炷行Ⅰ度损伤性灸法；3、4号艾炷及3、4、5号艾条行2级温灸法；灸膏灸法。

【注意事项】在刺第三针感层时，针感可传向不同趾端，为麻感，其效果不如第二针感层。

涌泉穴位置及其针感层

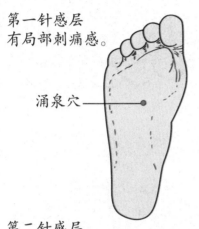

第一针感层
有局部刺痛感。

涌泉穴

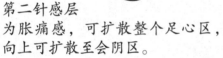

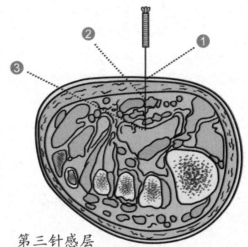

第二针感层
为胀痛感，可扩散整个足心区，向上可扩散至会阴区。

第三针感层
足心深部会出现胀痛或胀麻，针感较强，多向足趾端传导。

涌泉穴针法、灸法详解		
病症	**针治方法**	**灸治方法**
顽固性失眠	先刺第一针感层，缓慢行针2分钟；再刺第二针感层，缓慢行针5分钟，留针至针感消失后起针	5号艾炷行2级温灸法
久病体虚、精神萎靡不振	速刺至第一针感层即起针	4号艾炷行2级温灸法
重病昏迷不醒	先刺第一针感层，行针2分钟；再刺第二针感层，行针3~5分钟起针	2号艾炷行Ⅰ度损伤性灸法
植物人及脑萎缩	先刺第一针感层，行针3分钟；再刺第二针感层，行针3分钟；再刺第三针感层，行针3分钟起针	2号艾炷行Ⅰ度损伤性灸法
乙型脑炎后遗症脊髓灰质炎后遗症	在第二、三针感层之间提插行针2分钟左右起针	1号艾炷行Ⅰ度损伤性灸法